全国中医药行业高等教育"十四五"规划教材
全国高等中医药院校规划教材（第十一版）

组织学与胚胎学

（新世纪第五版）

（供中医学、针灸推拿学、中西医临床医学、护理学、
康复治疗学等专业用）

主 编 周忠光 汪 涛

中国中医药出版社
·北京·

图书在版编目（CIP）数据

组织学与胚胎学 / 周忠光，汪涛主编 . —5 版 . —北京：
中国中医药出版社，2021.6（2025.4 重印）
全国中医药行业高等教育"十四五"规划教材
ISBN 978-7-5132-6875-2

Ⅰ . ①组…　Ⅱ . ①周…　②汪…　Ⅲ . ①人体组织学—中医学院—教材
②人体胚胎学—中医学院—教材　Ⅳ . ① R32

中国版本图书馆 CIP 数据核字（2021）第 053480 号

融合出版数字化资源服务说明

全国中医药行业高等教育"十四五"规划教材为融合教材，各教材相关数字化资源（电子教材、PPT 课件、视频、复习思考题等）在全国中医药行业教育云平台"医开讲"发布。

资源访问说明

扫描右方二维码下载"医开讲 APP"或到"医开讲网站"（网址：www.e-lesson.cn）注册登录，输入封底"序列号"进行账号绑定后即可访问相关数字化资源（注意：序列号只可绑定一个账号，为避免不必要的损失，请您刮开序列号立即进行账号绑定激活）。

资源下载说明

本书有配套 PPT 课件，供教师下载使用，请到"医开讲网站"（网址：www.e-lesson.cn）认证教师身份后，搜索书名进入具体图书页面实现下载。

中国中医药出版社出版

北京经济技术开发区科创十三街 31 号院二区 8 号楼
邮政编码　100176
传真　010-64405721
北京盛通印刷股份有限公司印刷
各地新华书店经销

开本 889×1194　1/16　印张 18　字数 474 千字
2021 年 6 月第 5 版　2025 年 4 月第 6 次印刷
书号　ISBN 978-7-5132-6875-2

定价　78.00 元
网址　www.cptcm.com

服 务 热 线　010-64405510　微信服务号　zgzyycbs
购 书 热 线　010-89535836　微商城网址　https://kdt.im/LIdUGr
维 权 打 假　010-64405753　天猫旗舰店网址　https://zgzyycbs.tmall.com

如有印装质量问题请与本社出版部联系（010-64405510）

全国中医药行业高等教育"十四五"规划教材
全国高等中医药院校规划教材（第十一版）

《组织学与胚胎学》
编 委 会

主 编
周忠光（黑龙江中医药大学）　　　　汪　涛（天津中医药大学）

副主编
李　健（北京中医药大学）　　　　　陈彦文（甘肃中医药大学）

范　妤（陕西中医药大学）　　　　　江　澍（福建中医药大学）

刘向国（安徽中医药大学）　　　　　刘建春（山西中医药大学）

王　媛（山东中医药大学）

编 委（以姓氏笔画为序）
丁　宁（河北中医学院）　　　　　　王　东（滨州医学院）

王　旭（辽宁中医药大学）　　　　　王　琦（河南中医药大学）

王文奇（长春中医药大学）　　　　　王晓玲（天津中医药大学）

王晓慧（黑龙江中医药大学）　　　　刘　霞（贵州中医药大学）

刘爱军（广州中医药大学）　　　　　许瑞娜（湖北中医药大学）

李　静（重庆医科大学）　　　　　　李迎秋（湖南中医药大学）

杨恩彬（云南中医药大学）　　　　　赵飞兰（广西中医药大学）

赵英侠（上海中医药大学）　　　　　翁　静（首都医科大学）

高书亮（江西中医药大学）　　　　　葛菲菲（南京中医药大学）

谢璐霜（成都中医药大学）　　　　　楼航芳（浙江中医药大学）

全国中医药行业高等教育"十四五"规划教材
全国高等中医药院校规划教材（第十一版）

专家指导委员会

名誉主任委员

余艳红（国家卫生健康委员会党组成员，国家中医药管理局党组书记、局长）

王永炎（中国中医科学院名誉院长、中国工程院院士）

陈可冀（中国中医科学院研究员、中国科学院院士、国医大师）

主任委员

张伯礼（天津中医药大学教授、中国工程院院士、国医大师）

秦怀金（国家中医药管理局副局长、党组成员）

副主任委员

王　琦（北京中医药大学教授、中国工程院院士、国医大师）

黄璐琦（中国中医科学院院长、中国工程院院士）

严世芸（上海中医药大学教授、国医大师）

高　斌（教育部高等教育司副司长）

陆建伟（国家中医药管理局人事教育司司长）

委　员（以姓氏笔画为序）

丁中涛（云南中医药大学校长）

王　伟（广州中医药大学校长）

王东生（中南大学中西医结合研究所所长）

王维民（北京大学医学部副主任、教育部临床医学专业认证工作委员会主任委员）

王耀献（河南中医药大学校长）

牛　阳（宁夏医科大学党委副书记）

方祝元（江苏省中医院党委书记）

石学敏（天津中医药大学教授、中国工程院院士）

田金洲（北京中医药大学教授、中国工程院院士）

仝小林（中国中医科学院研究员、中国科学院院士）

宁　光（上海交通大学医学院附属瑞金医院院长、中国工程院院士）

匡海学（黑龙江中医药大学教授、教育部高等学校中药学类专业教学指导委员会主任委员）

吕志平（南方医科大学教授、全国名中医）

吕晓东（辽宁中医药大学党委书记）

朱卫丰（江西中医药大学校长）

朱兆云（云南中医药大学教授、中国工程院院士）

刘　良（广州中医药大学教授、中国工程院院士）

刘松林（湖北中医药大学校长）

刘叔文（南方医科大学副校长）

刘清泉（首都医科大学附属北京中医医院院长）

李可建（山东中医药大学校长）

李灿东（福建中医药大学校长）

杨　柱（贵州中医药大学党委书记）

杨晓航（陕西中医药大学校长）

肖　伟（南京中医药大学教授、中国工程院院士）

吴以岭（河北中医药大学名誉校长、中国工程院院士）

余曙光（成都中医药大学校长）

谷晓红（北京中医药大学教授、教育部高等学校中医学类专业教学指导委员会主任委员）

冷向阳（长春中医药大学校长）

张忠德（广东省中医院院长）

陆付耳（华中科技大学同济医学院教授）

阿吉艾克拜尔·艾萨（新疆医科大学校长）

陈　忠（浙江中医药大学校长）

陈凯先（中国科学院上海药物研究所研究员、中国科学院院士）

陈香美（解放军总医院教授、中国工程院院士）

易刚强（湖南中医药大学校长）

季　光（上海中医药大学校长）

周建军（重庆中医药学院院长）

赵继荣（甘肃中医药大学校长）

郝慧琴（山西中医药大学党委书记）

胡　刚（江苏省政协副主席、南京中医药大学教授）

侯卫伟（中国中医药出版社有限公司董事长）

姚　春（广西中医药大学校长）

徐安龙（北京中医药大学校长、教育部高等学校中西医结合类专业教学指导委员会主任委员）

高秀梅（天津中医药大学校长）

高维娟（河北中医药大学校长）

郭宏伟（黑龙江中医药大学校长）

唐志书（中国中医科学院副院长、研究生院院长）

彭代银（安徽中医药大学校长）

董竞成（复旦大学中西医结合研究院院长）

韩晶岩（北京大学医学部基础医学院中西医结合教研室主任）

程海波（南京中医药大学校长）

鲁海文（内蒙古医科大学副校长）

翟理祥（广东药科大学校长）

秘书长（兼）

陆建伟（国家中医药管理局人事教育司司长）

侯卫伟（中国中医药出版社有限公司董事长）

办公室主任

周景玉（国家中医药管理局人事教育司副司长）

李秀明（中国中医药出版社有限公司总编辑）

办公室成员

陈令轩（国家中医药管理局人事教育司综合协调处处长）

李占永（中国中医药出版社有限公司副总编辑）

张岠宇（中国中医药出版社有限公司副总经理）

芮立新（中国中医药出版社有限公司副总编辑）

沈承玲（中国中医药出版社有限公司教材中心主任）

前　言

　　为全面贯彻《中共中央 国务院关于促进中医药传承创新发展的意见》和全国中医药大会精神，落实《国务院办公厅关于加快医学教育创新发展的指导意见》《教育部 国家卫生健康委 国家中医药管理局关于深化医教协同进一步推动中医药教育改革与高质量发展的实施意见》，紧密对接新医科建设对中医药教育改革的新要求和中医药传承创新发展对人才培养的新需求，国家中医药管理局教材办公室（以下简称"教材办"）、中国中医药出版社在国家中医药管理局领导下，在教育部高等学校中医学类、中药学类、中西医结合类专业教学指导委员会及全国中医药行业高等教育规划教材专家指导委员会指导下，对全国中医药行业高等教育"十三五"规划教材进行综合评价，研究制定《全国中医药行业高等教育"十四五"规划教材建设方案》，并全面组织实施。鉴于全国中医药行业主管部门主持编写的全国高等中医药院校规划教材目前已出版十版，为体现其系统性和传承性，本套教材称为第十一版。

　　本套教材建设，坚持问题导向、目标导向、需求导向，结合"十三五"规划教材综合评价中发现的问题和收集的意见建议，对教材建设知识体系、结构安排等进行系统整体优化，进一步加强顶层设计和组织管理，坚持立德树人根本任务，力求构建适应中医药教育教学改革需求的教材体系，更好地服务院校人才培养和学科专业建设，促进中医药教育创新发展。

　　本套教材建设过程中，教材办聘请中医学、中药学、针灸推拿学三个专业的权威专家组成编审专家组，参与主编确定，提出指导意见，审查编写质量。特别是对核心示范教材建设加强了组织管理，成立了专门评价专家组，全程指导教材建设，确保教材质量。

　　本套教材具有以下特点：

　　1.坚持立德树人，融入课程思政内容

　　将党的二十大精神进教材，把立德树人贯穿教材建设全过程、各方面，体现课程思政建设新要求，发挥中医药文化育人优势，促进中医药人文教育与专业教育有机融合，指导学生树立正确世界观、人生观、价值观，帮助学生立大志、明大德、成大才、担大任，坚定信念信心，努力成为堪当民族复兴重任的时代新人。

　　2.优化知识结构，强化中医思维培养

　　在"十三五"规划教材知识架构基础上，进一步整合优化学科知识结构体系，减少不同学科教材间相同知识内容交叉重复，增强教材知识结构的系统性、完整性。强化中医思维培养，突出中医思维在教材编写中的主导作用，注重中医经典内容编写，在《内经》《伤寒论》等经典课程中更加突出重点，同时更加强化经典与临床的融合，增强中医经典的临床运用，帮助学生筑牢中医经典基础，逐步形成中医思维。

3.突出"三基五性"，注重内容严谨准确

坚持"以本为本"，更加突出教材的"三基五性"，即基本知识、基本理论、基本技能，思想性、科学性、先进性、启发性、适用性。注重名词术语统一，概念准确，表述科学严谨，知识点结合完备，内容精炼完整。教材编写综合考虑学科的分化、交叉，既充分体现不同学科自身特点，又注意各学科之间的有机衔接；注重理论与临床实践结合，与医师规范化培训、医师资格考试接轨。

4.强化精品意识，建设行业示范教材

遴选行业权威专家，吸纳一线优秀教师，组建经验丰富、专业精湛、治学严谨、作风扎实的高水平编写团队，将精品意识和质量意识贯穿教材建设始终，严格编审把关，确保教材编写质量。特别是对32门核心示范教材建设，更加强调知识体系架构建设，紧密结合国家精品课程、一流学科、一流专业建设，提高编写标准和要求，着力推出一批高质量的核心示范教材。

5.加强数字化建设，丰富拓展教材内容

为适应新型出版业态，充分借助现代信息技术，在纸质教材基础上，强化数字化教材开发建设，对全国中医药行业教育云平台"医开讲"进行了升级改造，融入了更多更实用的数字化教学素材，如精品视频、复习思考题、AR/VR 等，对纸质教材内容进行拓展和延伸，更好地服务教师线上教学和学生线下自主学习，满足中医药教育教学需要。

本套教材的建设，凝聚了全国中医药行业高等教育工作者的集体智慧，体现了中医药行业齐心协力、求真务实、精益求精的工作作风，谨此向有关单位和个人致以衷心的感谢！

尽管所有组织者与编写者竭尽心智，精益求精，本套教材仍有进一步提升空间，敬请广大师生提出宝贵意见和建议，以便不断修订完善。

国家中医药管理局教材办公室

中国中医药出版社有限公司

2023 年 6 月

编写说明

《组织学与胚胎学》是基础医学的一门重要的专业基础课，与现代医学及生命学科相互交叉和渗透。根据专业培养目标和教学特点，本版教材继承上一版教材的优势与特色，紧紧围绕本科专业培养目标，改革创新，突出纸质－数字融合，推陈出新，使之更加有利于师生的教与学，更加适应高等中医药教育教学发展的需求。

本版教材的编写突出以下特点。

1. 重点突出，概念准确，术语规范，突出教学知识点，注重课程间内容的衔接和学科交叉。

2. 紧扣教学大纲，文字论述流畅，逻辑性强，图像清晰、精美，充分体现科学性、准确性、严谨性和实用性。

3. 结合实际教学需要，对全书的插图做了进一步完善，更新了部分模式图和镜下图，充分体现教材特色，方便教与学。

4. 为开启思路，拓展知识面，教材中的"视窗"结合所在章节内容，介绍中医药及相关学科方面的新进展等，并适当融入思政、人文教育等内容。

本教材编写分工如下：第一章、第十七章由周忠光和王晓慧编写，第二章由刘建春编写，第三章第一节由王琦编写，第三章第二节由高书亮编写，第三章第三节由许瑞娜编写，第四章由楼航芳编写，第五章由王文奇编写，第六章由李迎秋编写，第七章由周忠光和赵飞兰编写，第八章由陈彦文编写，第九章第一节由汪涛和王晓玲编写，第九章第二节由李健编写，第十章由刘霞编写，第十一章由刘爱军编写，第十二章由李静编写，第十三章由翁静编写，第十四章由王东编写，第十五章由丁宁编写，第十六章由刘向国编写，第十八章第一节、第二节由王媛编写，第十八章第三节由王旭编写，第十八章第四节、第五节由范妤编写，第十九章第一节、第七节由赵英侠编写，第十九章第二节、第三节由杨恩彬编写，第十九章第四节由葛菲菲编写，第十九章第五节、第六节由谢璐霜编写，第二十章由江澍编写。

为适应教材建设融合发展的需要，我们在教材编写形式上力求"多元化"，在纸质教材出版的同时，更新了与之配套的数字化教材内容（包括围绕知识点的图片、视频、音频、习题等），供广大师生教学活动使用。

本教材在编写过程中，得到了全国广大同行、专家，特别是上一版编委会老师的支持和协助，在此深表谢意！

教材建设是一项长期任务，本教材中难免存在不足之处，敬请读者提出宝贵意见，以便我们进一步修改和完善。

《组织学与胚胎学》编委会

2023 年 6 月

目　录

下篇　胚胎学

上篇

组织学

扫一扫，查阅本章数字资源，含PPT、音视频、图片等

第一节　组织学的研究内容和意义

组织学（histology）是研究正常人体微细结构及其相关功能的一门学科。**胚胎学**（embryology）是研究个体发生、发育及其发生规律的一门学科。组织学与胚胎学是相互联系的两门独立学科，是随着显微镜的出现从宏观到微观逐渐发展形成的。显微镜包括光学显微镜和电子显微镜，一般光学显微镜下所显示的形态结构称光镜结构；而电子显微镜下显示的结构，称电镜结构或超微结构。

一、组织学研究内容

组织学的研究内容包括细胞、组织、器官、系统四部分，分别在组织、细胞、亚细胞和分子水平对机体进行研究。

细胞（cell）是机体形态结构和功能的基本单位，由细胞膜、细胞质和细胞核三部分构成。成人机体由 200 多种不同的细胞组成。每种细胞均有各自的微细结构特点，其生物大分子结构，特别是核酸与蛋白质，是决定细胞形态和功能的关键。

组织（tissue）由细胞群和细胞外基质构成。**细胞外基质**（extracellular matrix，ECM）又名细胞间质，由细胞产生，分布于细胞之间。依据胚胎时期的发生来源、细胞形态结构特点及功能等方面的不同，可将人体的组织分为上皮组织、结缔组织、肌组织和神经组织等四种**基本组织**（primary tissue）。上述组织的分类虽已被广泛应用，但近年来随着组织学研究的深入，发现各类组织的来源与分化往往是多胚层的，一种组织内的细胞结构和功能也是不同的。因此，现有组织的分类法是一种归纳性的相对概念。

器官（organ）由四种组织以不同的种类、数量和方式组合而成，各自具有特定的形态结构和生理功能。例如心、肝、脾、肺、肾等。

系统（system）由形态结构不同而生理功能相似的一系列器官组成。如呼吸系统由鼻、咽、喉、气管、支气管、肺共同组成，协同完成气体交换等功能。机体按功能特点通常分为神经、循环、消化、呼吸、免疫、泌尿、内分泌、生殖和运动系统。

二、学习组织学的意义

组织学和解剖学、生物学、生理学、病理学、生物化学等基础医学与临床医学有着密切的联系。因机体的形态结构决定着其生理功能，所以组织学是重要的基础医学课程。通过组织学的学

习及对组织切片观察能力的培养，可洞察人体微观世界的奥秘，系统掌握人体的微细结构及发生规律，为学习医学其他基础课程和临床课程奠定必备的形态学基础，并掌握相应的基本技能。

组织学的研究内容和研究水平随着现代科学技术的迅猛发展和不断深入，已从传统的普通光学显微镜水平深入当今**扫描探针显微镜**（scanning probe microscope，SPM）的分子乃至基因水平。在一些重大的医学研究前沿领域，组织学正发挥着独特的优势，在细胞识别与信号转导、增殖与分化、衰老与凋亡、干细胞与再生医学、突变与逆转、基因与调控等方面，与其他相关学科交叉渗透，极大地推动了病理学、生理学、胚胎学、优生学和老年学等学科的发展。近年发展的组织工程学技术已成功在体外模拟培养出了皮肤、软骨、骨等器官和组织，具有广阔的临床应用前景。

第二节　组织学研究发展简史

组织学的研究源自 1665 年，英国学者 Hooke（1634—1703）采用简易的光学显微镜观察薄片软木标本，将观察到的蜂房状小区称为"cell"。1801 年，德国学者 Bichat 首次提出"tissue"一词。1819 年，德国学者 Meyer 提出人体组织可分为 8 种，并首次提出"histology"一词。1838 年和 1839 年，德国学者 Schleiden 和 Schwann 通过对动物和植物的研究，提出细胞是一切动植物结构与功能的基本单位，并创立了"细胞学说"，认为新的细胞是由原有细胞产生的。1906 年，意大利学者 Golgi（1843—1926）和西班牙学者 Ramon Y Cajai（1852—1934）因对神经系统结构的研究，分享了诺贝尔生理学或医学奖。

1932 年德国学者卢斯卡（Ruska）和科诺尔（Knoll）研制的透射电子显微镜问世（1986 年荣获诺贝尔物理学奖），使组织学观察工具的**分辨率**（resolving power）极限从普通光学显微镜的 0.2μm 提高到 0.2nm。随着超薄切片术、扫描电镜等新技术、新方法、新工具的不断涌现，组织学的研究水平从细胞（显微结构）飞跃到亚细胞（亚显微结构）水平。尤其是 20 世纪 60 年代后，随着电子、激光、图像等技术的快速发展和分子生物学新技术的广泛运用，极大地丰富了组织学研究的内涵。现今的扫描探针显微镜使研究达到分子乃至原子水平。我国老一辈组织学家马文昭、鲍鉴清、王有琪、张作干、李肇特等教授均在该研究领域做出了突破性贡献。

第三节　组织学的学习方法

一、突出组织学基本内容

组织学的学习涉及组织、细胞、亚细胞和分子四个水平。学习组织学必须以人体基本组织为中心，依据各器官的结构特点，由内向外（空腔性器官）或由表及里（实质性器官）地进行学习。首先，找出该器官具有哪些特异性微细结构和细胞，这些微细结构、细胞等与本器官的功能有何相关性；其次，明确器官和组织中主要细胞的大小、形态、微细结构特点（部分功能重要的细胞，须掌握其超微结构及分子结构）及主要功能。当代组织学涉及许多相关学科的内容，如有关机体分子水平部分的教学将在生物化学、细胞生物学、分子生物学等学科深入系统学习，在组织学中，只要求掌握其名称及基本功能。

二、建立平面和立体的关系

显微镜为学习与了解人体微细结构之谜打开了一个新的、微妙的视觉空间。但显微镜下看到的微细结构为平面结构，学习中要善于观察、思考，积极调动与培养空间思维能力，重视教材中的每一幅插图和照片、每一次实验课、每一张切片标本，将看到的平面的、局部的二维图像逐渐还原为事物的三维图像，在脑海中构筑出其整体的立体结构。要做到：视野有限，想象无限。

三、注重形态与功能的统一

组织学是以研究形态结构为主的学科，特定的形态结构总是与相应的生理功能密切关联，所以形态结构决定着生理功能。组织学在介绍细胞、组织、器官微细结构的同时，会涉及它们的重要功能，以便理解该结构存在的意义，使枯燥的结构活灵活现。例如红细胞因内含丰富的血红蛋白，才具有结合和携带氧与二氧化碳的功能；蛋白质分泌细胞因含有丰富的粗面内质网和发达的高尔基复合体，才可合成分泌大量的蛋白质；神经细胞具有形态各异的突起和尼氏体等结构特点，与其接受刺激、传导冲动的功能密切相关。因此，形态结构与功能密切联系是学习组织学的一个重要的基本方法。

四、融会贯通

学习中在掌握微观形态结构基本知识的前提下，应注重各学科之间的知识链接，要善于独立思考，善于分析、比较，寻找共性，区别个性，善于自学，不断扩大知识面，将不同学科的知识融会贯通，为进一步学习医学其他基础课程和临床课程奠定坚实的基础。

第四节　组织学常用研究技术方法

随着生命科学整体研究水平的提高，许多新技术、新方法被广泛应用于组织学研究领域，为拓展和提高组织学研究内容及水平提供了精湛的技术支持。这里仅就组织学研究常用技术方法简介如下。

一、普通光学显微镜技术

普通光学显微镜（light microscope，LM）简称光镜，使用光镜观察组织切片是组织学最常用的技术，光镜可最大限度地将观察物体放大 1000 ～ 1500 倍，分辨率极限达 0.2μm。观察前须将研究的细胞、组织或器官经一系列的人工特殊处理及标本制作，后者可分为切片法和非切片法两种。

1. 切片法　石蜡切片术（paraffin sectioning）是经典的最常用的技术，其标本制作过程包括取材、固定、脱水、透明、包埋、切片、脱蜡、染色和封片等几个主要步骤。

（1）取材　从机体取下所需新鲜组织器官的过程称取材，厚度不超过 0.5cm 为宜。

（2）固定　为防止取材后的组织器官蛋白质分解、自溶，并保持细胞在活体时的形态结构，需经固定剂固定。常用的固定剂有甲醛、乙醇、丙酮等。

（3）脱水　将固定后的组织器官经各级不同浓度乙醇逐渐脱除水分的过程。

（4）透明　使用二甲苯、苯、氯仿等透明剂对组织器官进行浸泡，以置换出其中的乙醇。

（5）包埋　为便于将组织器官切制成薄片，常用石蜡、火棉胶、树脂等包埋剂对其进行包埋。

（6）切片　采用组织切片机切制厚度为 5 ～ 10μm 的组织薄片，并裱贴在载玻片上。

（7）脱蜡　组织切片标本经二甲苯脱去其中的石蜡成分，便于染色。

（8）染色　染色的目的是让组织细胞的不同成分结构形成色差（反差），便于光镜下观察。组织切片染色是基于化学结合或物理吸附的原理。常用的酸性染色剂有伊红、坚牢绿、橙黄 G 等，碱性染色剂有苏木精、亚甲蓝、碱性品红等。组织学最常用的染色方法是**苏木精**（hematoxylin）和**伊红**（eosin）染色剂组合的染色方法，简称 **HE 染色**（H&E staining）或普通染色。伊红为酸性染料，可使细胞质和细胞外基质中的成分着粉红色，称**嗜酸性**（acidophilia）；苏木精为碱性染料，可使细胞核内的染色质与胞质内的核糖体着紫蓝色，称**嗜碱性**（basophilia）；对酸性染色剂和碱性染色剂亲和力均较弱的现象，称**中性**（neutrophilia）。

（9）封片　染色后的组织切片滴加树胶用盖玻片封固，利于保存和观察。

某些特殊染色时，一些重金属盐可附着在组织细胞结构表面，在银染色方法中，直接使硝酸银还原而显色呈棕黑色的现象称**亲银性**（argentaffin）；需添加还原剂才能显色的现象称**嗜银性**（argyrophilia）。组织细胞中的糖胺多糖类物质用**甲苯胺蓝**（toluidine blue）等碱性染色剂染色后呈紫红色的现象称**异染性**（metachromasin）。

组织器官取材后直接快速冷冻，然后在恒冷箱切片机中切片的方法称冰冻切片法。该法能有效保存组织器官内脂类成分和酶活性，常用于细胞组织化学研究。

2. 非切片法　非切片法是指不经包埋、切片等步骤制作标本的方法。如将血液、分离细胞、脱落细胞等直接涂在载玻片上，称**涂片法**；将肠系膜、皮下组织撕成薄片后直接铺贴在载玻片上，称**铺片法**；将牙、骨等较坚硬的组织器官经机械性打磨制成薄片后贴附在载玻片上，称**磨片法**。上述各方法制成的标本再经固定、脱水、染色、封片后，便可在光镜下观察。

二、特殊光学显微镜技术

1. 荧光显微镜技术　荧光显微镜（fluorescence microscope）以紫外线为光源，能激发染料发出荧光，是一种用来观察被荧光素染色或标记的细胞及标本中自发荧光物质的特殊显微镜。荧光显微镜技术包括自发性荧光、荧光染色法和荧光免疫细胞化学染色法三大类。利用荧光素标记的抗体直接或间接与组织细胞内相应抗原结合的原理，可检测相关抗原的定性、定位或定量。其主要特点是特异性强、敏感性高和简便高效。

2. 倒置显微镜技术　倒置显微镜（inverted microscope）是把光源和聚光器安装在显微镜载物台的上方，而物镜安装在载物台下方的特殊显微镜。其特点是增大了载物台与物镜间的距离和空间，便于观察体积较大的标本物体，如放置培养皿、培养瓶或保温装置等，便于直接观察体外培养的细胞及对活细胞进行各种实验的连续观察和图像拍摄。倒置显微镜和显微操作器结合还可进行显微注射等精度极高的研究工作。

3. 相差显微镜技术　相差显微镜（phase contrast microscope）是通过改变光的相位，使相位差变为振幅差，借增强或减弱光的明暗度观察生活状态下活细胞微细结构的特殊显微镜。而倒置相差显微镜用于观察活细胞分裂、增殖及运动等变化。

4. 暗视野显微镜技术　暗视野显微镜（dark field microscope）是以胶体粒子干涉和散射效应为基础研制的特殊光镜，其基本原理是通过暗视野照明法，观察被检物体表面散射的光层，以确定被检物体存在与否及其运动状况，但不能分辨物体的微细结构。其主要适用于观察液体介质内未染色的细菌、酵母、霉菌及血液中的白细胞等的运动状态。

5. 偏光显微镜技术　偏光显微镜（polarization microscope）具有产生偏光和检查偏光的装置，主要适用于晶体物质和纤维结构的研究，如纺锤体、肌纤维、胶原纤维等。

6. 激光共聚焦扫描显微镜技术　激光共聚焦扫描显微镜（confocal laser scanning microscope，CLSM）是 20 世纪 80 年代初研制成功的一种具有高光敏度、高分辨率的新型显微镜，主要原理是以激光为光源，运用共聚焦成像扫描系统将光束经聚焦后落在样品不同深度的微小部位，并做移动扫描，通过电子信号彩色显像，图像被探测器吸收后除传至彩色显示器荧屏外，还可同时传至图像分析系统进行二维或三维分析处理。CLSM 可精确地对细胞内 Ca^{2+}、pH 值等进行动态分析测定；对细胞的受体移动、膜电位变化、酶活性、信号转导和物质转运等进行观察测定；还可利用激光对细胞及染色体进行切割和分选等多项研究功能。

三、电子显微镜技术

电子显微镜（electron microscope，EM，简称电镜）与光镜的成像原理不同，是以电子束（电子枪）代替光源，电磁透镜代替聚光镜、物镜和目镜，用荧光屏成像。由于电子束在不同电压下产生不同的短波长，所以电镜的分辨率极限达 0.1 ~ 0.2nm，可将观察物体放大近百万倍。电镜的种类和用途很多，常用技术如下。

1. 透射电镜技术　透射电镜（transmission electron microscope，TEM）工作原理是由电子枪发射的电子束穿透观察样品后，经电磁场的聚合放大并在荧屏上显像（图 1-1）。该技术的核心是样品制备，主要过程包括：将 $1mm^3$ 大小的组织块经戊二醛和锇酸进行双重固定、环氧树脂包埋后，制成厚度为 50 ~ 100nm 的超薄切片，并裱贴在铜网上，用铅和铀等重金属盐进行电子染色后，即可在电镜下观察。通常将电镜下所见结构称超微结构。凡被重金属盐电子染色结合的部位图像较暗，称**电子密度高**（electron dense），反之图像较明亮则称**电子密度低**（electron lucent）。上述被检结构与重金属盐结合后，图像呈电子密度高的染色称正染色；当重金属盐不与被检结构结合而与被检结构周围区域发生结合时，称负染色。

图 1-1　光、电镜成像原理示意图

2. 扫描电镜技术　扫描电镜（scanning electron microscope，SEM）工作原理是由电子枪发射的电子束经聚焦形成一束光斑称电子探针，打在被观察样品表面后，可击出样品表面外层电子即二次电子。二次电子信号被探测器收集，并经光电倍增放大送至荧屏显像。主要用于观察样品表面形态，富有强烈的立体感，其分辨率为 6 ~ 10nm。该技术的样品制备不必经超薄切片，只是要求样品表面充分暴露且干燥不变形，故样品须经固定、脱水、干燥后在其表面喷镀一层金属膜，以提高其导电性和图像反差。该技术常用于观察某些特殊结构或细胞群体的表面形态，如纤毛、微绒毛、T 细胞等。

3. 冷冻蚀刻复型技术　冷冻蚀刻复型技术（freeze etch replica）需将观察的组织样品用液氮超低温（-196℃）冷冻，并在真空条件下使样品断裂，升温至 -100℃时断裂面含游离水较多之处的冰晶出现升华，断裂面即可呈现凹凸不平的浮雕效果，称蚀刻。蚀刻后的样品在其断裂面上先后喷镀一层铂和碳，称复型。复型后的样品用次氯酸等腐蚀剂将组织溶解，剩下的仅是一层金属复型膜，置于透射电镜下观察，所显示的凹凸面与样品实物恰恰相反。该技术尤其适用于生物膜内部结构的研究。

4. 冷冻割断技术 冷冻割断技术（freeze cracking）是将已固定、包埋的观察样品在低温（-196℃）下割断。样品的断面喷镀金属膜，在扫描电镜下观察断面的三维结构。该技术尤其适用于组织内部微细结构相互关系的研究，如肝脏窦周隙及毗邻关系等。

5. 扫描电镜铸型技术 扫描电镜铸型技术（scanning electron microscope casting）特别适用于观察空腔性结构的微细立体结构。

6. X- 衍射显微分析技术 X- 衍射显微分析技术（X-ray diffraction microanalysis）是当前研究生物大分子元素空间结构最有效的技术方法之一。

7. 超高压电镜技术 超高压电镜技术（ultravoltage electron microscope，UEM）是指电子束的加速电压超出 500kV 以上的电镜（普通电镜在 200kV 以下）。目前世界上已知的电镜加速电压最高可达 3000kV。UEM 适于观察较厚的样品，如培养的细胞无须超薄切片即可直接观察细胞内微丝、微管等结构。

8. 扫描探针电镜技术 扫描探针电镜技术（scanning probe electron microscope，SPM）是新一代研究测量物体表面性状的生物技术，主要有**扫描隧道电镜技术**（STM）、**原子力电镜技术**（AFM）、**磁力电镜技术**（MFM）等。SPM 技术在 DNA、蛋白质及生物膜等研究领域的应用尤为突出。

四、组织化学和细胞化学技术

组织化学（histochemistry）和**细胞化学**（cytochemistry）技术是基于物理和化学反应的原理，使组织细胞内某化学成分形成有色沉淀物，便于在光镜或电镜下对其进行定性、定位和定量研究。常用的研究内容如下。

1. 糖类 显示多糖和蛋白多糖常用**过碘酸 - 希夫反应**（periodic acid-Schiff reaction，PAS 反应）。其原理是过碘酸氧化反应可使糖分子的乙二醇基氧化形成乙二醛基，后者与 Schiff 试剂中无色碱性品红结合，即可在原糖分子存在的部位形成紫红色反应产物并形成沉淀，间接显示细胞内糖物质的状态。

2. 脂类 为防止有机溶剂对脂肪和类脂的溶解，用冰冻切片为宜。可采用苏丹黑、油红 O、尼罗蓝等易溶于脂类的染料进行染色。也可采用锇酸（OsO_4）固定兼染色，脂肪酸或胆碱均可使锇酸还原为 OsO_2，使脂类呈黑色。

3. 酶 已知细胞内有氧化还原酶系、水解酶系等各种酶类，现已有 100 多种酶的显示法。其基本原理均是利用酶对其相应底物水解、氧化产生的反应物与捕获剂发生反应时，可形成显微镜下可视的有色反应最终产物。常以最终产物显色的深浅表示该酶活性的强弱。

4. 核酸 常用**孚尔根反应**（Feulgen reaction）显示 DNA，其原理是 DNA 分子中的脱氧核糖与嘌呤之间的连接键经稀盐酸处理后被打开，在形成醛基后再与 Schiff 试剂中的碱性品红作用，使 DNA 呈紫红色。也可用甲基绿 - 派若宁反应，DNA 呈蓝绿色，RNA 呈红色。

五、免疫组织化学和免疫细胞化学技术

免疫组织化学（immunohistochemistry）和**免疫细胞化学**（immunocytochemistry）均基于抗

原 – 抗体特异性结合的免疫学原理，将已知细胞内某种多肽、蛋白质作为抗原注入机体内，使机体产生与之相应的抗体，并分离提取，提取后的抗体用荧光染料或铁蛋白予以标记。最终用标记的抗体来寻找观察样品中能与其发生特异性结合的抗原。光、电镜下样品中凡有标记物的部位即可表明相应抗原的存在。

通常标记抗体与抗原发生直接结合称直接法（图 1-2A），又称一步法，该方法简单方便，特异性强，但敏感性较低；若将分离提取的抗体（Ⅰ抗）再作为抗原去免疫另一机体，并制备原抗体（Ⅰ抗）的抗体，后者称Ⅱ抗，用标记物如荧光素或酶等再标记Ⅱ抗，最后用Ⅰ抗和标记Ⅱ抗先后处理观察样品，即形成抗原 – Ⅰ抗 – 标记Ⅱ抗的复合物，此方法称间接法（图 1-2B），又称二步法。间接法中的一个抗原分子可通过一个Ⅰ抗与多个标记Ⅱ抗结合，因而具有较高的敏感性，其不足是易出现非特异性反应。

目前，间接法较常用的是 **PAP**（过氧化物酶 – 抗过氧化物酶复合物）法，因抗原经抗体逐级放大并与酶分子结合，使其敏感性更强（图 1-3）。而 **ABC**（抗生素 – 生物素 – 过氧化物酶复合物）法比 PAP 法敏感性提高 20 ～ 30 倍（图 1-4）。如使抗体与荧光素结合，则称**荧光标记抗体法**（图 1-5）。

图 1-2　免疫组织化学示意图

图 1-3　PAP 法示意图

HRP示辣根过氧化物酶

图 1-4　免疫组化 ABC 法示意图

图 1-5　免疫组化荧光标记抗体法示意图

六、原位杂交技术

原位杂交技术（in situ hybridization）又称核酸分子杂交组织化学技术，用来检测样品中特定的基因片段、转录水平的基因活性及表达（mRNA）。其原理是依据DNA双链的核苷酸互补特点，将带有标记物的已知碱基序列的核酸片段（探针），与组织细胞内待测的核酸进行特定的杂交，并通过标记物的显示，在光镜、电镜下检测被杂交核酸的存在与否或定位、定量（图1-6）。目前该技术使用的核酸探针标记物通常有放射性类和非放射性类两种。放射性类常用的核素为^{35}S、^{32}P和^{3}H等，经放射自显影技术处理后即可用光镜、电镜观察。非放射性类的标记物为地高辛、生物素、荧光素、铁蛋白等，可经免疫组织化学技术处理后观察。

图1-6 原位杂交技术示意图

七、细胞化学计量技术

细胞化学计量技术（quantitation in cytochemistry）是一种应用数字来反映组织细胞内某类化学物质或反应产物的量化方法。常用的技术方法如下。

1.显微分光光度测量技术 显微分光光度测量技术（microspectrophotometry）是采用显微分光光度计基于细胞内某物质的消光度与其厚度和该物质的浓度成正比的原理，通过光电自控系统将所测的消光度转换为电信号而获得光密度（OD）值，对样品进行定量分析。

2.流式细胞技术 流式细胞技术（flow cytometry，FCM）可对单个细胞的生理、生化和生物物理特性进行快速高效分析测定。常用于细胞动力学、免疫学和肿瘤学中的DNA、RNA、蛋白质、染色体、抗原、抗体、细胞亚群和杂交细胞的分选研究。

3.显微图像分析系统 显微图像分析系统（microscope image analysis system）主要由显微镜、计算机、图像采集装置和数据处理分析软件四大构件组成，可快速准确地进行组织切片或电镜照片中微细结构和成分的数量、体积、面积、周长、直径等相对和绝对值的测定并打印，同时可进行二维或三维的转换，其中三维立体结构的测定研究也称体视学。同样也可经外置的图像采集装置对较大的被检测物如整体动物（小鼠）、器官及X线片等实物进行图像采集并进行测定分析。

八、放射自显影技术

放射自显影技术（autoradiography，ARG）是基于**放射性同位素**（radioisotope，RI）核裂变时放出的核射线可使感光材料中的溴化银颗粒感光还原成银粒的原理，将标记的示踪剂注入机体或掺入培养基中，经细胞摄取后，取被检组织或细胞制成切片或涂片标本，并与感光材料紧贴，经适当时间的曝光、显影和定影后，可呈现出与标本中示踪剂分布部位、数量、强度（浓度）完全一致的影像，可得知示踪剂的精确分布和含量。

九、体外培养技术

体外培养技术（in vitro culture）是**组织培养**（tissue culture）和**细胞培养**（cell culture）的总称（图1-7）。该技术取活体组织或细胞后，置体外适宜的条件下，在使其继续生长、繁殖的同时进行实验观察研究，故体外培养技术又称体外实验。首次分离后培养的细胞称**原代培养**（primary culture）；细胞增殖后再传代继续培养的细胞称**继代培养**（subculture）；经长期反复传代培养而成的细胞称**细胞系**（cell line）；采用细胞克隆而建成的某种纯细胞群体称**细胞株**（cell strain）。

十、细胞融合技术

细胞融合技术（cell fusion）是指用人工方法在体外使两个或两个以上细胞成为一个双核或多核细胞的过程。细胞融合可在基因型相同或不同的细胞中进行。前者形成的融合细胞称同核体，后者形成的融合细胞称异核体。采用细胞融合技术，使离体培养的两个不同个体的

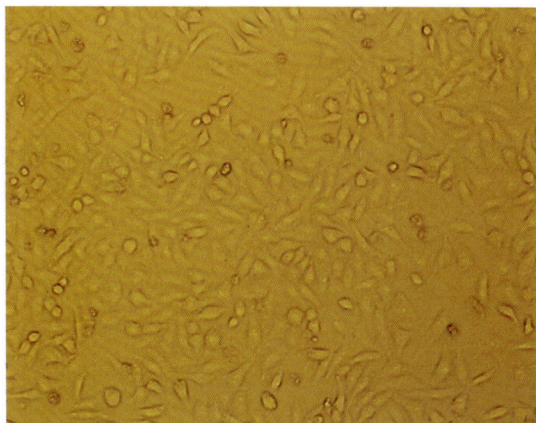

图1-7　体外培养的肿瘤细胞

细胞发生融合，形成一个新型的**杂交细胞**（hybrid cell）是当前生物医学中建立新品系细胞的重要手段，也是制备单克隆细胞系的关键技术。

十一、组织工程技术

组织工程（tissue engineering）是一门新兴学科，是应用生命科学和工程学的原理与技术，在掌握机体正常及病理两种状态下的结构与功能关系基础上，采用以生物材料为替代物，更新、修复机体损伤或衰老的组织器官。组织工程的核心是建立细胞与生物材料的三维空间复合体，即具有生命力的活体组织，用以对病损组织进行形态、结构和功能的重建，并达到永久性替代。

组织工程技术的实施须有四个前提条件：①种子细胞：即分裂、增殖旺盛的细胞，如人胚干细胞；②细胞间质：可以是生物性材料，如牛胶原，或是无毒、可被机体吸收的人工合成的高分子材料，如聚乙醇酸；③构建复合物：在体外让种子细胞在细胞间质上进行三维培养，并形成所需形状的复合物；④将复合物移植到机体所需的部位。

视　窗

撩开"精子库"的面纱

笼罩着神秘面纱的精子库又称精子银行。早在1778年，有学者研究发现，将精子置于冰雪中降温后再复温，部分精子仍具有运动能力。在过去的几十年中研究发现，低温可影响细胞的生化进程，利于细胞保存。精子是人体中最耐冷冻的细胞之一，将其置于液氮（-196℃）中保存，细胞进程则处于停滞状态，10～20年复苏后精子仍能保持活力。实践证明冷冻复苏后的精子通过人工授精，能够使人正常受孕，这一研究成果为精子库的建立奠定了基础。而最早的人类精子库是为参战士兵而建的。

曾获得诺贝尔奖的美国遗传学家H.J.Muller，几十年前提出了一个大胆且颇有争议的建议——建立"天才"精子库，专门贮存卓越人士的精子。只有少数诺贝尔奖获得者支持并捐献了自己的精子，贮存于美国加利福尼亚的某精子库中，人们称其为"诺贝尔精子库"。Muller的愿望是美好的，他想把具有卓越才能和优良素质的人的生殖细胞贮存起来，供人们选择，以提高人类的基因质量，使优良性状延续，孕育出更多的天才。遗憾的是并没有"人造诺贝尔才子"降世，因为卓越人士的产生不仅与遗传有关，更重要的是环境因素对遗传的影响，况且这些成功人士一般年龄偏高，甚至年过花甲，而精子的基因突变率与年龄成正比，

这使子代出现先天性遗传病的概率也随之增高。同时还涉及伦理方面的诸多问题。

国内外的相关研究表明，发达国家的男性，其精子数量和质量都呈现下降趋势。这与环境污染、地球变暖、生育年龄推迟有着密切的关系。另外，生活环境与工作压力，以及疾病、意外伤害等诸多不可预测的因素，都可能使人们的生育能力发生变化。而人生的最佳生育时间仅为十几年，精子库的建立就是为男士们未雨绸缪，提供"生殖保险"和"优生保险"，以解除后顾之忧。现在精液冷冻技术在医学、生物学和畜牧业等许多领域得到广泛应用。我国几个大城市已分别建立了精子库。

上皮组织（epithelial tissue）简称上皮（epithelium），由大量形态规则、排列紧密的细胞和少量的细胞外基质组成。上皮细胞具有明显的极性（polarity），即细胞的不同面在结构和功能上具有显著差异。上皮细胞朝向体表或空腔性器官内表面的一面，称游离面。与游离面相对且与结缔组织相连的另一面称基底面，基底面与结缔组织间有一层薄膜，称基膜。上皮组织内大多无血管，其营养供应来自结缔组织中的血管。上皮组织中有丰富的感觉神经末梢，能感受各种刺激。

上皮组织在机体中分布广泛，功能多样，具有保护、吸收、分泌、排泄等功能。上皮形态结构是与功能相适应的，不同部位的上皮细胞功能也不同，如体表的上皮细胞以保护功能为主，消化管黏膜上皮细胞以吸收、分泌功能为主，心血管腔面的上皮细胞以润滑管腔壁为主，视网膜上皮细胞以感光和信号转换为主。根据上皮组织的来源、分布、形态和功能的差异，可将其分为被覆上皮、腺上皮和感觉上皮等不同类型。

第一节　被覆上皮

被覆上皮（covering epithelium）因其覆盖于身体外表面，或衬贴在体内各种管、腔、囊状器官的内表面，形状如薄膜而得名。根据上皮细胞的层数，分为单层上皮和复层上皮。又根据单层上皮的细胞形态或复层上皮浅层细胞的形态不同分为扁平、立方、柱状等多种类型（表2-1）。

表2-1　被覆上皮的分类及主要分布

被覆上皮
- 单层上皮
  - 单层扁平上皮
    - 内皮：心、血管和淋巴管的腔面
    - 间皮：胸膜、腹膜和心包膜的表面
    - 其他：肺泡和肾小囊壁层
  - 单层立方上皮：肾小管、甲状腺滤泡等
  - 单层柱状上皮：胃、肠、胆囊、输卵管、子宫等腔面
  - 假复层纤毛柱状上皮：呼吸管道等腔面
- 复层上皮
  - 复层扁平上皮
    - 未角化的：口腔、食管和阴道等腔面
    - 角化的：皮肤表皮
  - 复层柱状上皮：眼睑结膜、男性尿道等
  - 变移上皮：肾盏、肾盂、输尿管和膀胱等腔面

一、单层扁平上皮

单层扁平上皮（simple squamous epithelium）很薄，仅由一层扁平细胞构成。从表面观察，细胞呈不规则的多边形，表面光滑，细胞边缘呈锯齿状，相邻细胞彼此嵌合；核扁圆形，位于细胞中央（图2-1）。从垂直切面观察，细胞很薄，只有含核的部分稍厚（图2-2）。为了便于理解，通常把衬贴于心脏、血管和淋巴管内表面的单层扁平上皮称**内皮**（endothelium），其表面光滑，有利于血液和淋巴流动；分布于胸膜、腹膜和心包膜表面的单层扁平上皮称**间皮**（mesothelium），可减少器官之间的摩擦。

图2-1　单层扁平上皮立体模式图

图2-2　单层扁平上皮（小血管内皮，高倍）

二、单层立方上皮

单层立方上皮（simple cuboidal epithelium）由一层立方形的细胞组成。从表面观察，细胞呈六边形或多边形；垂直切面观察，细胞呈立方形，核圆形，位于中央（图2-3、图2-4）。其主要分布于肾小管、甲状腺滤泡等处，具有吸收和分泌的功能。

图2-3　单层立方上皮立体模式图

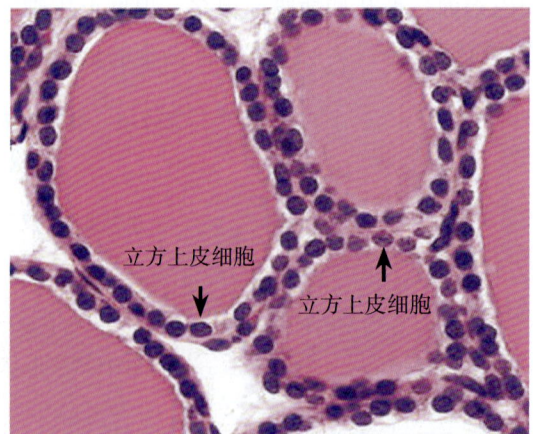

图2-4　单层立方上皮（甲状腺，高倍）

三、单层柱状上皮

单层柱状上皮（simple columnar epithelium）由一层棱柱状细胞组成。从表面观察，细胞呈六角形或多边形；在垂直切面上，细胞为柱状，核椭圆形，多位于细胞基底部，其长轴与细胞长轴一致。单层柱状上皮分布于胃、肠、胆囊、输卵管和子宫等器官的腔面，主要有吸收和分泌的功能。肠壁的上皮细胞之间有许多散在的**杯状细胞**（goblet cell），因其侧面形态似高脚酒杯状而得名。杯状细胞的细胞核呈倒三角形，染色深，近细胞基底部；顶部胞质充满富含黏蛋白的**黏原颗粒**（mucinogen granule），分泌后形成的黏液可润滑和保护上皮（图2-5、图2-6）。

图2-5　单层柱状上皮立体模式图

图2-6　单层柱状上皮（小肠，高倍）
↑示杯状细胞

四、假复层纤毛柱状上皮

假复层纤毛柱状上皮（pseudostratified ciliated columnar epithelium）由形态不同、高低不等的细胞组成。从垂直切面观察，因其细胞高矮不同，核的位置不在同一平面上，光镜下观察貌似复层，但所有细胞基底面均附于基膜上，故得此名（图2-7、图2-8）。一般由柱状细胞、梭形细胞、锥形细胞和杯状细胞组成。其中柱状细胞最多，游离面有大量纤毛；锥形细胞具有分化的潜能，在一定条件下能分化成上皮中的各种细胞。此种上皮主要分布于咽、喉、气管、支气管、咽鼓管、鼓室等腔面，主要起保护作用。

图2-7　假复层纤毛柱状上皮立体模式图

图2-8　假复层纤毛柱状上皮（气管，高倍）

1.纤毛　2.杯状细胞　3.柱状细胞　4.梭形细胞
5.锥形细胞　6.基膜

五、复层扁平上皮

复层扁平上皮（stratified squamous epithelium）由多层细胞组成，表层细胞为扁平鳞片状，又称复层鳞状上皮。在垂直切面上观察，紧靠基膜的一层称基底层，该层细胞呈矮柱状，为具有增殖、分化能力的干细胞。中间层为多层多边形细胞，表层为多层扁平细胞，最表层的扁平细胞出现退化、脱落现象。该上皮与深层结缔组织的连接处凹凸不平，既保证上皮组织的营养供应，又使连接更加牢固（图 2-9、图 2-10）。分布于皮肤表层的上皮细胞已无核，含有大量角蛋白，细胞干硬且可脱落，称**角化的复层扁平上皮**（详见第十二章皮肤）；分布于口腔、食管和阴道腔面的浅层细胞是有核的活细胞，含角蛋白较少，称**未角化的复层扁平上皮**。此种上皮具有很强的机械保护作用和较强的再生修复能力。

图 2-9　复层扁平上皮模式图

图 2-10　复层扁平上皮（食管，高倍）

1.扁平细胞　2.多边形细胞　3.基底层细胞

六、复层柱状上皮

复层柱状上皮（stratified columnar epithelium）由多层细胞组成，浅部为一层排列整齐的柱状细胞，深部为一层或几层多边形细胞。此种上皮主要分布于睑结膜、男性尿道和一些腺体的大导管处。

七、变移上皮

变移上皮（transitional epithelium）又称移行上皮，是一类特殊的复层上皮，主要分布于肾盏、肾盂、输尿管、膀胱等腔面。变移上皮的细胞可分为表层、中间层和基底层，其中表层细胞体积较大，可覆盖深层的多个细胞，称盖细胞。此类上皮的特点是细胞层次和形态可随器官功能状态不同而变化。如膀胱收缩时，上皮变厚，细胞层数增多；表层的盖细胞大而厚，呈较大的圆形或椭圆形。相反，膀胱扩张时，上皮变薄，细胞层数减少；表层的盖细胞被拉伸呈扁梭形。光镜下，盖细胞游离面因胞质浓缩，呈较强的嗜酸性，称壳层，可防止尿液的侵蚀；中间层细胞呈多边形；基底层细胞呈立方形或矮柱状（图 2-11 ～ 13）。

图 2-11 变移上皮立体模式图（收缩状态）

1.表层细胞 2.中间层细胞 3.基底层细胞 4.结缔组织

图 2-12 变移上皮立体模式图（扩张状态）

1.表层细胞 2.中间层细胞 3.基底层细胞 4.结缔组织

图 2-13 变移上皮（膀胱收缩状态，高倍）

1.表层细胞 2.中间层细胞 3.基底层细胞 4.结缔组织

第二节 上皮组织的特殊分化结构

上皮组织的特殊分化结构（简称特化结构）是指上皮组织为适应内、外环境和功能的需要而分化形成的特殊结构。这些特化结构在上皮细胞的游离面、侧面和基底面形成形态结构多样、生理功能不同的多种类型。这些特殊结构并非上皮组织所特有，也可见于其他组织细胞之间。

一、上皮细胞游离面的特化结构

1. 微绒毛（microvillus） 微绒毛是细胞膜和细胞质向细胞游离面伸出的微细指状突起（图2-14、图2-15）。光镜下所见小肠柱状上皮的**纹状缘**（striated border）（图2-6）和肾小管的**刷状缘**（brush border）即由密集、排列整齐的微绒毛组成。电镜下，微绒毛直径约 0.1μm，表面为细胞膜，其中轴含有许多纵行微丝，微丝自微绒毛的顶部下行到达微绒毛根部，与终末网的横行微丝相移行。微绒毛的胞膜外面常覆盖一层较厚的**细胞衣**（cell coat）。它是构成细胞膜的糖蛋白和糖脂向外伸出的糖链部分。细胞衣具有黏着、保护和物质交换等作用。此外还与细胞表面抗原性、细胞识别等有关。

微绒毛的长度、数量因细胞种类或细胞生理状态而有所差别。微绒毛可扩大细胞的表面积，有利于细胞的吸收功能。例如，一个小肠黏膜的柱状细胞的微绒毛可扩大原细胞游离面表面积的 20～30 倍。

图 2-14 细胞连接立体模式图

微绒毛
紧密连接
中间连接
桥粒
缝隙连接
半桥粒
基膜

图 2-15 微绒毛和连接复合体电镜像（小肠上皮细胞）

微绒毛
紧密连接
中间连接
桥粒

2. 纤毛（cilium） 纤毛是上皮细胞游离面伸出的较长突起，具有节律性定向摆动的功能。纤毛长 5 ～ 10μm，直径 0.3 ～ 0.5μm，为光镜下可见结构。电镜下（图 2-16），纤毛中央有两条与其长轴平行排列的微管，周围有 9 组二联微管，根部有一个致密颗粒称**基体**（basal body），其结构与中心粒相同，是微管形成的起点，又称微管组织中心，参与纤毛的形成。微管与纤毛的摆动功能相关，纤毛的摆动可将上皮表面黏附的颗粒、异物、黏液等定向推送，故纤毛具有清除异物和物质运输的功能。

图 2-16 纤毛扫描电镜像
↑纤毛

二、上皮细胞侧面的特化结构

上皮细胞的侧面是细胞的相邻面，细胞间隙很窄，只有极少量的细胞外基质，其中含有具有黏着作用的**钙黏蛋白**（cadherin）。在细胞相邻面形成的特化结构称**细胞连接**（cell junction）。电镜下可见细胞连接有以下四种（图 2-14、图 2-15）：

1. 紧密连接（tight junction） 又称**闭锁小带**（zonula occludens），靠近上皮细胞的游离面，呈箍状环绕细胞一周。两个相邻细胞的细胞膜外层呈间断融合，融合处细胞间隙消失，而非融合处有 10 ～ 15nm 的极窄间隙。此结构可封闭相邻上皮细胞顶部的细胞间隙，起机械性连接作用，既防止细胞外大分子物质经细胞间隙进入深部组织，又能阻止深部组织中物质成分的外溢和流失。

2. 中间连接（intermediate junction） 又称**黏着小带**（zonula adherens），位于紧密连接下方，电镜下可见相邻细胞之间有 15 ～ 20nm 的间隙，其内含有横行的丝状物连接相邻胞膜，膜的胞质内侧面附有糖蛋白和微丝，微丝聚集成束，与中间连接长轴呈垂直排列并形成胞质内的终末网。中间连接具有细胞间黏着、信息传递、维持细胞形态等功能。

3. 桥粒（desmosome） 又称**黏着斑**（macula adherens），位于中间连接的下方，常呈直径 0.2～0.5μm 大小的斑块状。电镜下可见相邻细胞间有 20～30nm 的间隙，内有低电子密度的丝状物，间隙内有糖蛋白成分构成的丝状结构，称中央层。中央层的正中有一条与胞膜相平行而致密的中间线。桥粒处相邻两侧细胞膜内侧有较厚的致密物质构成的附着板，长 0.2～0.3μm，宽约 30nm。附着板由直径 10nm 的中间丝折成襻状贴附于细胞内侧面，并经胞膜内侧的锚定蛋白予以固定。中间丝之间由跨膜细丝相互连接并贯穿细胞膜，与间隙内中央层糖蛋白相连。桥粒的上述结构能较好地发挥细胞间的机械性连接和信息传递功能。

桥粒是一种很牢固的连接方式，多见于易受机械性刺激或摩擦较多的皮肤、食管等部位的复层扁平上皮。

4. 缝隙连接（gap junction） 又称**通讯连接**（communication junction），常位于桥粒的深部，呈斑点状。电镜下，相邻两个细胞间仅有 2～3nm 的间隙，内有许多间隔大致相等的连接点。在连接点处两相邻细胞膜中的镶嵌蛋白相互结合。蛋白颗粒呈柱状，称**连接小体**（connexon），每个连接小体由六个亚单位（结合素）环绕而成，连接小体长 7.5nm，中央有直径约 2nm 的亲水通道称亲水管或中央小管。两相邻细胞膜上的连接小体彼此相接，管腔也相通，管道可闭合或开放，成为细胞间直接交通的管道（图 2-14）。细胞间可借缝隙连接进行某些小分子物质的交换和离子交换；还有利于电冲动的传导（该处电阻很低）。

细胞连接不仅存在于上皮细胞间，还存在于其他组织的细胞间。四种细胞连接中，如果有两种或两种以上同时存在，称为**连接复合体**（junctional complex）。

三、上皮细胞基底面的特化结构

1. 基膜（basement membrane） 又称**基底膜**，是上皮细胞基底面与下方结缔组织间的一层薄膜。基膜厚度不一，假复层纤毛柱状上皮和复层扁平上皮的基膜较厚。光镜下，HE 染色呈粉红色均质状（图 2-8）。电镜下，基膜由基板和网板组成（图 2-17）。**基板**（basal plate）厚 50～100nm，由上皮细胞分泌的黏多糖物质组成，可分为两层，紧贴上皮细胞基底面的电子密度低的为**透明层**（又称透明板），其下面电子密度高的为**致密层**（又称致密板）。**网板**（reticular lamina）由结缔组织成纤维细胞分泌产生的基质和网状纤维组成。基膜是半透膜，可选择性地使某些物质透过，同时具有支持、连接和固着作用。基膜还能引导上皮细胞移动，影响细胞的增殖和分化。

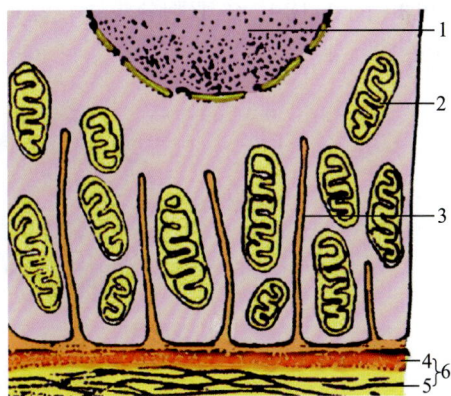

图 2-17 基膜和质膜内褶模式图

1.细胞核 2.线粒体 3.质膜内褶 4.基板
5.网板 6.基膜

2. 质膜内褶（plasma membrane infolding） 是上皮细胞基底面的细胞膜折向胞质形成的许多长短不等并与细胞基底面胞膜呈垂直分布的胞膜褶（图 2-17）。电镜下，可见内褶间胞质内含有大量与其平行的线粒体。质膜内褶多分布于物质交换频繁的细胞，如肾脏远端小管曲部的上皮细胞，有效地扩大了细胞基底面的表面积，有利于水、电解质等物质的迅速转运。丰富的线粒体则为物质转运过程提供能量保障。

3. 半桥粒（hemidesmosome） 位于上皮细胞基底面与基膜接触处。其结构为桥粒的一半，只见于上皮细胞膜内侧有附着板及张力丝的结构（图 2-14）。其作用为加强上皮细胞与基膜的连接。

第三节　腺上皮和腺

以分泌功能为主的细胞称腺细胞。由腺细胞组成的以分泌功能为主的上皮称**腺上皮**（glandular epithelium）。以腺上皮为主构成的器官称**腺**（gland）。有的腺有导管，分泌物可经导管排至体表或器官腔内，称**外分泌腺**（exocrine gland），如汗腺、肠腺等。有的腺无导管，分泌物（主要为激素）释放入血液或淋巴中，称**内分泌腺**（endocrine gland），如甲状腺、肾上腺等（详见第十四章内分泌系统）。

一、腺细胞

通常根据腺细胞产生分泌物的化学成分不同，将腺细胞分为以下四种。

1. 蛋白质分泌细胞（protein-secretory cell）　细胞呈锥体形；核圆，位于细胞基底部；胞质顶部含许多嗜酸性的分泌颗粒，称**酶原颗粒**（zymogen granule），基底部胞质呈强嗜碱性。电镜下，细胞基底部为密集的粗面内质网，核上方有较发达的高尔基复合体和电子密度高的分泌颗粒。在消化系统和呼吸系统，具有上述结构特点的腺细胞又称**浆液性细胞**（serous cell）（图 2-18）。该细胞分泌物稀薄，富含酶类，具有消化作用。

2. 糖蛋白分泌细胞（glycoprotein-secretory cell）　细胞呈锥体形；核扁圆形，位于细胞基底部；核周的胞质呈弱嗜碱性，核上区大部分胞质内充满黏原颗粒，HE 染色，因颗粒被溶解而呈泡沫状或空泡状。电镜下，细胞基底部有粗面内质网和游离核糖体，核上方有高尔基复合体和粗大的黏原颗粒。在消化系统和呼吸系统，具有上述结构特点的腺细胞又称**黏液性细胞**（mucous cell）（图 2-18）。该细胞分泌物较黏稠，内含黏蛋白，覆盖在上皮的游离面，起滑润和保护上皮的作用。

图 2-18　外分泌腺结构模式图

3. 类固醇分泌细胞〔steroid-secretory cell〕　细胞圆形或多边形；核圆形，位于细胞中央；胞质内含有大量脂滴。电镜下胞质内滑面内质网丰富，并可见许多管状嵴线粒体和含脂滴小泡。

类固醇分泌细胞可分泌类固醇激素。

4. 肽分泌细胞（peptide-secretory cell） 细胞为圆形、多边形或锥形，基底部含有大小不等的分泌颗粒，故又称**基底颗粒细胞**（basal granule cell），HE 染色标本中颗粒不易辨认，但可被银盐或铬盐着色。肽分泌细胞可产生肽类和胺类激素，属于 APUD 细胞（详见第十四章内分泌系统）。

二、外分泌腺的结构

外分泌腺可分为单细胞腺和多细胞腺。杯状细胞属单细胞腺。人体大部分外分泌腺为多细胞腺，由**分泌部**和**导管**两部分组成（图 2-18）。

1. 分泌部 分泌部多由一层腺细胞组成。泡状或管泡状的分泌部称**腺泡**（acinus）。腺泡中央有腔，周围有基膜，基膜与腺泡之间还可见扁平的肌上皮细胞，其收缩有助于腺泡分泌。

2. 导管 直接与分泌部连通，由单层或复层上皮构成，可将分泌物排至体表或器官腔内；有的导管上皮细胞尚具有吸收或分泌水和电解质的功能。

三、外分泌腺的分类

1. 根据分泌物性质分类 ①浆液性腺（serous gland）：由浆液性细胞构成。如腮腺、胰腺外分泌部。②黏液性腺（mucous gland）：由黏液性细胞构成。如十二指肠腺、食管腺等。③**混合性腺**（mixed gland）：由浆液性细胞和黏液性细胞共同构成的腺泡组成。混合性腺常以黏液性细胞为主，少量浆液性细胞可分布在腺泡末端，镜下观察常呈半月形，称**浆半月**（serous demilune）（图 2-18）。如舌下腺、下颌下腺。

2. 根据导管及分泌部的形态分类 外分泌腺分为单管状腺、单泡状腺、复管状腺、复泡状腺、复管泡状腺等（图 2-19）。

图 2-19　外分泌腺分类模式图

3. 根据分泌物分泌的形式分类   ①全质分泌腺：整个腺细胞解体与其分泌物一起排出，如皮脂腺。②顶质分泌腺：细胞顶部连同其分泌物一起排出，如乳腺。③局质分泌腺：分泌物以胞吐方式排出，腺细胞仍保持结构的完整性，如胃的主细胞、胰腺腺泡细胞等（图 2-20）。

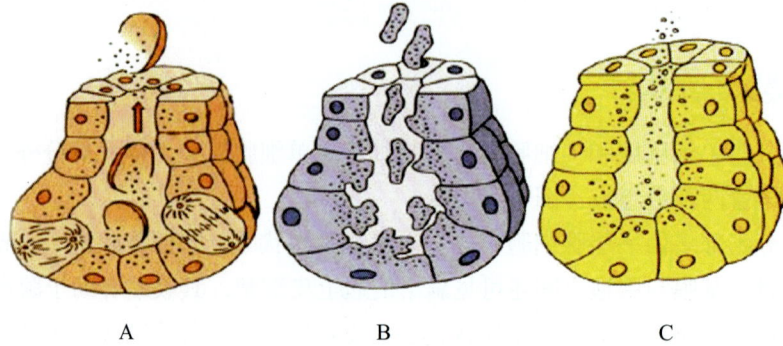

图 2-20　腺细胞分泌方式示意图
A.全质分泌　B.顶质分泌　C.局质分泌

结缔组织（connective tissue）由细胞和大量细胞外基质构成。其功能复杂，组织形式多样，但它们之间却有着共同的特点：细胞的种类多，数量少，无极性地分布于细胞外基质中，细胞外基质多由基质和纤维构成，功能多样；主要有连接、支持、保护、防御、运输和营养等功能。

结缔组织由胚胎时期的**间充质**（mesenchyme）演变而来。间充质由间充质细胞和基质组成。间充质细胞呈星状，以突起相互连接成网状细胞核大，核仁明显，胞质弱嗜碱性，（图3-1）。间充质细胞分化程度低，有很强的分裂分化能力。在胚胎发育过程中能分化成多种结缔组织细胞、血管内皮和平滑肌细胞等。成体的结缔组织内仍保留少量未分化的间充质细胞。

根据结缔组织基质的物理性状，广义的结缔组织分为：基质呈胶体状的固有结缔组织、呈液体状的血液和淋巴，以及呈固体状的软骨组织和骨组织三大类。狭义的结缔组织仅指固有结缔组织。

图3-1　间充质模式图

第一节　固有结缔组织

固有结缔组织（connective tissue proper）分布广泛，按其结构和功能的不同可分为疏松结缔组织、致密结缔组织、网状组织和脂肪组织。

一、疏松结缔组织

疏松结缔组织（loose connective tissue）广泛分布于器官、组织及细胞之间。其特点是：细胞种类较多而数量较少，纤维数量少，排列稀疏，基质含量较多，故又称蜂窝组织。该组织具有连接、支持、防御、保护、营养和创伤修复等功能（图3-2）。

图 3-2　疏松结缔组织铺片模式图

（一）基质

基质（ground substance）是由生物大分子构成的黏稠的无定形胶状物质，包括蛋白多糖、糖蛋白和组织液等。

1. 蛋白多糖（proteoglycan）　又称黏多糖，为基质的主要成分，是多糖分子与蛋白质结合构成的复合物。多糖部分为糖胺多糖，又称氨基己糖多糖，由成纤维细胞产生，主要分硫酸化和非硫酸化两类。前一类主要有硫酸软骨素、硫酸角质素、硫酸肝素等；后一类为透明质酸，为曲折盘绕的长链大分子物质，可长达 2.5μm，是构成蛋白多糖复合物的主干；其他糖胺多糖则与蛋白质结合，形成蛋白多糖亚单位，后者再通过结合蛋白连于透明质酸长链分子上形成蛋白多糖聚合体（图 3-3）。大量蛋白多糖聚合体形成有许多微小孔隙的分子筛，使基质成为限制细菌、肿瘤细胞、寄生虫等有害大分子物质扩散的防御屏障。某些能产生透明质酸酶的细菌、癌细胞等，可使透明质酸发生解聚，从而破坏基质的防御屏障而得以扩散。

图 3-3　蛋白多糖分子结构模式图

2. 糖蛋白（glycoprotein）　具有与多种细胞、胶原及蛋白多糖相结合的化学基团，种类多达数十种。其中纤维黏连蛋白在细胞识别、黏附、迁移和增殖中发挥重要作用。

3. 组织液（tissue fluid）　是从毛细血管动脉端渗出的部分血浆成分，经毛细血管静脉端或毛细淋巴管回流到血液循环中。它不断地进行循环与更新，是血液和细胞间进行物质交换的重要媒介，成为组织细胞赖以生存的内环境。当组织液的渗出、回流或机体水盐、蛋白质代谢发生障碍时，基质中的组织液含量可增多或减少，从而导致组织水肿或脱水。

（二）纤维

1.胶原纤维（collagenous fiber） 为结缔组织中的主要纤维成分。新鲜时呈白色，有光泽，又称白纤维。HE 染色呈浅红色。纤维粗细不等，直径在 1～20μm，呈波浪状，有分支并互相交织成网（图 3-2、图 3-4）。其化学成分主要是胶原蛋白。电镜下，胶原纤维由许多平行排列的**胶原原纤维**（collagen fibril）构成，其直径为 20～200nm，并呈明暗交替的周期性横纹，横纹周期约为 64nm（图 3-5）。胶原纤维具有坚韧性，柔软易弯曲，抗拉力强。

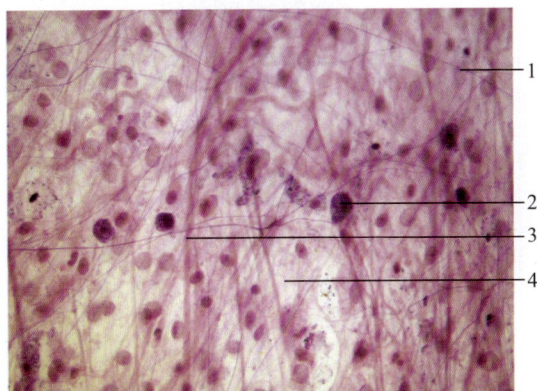

图 3-4 疏松结缔组织铺片光镜像（混合染色 低倍）

1.弹性纤维 2.肥大细胞 3.胶原纤维 4.基质

图 3-5 胶原纤维电镜像

1.胶原纤维束 2.胶原原纤维

2.弹性纤维（elastic fiber） 含量较胶原纤维少，但分布广。新鲜状态下呈黄色，又称黄纤维。HE 染色，纤维折光性较强，着色淡红，直径 0.2～1.0μm，表面光滑，断端常卷曲，可有分支，交织成网（图 3-2、图 3-4）。电镜下，弹性纤维核心部分由电子密度低的弹性蛋白构成；外周覆盖电子密度较高的**微原纤维**（microfibril），其直径为 12nm，主要由原纤维蛋白构成。弹性纤维弹性强，牵拉时可伸长到原来的一倍多，除去外力即恢复原状。弹性纤维和胶原纤维交织成网，使疏松结缔组织既有韧性，又有弹性。

3.网状纤维（reticular fiber） 较细，直径 0.2～1.0μm，有分支交织成网（图 3-2），其主要由Ⅲ型胶原蛋白构成。HE 染色不易着色。因纤维表面被覆有蛋白多糖和糖蛋白，PAS 反应阳性，呈紫红色。其具嗜银性，用银染法可染成黑色，故又称嗜银纤维（图 3-13）。电镜下，网状纤维也具有 64nm 的周期性横纹，结构似胶原纤维。网状纤维主要分布于网状组织，也分布于结缔组织与其他组织交界处，如基膜的网板等。

（三）细胞

疏松结缔组织的细胞种类较多，散在分布，细胞数量和分布随存在的部位和功能状态而不同（图 3-2、图 3-4、图 3-6）。

1.成纤维细胞（fibroblast） 是疏松结缔组织中最主要的细胞。光镜下，胞体扁平而不规则，多突起；核较大，长卵圆形，核仁明显；胞质较丰富，呈弱嗜碱性（图 3-6）。电镜下，胞质内含有丰富的粗面内质网、游离核糖体和发达的高尔基复合体，表明该细胞合成蛋白质功能旺盛（图3-7）。可合成和分泌胶原蛋白、弹性蛋白，构成疏松结缔组织中的三种纤维，同时也可合成和分泌基质。

图3-6　疏松结缔组织铺片光镜像（混合染色，高倍）
1.肥大细胞　2.巨噬细胞　3.成纤维细胞　4.浆细胞

粗面内质网
线粒体
高尔基复合体
游离核糖体

图 3-7　成纤维细胞超微结构模式图

当成纤维细胞功能处于静止状态时，细胞体积变小，呈长梭形，核也变小，着色深，胞质内粗面内质网和高尔基复合体不发达，称**纤维细胞**（fibrocyte）（图3-2）。在一定的条件下，如创伤修复时，纤维细胞可转变为成纤维细胞，并向受损部位迁移，合成和分泌细胞外基质成分。

2.巨噬细胞（macrophage）　为体内广泛存在的一种具有强大吞噬功能的细胞。光镜下，细胞形态因其功能状态不同而变化。一般为圆形或椭圆形，并有短小突起，功能活跃时常伸出较长的伪足而形态不规则；核小，呈卵圆形，着色较深，核仁不明显；胞质丰富，多呈嗜酸性。HE染色难以与成纤维细胞区别，当给机体内注射染料或墨汁时，巨噬细胞表现出活跃的吞噬能力，胞质内可出现吞噬的染料或墨汁颗粒（图3-2、图3-6）。电镜下，细胞表面有许多皱褶、微绒毛等（图3-8）。胞质内含有大量初级和次级溶酶体、吞噬体、吞饮泡和残余体，也有较发达的高尔基复合体，少量线粒体和粗面内质网等。巨噬细胞来源于血液中的单核细胞，可行使特异性和非特异性吞噬功能；参与和调节免疫应答，是一种抗原提呈细胞；巨噬细胞还有活跃的分泌功能，能合成和分泌上百种生物活性物质，如溶酶体、补体、白细胞介素-1等，具有重要的防御功能。

图 3-8　巨噬细胞电镜像

3. 浆细胞（plasma cell） 数量较少。光镜下，胞体呈圆形或卵圆形；核圆形，多偏于细胞的一侧，异染色质粗，多分布于核膜处，呈车轮状排列；胞质丰富，呈嗜碱性，核旁有一浅染区（图3-2、图3-6）。电镜下，胞质内含有大量平行排列的粗面内质网和游离核糖体，浅染区内有发达的高尔基复合体和中心粒（图3-9）。浆细胞来源于B淋巴细胞，能合成和分泌**免疫球蛋白**（immunoglobulin，Ig），即**抗体**（antibody），参与体液免疫。

图3-9　浆细胞超微结构模式图

（标注：粗面内质网、细胞核、线粒体、高尔基复合体、中心体、核糖体）

4. 肥大细胞（mast cell） 光镜下，胞体较大，圆形或椭圆形；核较小而圆，染色深，位于中央；胞质丰富，充满大量易溶于水的异染性嗜碱性颗粒（图3-2、图3-6）。电镜下，胞质内充满有膜包被的板层状或指纹状颗粒，呈圆形或卵圆形，还有发达的高尔基复合体（图3-10）。肥大细胞常沿小血管分布，尤其于皮肤的真皮，消化道和呼吸道黏膜结缔组织内分布较多。其分泌颗粒内含有肝素、组胺和嗜酸性粒细胞趋化因子，胞质内含有白三烯。肝素具有抗凝血作用。组胺和白三烯的功能是使小血管通透性增加，有利于中性粒细胞等炎症细胞快速抵达炎症部位，启动机体的炎症反应。同时，组胺和白三烯又与机体的过敏反应密切相关，可使皮肤小血管扩张，组织液渗出增多，引起组织水肿，形成荨麻疹；可使肺内细支气管平滑肌收缩，引起哮喘；甚至于使全身小动脉扩张，血压急剧下降，导致休克。嗜酸性粒细胞趋化因子能吸引嗜酸性粒细胞聚集到过敏反应部位发挥抗过敏作用。肥大细胞与过敏反应关系密切。

图3-10　肥大细胞电镜像

5. 未分化间充质细胞（undifferentiated mesenchymal cell） 为结缔组织中仍保留有分化潜能的少量干细胞。常分布于小血管，尤其是毛细血管周围，在HE染色上很难与成纤维细胞区别。在炎症或创伤修复等情况下可增殖分化为成纤维细胞、平滑肌细胞及血管内皮细胞等。

除上述几种细胞外，还可见到脂肪细胞和各种游走到组织中的血细胞，游走到结缔组织中的单核细胞将分化为巨噬细胞。

二、致密结缔组织

致密结缔组织（dense connective tissue）是一种以纤维为主要成分的固有结缔组织，纤维粗大，排列紧密，以支持和连接为其主要功能。根据纤维的性质和排列方式的不同，可将致密结缔组织分为以下三种类型。

1. 规则致密结缔组织 主要构成肌腱、韧带和腱膜，由大量密集的胶原纤维顺着受力方向平行排列成束，其间有腱细胞，是一种形态特殊的成纤维细胞，胞体伸出多个薄翼状突起插入纤维束之间，核扁圆，着色深。

2. 不规则致密结缔组织   主要见于真皮、硬脑膜、巩膜及许多器官的被膜等，其特点是粗大的胶原纤维彼此交织成致密的板层结构，纤维之间含少量基质和成纤维细胞。

3. 弹性组织   是以弹性纤维为主的致密结缔组织。粗大的弹性纤维或平行排列成束，或编织成膜状，如项韧带、黄韧带、大动脉的中膜等。

三、脂肪组织

脂肪组织（adipose tissue）主要由大量密集的脂肪细胞构成。富含血管和神经的疏松结缔组织将脂肪组织分隔成小叶（图 3-11）。根据脂肪组织结构和功能的不同，可将其分为两大类。

图 3-11   脂肪组织光镜像（右下角高倍）
1.结缔组织   2.脂肪细胞   3.脂肪细胞的细胞核

1. 黄色脂肪组织   为通常所说的脂肪组织，多见于成年人。脂肪细胞外形呈圆球形，胞质中央含有一个大的脂滴，核及胞质被挤到细胞的边缘，呈月牙状，HE 染色时脂滴被溶解而成空泡状，故称单泡脂肪细胞。黄色脂肪组织主要分布于皮下、网膜和系膜等处，是体内最大的贮能库，具有保温、缓冲、保护、支持和填充等作用。

2. 棕色脂肪组织   其特点是组织中有丰富的毛细血管，脂肪细胞内散在许多小脂滴，线粒体大而丰富，核位于细胞中央，称多泡脂肪细胞。棕色脂肪组织在成人极少，在新生儿及冬眠动物较多，主要分布于新生儿的肩胛区、腋窝及颈后部等处。在寒冷刺激下，棕色脂肪细胞内的脂类分解、氧化，产生大量的热能。

四、网状组织

网状组织（reticular tissue）由网状细胞、网状纤维和基质构成。**网状细胞**（reticular cell）是有突起的星形细胞，相邻细胞的突起互相连接成网；核较大，圆形或卵圆形，常见 1～2 个核仁；胞质丰富，电镜下可见粗面内质网发达，网状细胞产生网状纤维，网状纤维很细，常交织成网，为网状细胞依附的支架（图 3-12、图 3-13）。网状组织主要分布于骨髓、脾、淋巴结等处，为血细胞的发生和淋巴细胞的发育提供适宜的微环境。

图 3-12 网状组织模式图

图 3-13 网状组织光镜像（银染法，高倍）
1.网状细胞 2.网状纤维 3.淋巴细胞

第二节 软骨和骨

一、软骨

软骨（cartilage）由软骨组织及其周围的软骨膜构成。**软骨组织**（cartilage tissue）由软骨细胞和软骨基质构成，内无血管、淋巴管和神经，具有支持和保护作用。

（一）软骨组织的结构

1. 软骨细胞（chondrocyte） 包埋于软骨基质中，所在的腔隙称**软骨陷窝**（cartilage lacuna）。陷窝周围有一层含硫酸软骨素较多的基质，称**软骨囊**（cartilage capsule），染色呈强嗜碱性。位于软骨周边的软骨细胞较幼稚，体积小，呈扁圆形，常单个分布；越靠近软骨中央，细胞越成熟，体积逐渐增大，呈圆形或椭圆形，常成群分布，每群可有 2～8 个软骨细胞，且由一个幼稚软骨细胞分裂而来，故称**同源细胞群**（isogenous group）。成熟软骨细胞核小而圆，可见 1～2 个核仁，胞质弱嗜碱性（图 3-14）；电镜下，可见胞质内含有丰富的粗面内质网和发达的高尔基复合体，还有一些糖原和脂滴。软骨细胞具有分泌软骨基质的能力。

2. 软骨基质（cartilage matrix） 由软骨细胞分泌产生，包括纤维和无定形基质，呈透明凝胶状。基质的主要成分是蛋白多糖和水，具有较好的渗透性。软骨组织内无血管，但由于软骨基质内富含水分，通透性强，故营养物质可进入软骨组织深部。纤维成分埋于基质中，使软骨具有韧性和弹

图 3-14 透明软骨（低倍）
1.软骨膜 2.软骨囊 3.软骨陷窝
4.软骨细胞 5.软骨基质 6.同源细胞群

性。纤维成分的种类及多少因软骨类型而异。

（二）软骨组织的分类

根据软骨组织所含纤维种类与含量的不同，可将软骨分为透明软骨、纤维软骨和弹性软骨三类。

1. 透明软骨（hyaline cartilage） 因新鲜时呈半透明状，故称透明软骨。主要包括肋软骨、呼吸道软骨及关节软骨等。透明软骨内的纤维成分主要是交织排列的胶原原纤维，直径为10～20nm，无明显周期性横纹，由于纤维很细，且折光率与基质相近，故 HE 染色切片不易分辨。软骨囊呈强嗜碱性，但软骨囊之间含胶原原纤维较多，故呈弱嗜酸性，基质较丰富（图3-14）。透明软骨具有较强的抗压性，并有一定的弹性和韧性。

2. 纤维软骨（fibrous cartilage） 新鲜状态时，呈不透明的乳白色。分布于椎间盘、关节盘和耻骨联合等处。纤维软骨内有大量平行或交叉排列的胶原纤维束，软骨细胞数量少且体积小，常成行分布于纤维束之间，基质很少。故此种软骨韧性强大，主要起连接和保护作用。

3. 弹性软骨（elastic cartilage） 新鲜状态时，呈不透明的黄色。分布于耳郭、咽喉及会厌等处。弹性软骨内含大量交织排列的弹性纤维，故具有较强的弹性。

（三）软骨膜

除关节软骨外，软骨表面被覆薄层致密结缔组织构成的**软骨膜**（perichondrium），分为内外两层。外层以胶原纤维为主，主要起保护作用；内层细胞较多，含有能分化成为**成软骨细胞**（chondroblast）的骨祖细胞。软骨膜内含有血管、淋巴管及神经。

（四）软骨的生长

软骨的生长方式：①外加生长：又称软骨膜下生长，由软骨膜内的骨祖细胞增殖分化为成软骨细胞，进而形成软骨细胞，后者再产生纤维和基质，使软骨增厚。②间质生长：又称软骨内生长，软骨内部的软骨细胞成熟、分裂，并不断产生软骨基质，使软骨从内部向周围扩大生长。

二、骨

骨是体内坚硬的器官，由骨组织、骨膜和骨髓等构成。骨对机体起支持和保护作用，其内的骨髓是血细胞发生的主要部位。此外，骨还是机体钙、磷的贮存库。

（一）骨组织的结构

骨组织（osseous tissue）由细胞和钙化的细胞外基质构成，是骨的结构主体。

1. 骨组织的细胞 骨组织内有骨祖细胞、成骨细胞、骨细胞和破骨细胞等多种类型细胞，其中骨细胞最多，位于骨基质内，其余三种细胞均分布于骨组织边缘（图3-15）。

（1）**骨祖细胞**（osteoprogenitor cell） 又称骨原细胞，是骨组织的干细胞，位于骨外膜内层及骨内膜。细胞较小，呈梭形，核椭圆形或细长形，胞质较少，弱嗜碱性（图3-15）。骨祖细胞可分化为成骨细胞和成软骨细胞。

（2）**成骨细胞**（osteoblast） 单层排列于骨组织表面。胞体呈矮柱状或立方形，细胞表面有细小突起，核圆形，胞质嗜碱性。电镜下，胞质内含有丰富的粗面内质网和高尔基复合体。成骨细胞合成并分泌骨基质中的有机成分，形成**类骨质**（osteoid），而自身则被包埋其中，转变为骨细胞（图3-15、图3-16）。成骨细胞还分泌多种细胞因子，调节骨组织的生成、吸收和代谢。

（3）骨细胞（osteocyte） 散在分布于骨板内或骨板间。胞体呈扁椭圆形或星形，细胞器较少，核圆形或椭圆形，居中。骨细胞胞体所在的腔隙称**骨陷窝**（bone lacuna），突起所占的腔隙称**骨小管**（bone canaliculus）（图3-15、图3-16），骨陷窝借骨小管彼此相通，内含组织液，可营养骨细胞，输送代谢物质。骨细胞参与调节钙、磷代谢。

图3-15 骨组织模式图

图3-16 骨细胞超微结构模式图

1.细胞核 2.钙化的骨基质 3.溶酶体
4.高尔基复合体 5.粗面内质网 6.骨细胞突起
7.线粒体 8.类基质 9.骨陷窝 10.骨细胞突起
11.骨小管 12.紧密连接

（4）破骨细胞（osteoclast） 分布于骨组织边缘，是一种多核巨细胞，由多个血液单核细胞融合而成。胞体较大，贴骨侧形成**皱褶缘**（ruffled border）；核2～50个不等，胞质嗜酸性。电镜下，含丰富溶酶体和线粒体，皱褶缘为破骨细胞与骨面相贴一侧形成的密集而不规则的微绒毛状突起。破骨细胞释放多种水解酶和有机酸，有溶解和吸收骨基质的作用，参与骨的生长和改建过程（图3-15、图3-17、图3-18）。

图3-17 破骨细胞超微结构模式图

图3-18 破骨细胞（高倍）

2. 骨组织的细胞外基质　由基质和纤维组成。**骨基质**（bone matrix）简称骨质，包括有机成分和无机成分。有机成分包括大量胶原纤维及少量基质，其中胶原纤维占90%，化学成分主要是 I 型胶原蛋白；基质呈凝胶状，主要是蛋白多糖及复合物，具有黏合纤维的作用。无机成分又称**骨盐**（bone mineral），占干骨重量的65%左右，以钙、磷元素为主，其存在形式主要是羟基磷灰石结晶 [$Ca_{10}(PO_4)_6(OH)_2$]，呈细针状，沿胶原原纤维长轴排列并与之紧密结合，使骨基质既坚硬又有韧性。骨基质各种成分共同构成薄的板层状结构，称**骨板**（bone lamella）。同一骨板内的胶原纤维相互平行，相邻骨板间的纤维相互垂直，这种结构形式有效地增加了骨的强度。

在长骨骨干部位，以及长骨骨骺、短骨、扁骨和不规则骨的表层，骨板排列规则，层数多，构成**骨密质**（compact bone）。在长骨的骨骺、短骨、扁骨和不规则骨的内部，数层不规则骨板形成大量针状或片状骨小梁，它们纵横交错，成为多孔的立体网状结构，形成**骨松质**（spongy bone）。

（二）长骨的结构

长骨由骨干和骨骺构成，表面被覆骨膜和关节软骨，骨干内部的骨髓腔内有骨髓。

1. 骨干　主要由骨密质构成，包括环骨板、骨单位和间骨板。骨干中有横穿其间的穿通管，又称福尔克曼管，是血管、淋巴管和神经的通道。

（1）**环骨板**（circumferential lamella）　是围绕骨干内、外表面排列的骨板，分别称为内环骨板和外环骨板。外环骨板比较厚，较整齐地环绕骨干排列；内环骨板较薄，排列不规则。

（2）**骨单位**（osteon）　又称**哈弗斯系统**（Haversian system），位于内、外环骨板之间，是长骨的主要支持结构。每个骨单位呈圆筒状，由10～20层呈同心圆排列的哈弗斯骨板围绕**中央管**（central canal）或称**哈弗斯管**（Haversian canal）共同组成（图3-19）。各层骨板之间的骨细胞突起经骨小管穿越骨板相互连接。中央管与穿通管相通，其管壁含有骨膜组织，管腔内含毛细血管和神经。各个骨单位表面都有一层含骨盐多而胶原纤维少的骨基质，在骨单位的横断面标本中呈折光较强的轮廓线，称**黏合线**（cement line）。

（3）**间骨板**（interstitial lamella）　是位于骨单位之间或骨单位与环骨板之间不规则骨板，是原有的骨单位或内、外环骨板在骨生长和改建过程未被吸收的残留部分。

图3-19　长骨骨干立体模式图

2. 骨骺　主要由骨松质构成，表面有薄层骨密质，骺端的关节面覆被有透明软骨构成的关节软骨，骨松质内的小腔隙与骨髓腔相通。

3. 骨膜　除关节面以外，被覆于骨内、外表面的结缔组织，分别称骨内膜及骨外膜。**骨外膜**（periosteum）分内外两层，外层较厚，纤维粗大而致密，交织成网，有些纤维束还穿入外环骨板，使骨外膜与骨不易分离，称**穿通纤维**（perforating fiber），起固定作用；内层较薄，富含血管、神经、骨祖细胞和成骨细胞。**骨内膜**（endosteum）衬于穿通管、中央管、骨髓腔面及骨小梁表面，由一层扁平的骨祖细胞和少量结缔组织构成。骨膜具有营养骨组织，并为骨的生长和修复提供成骨细胞的功能。

三、骨的发生和生长

骨来源于胚胎时期的间充质，骨发生有膜内成骨和软骨内成骨两种方式，其发生过程相似，包括骨组织的形成与吸收两个方面。

（一）骨组织发生的基本过程

1. 骨组织的形成 首先形成类骨质，成骨细胞被类骨质包埋转变为骨细胞，随后类骨质钙化形成骨组织。

2. 骨组织的吸收 骨组织形成的同时，破骨细胞侵蚀溶解与吸收原有骨组织的某些部位。

骨组织的形成和吸收同时存在，处于动态平衡，保证骨的生长发育与个体的生长发育相适应。

（二）骨发生的方式

1. 膜内成骨（intramembranous ossification） 即在原始的结缔组织内直接成骨。人体的额骨、顶骨、枕骨、颞骨、锁骨等多以此种方式发生。

成骨的基本过程是：将要成骨的部位，间充质首先分化为原始结缔组织膜，此处的间充质细胞随后分化为骨祖细胞，后者进一步分化为成骨细胞。首先形成骨组织的部位称**骨化中心**（ossification center），随着骨化的不断进行，骨小梁形成，在其表面的成骨细胞不断添加新的骨组织，使骨小梁增长加粗。骨小梁范围逐渐扩大成为骨松质；以后在骨松质表面部分逐步改建为骨密质。成骨区周围的结缔组织相应地分化为骨膜（图 3-20）。

2. 软骨内成骨（endochondral ossification） 指在骨发生的部位先出现软骨雏形，然后软骨逐步被骨替换。人体内大多数骨，如四肢骨、躯干骨等，都以此种方式形成。现以长骨为例简述如下（图 3-21）。

图 3-20 膜内成骨模式图

骨细胞
骨基质

破骨细胞
间充质

成骨细胞
类骨质

（1）软骨雏形的形成 成骨部位的间充质细胞聚集、分化为骨祖细胞，并继续分化为成软骨细胞，成软骨细胞生成软骨基质和纤维，自身被包埋其中成为软骨细胞，并逐渐形成一块外形与将要形成的长骨相似的透明软骨，称**软骨雏形**（cartilage model）。周围的间充质分化为软骨膜。

（2）骨领形成 在软骨雏形中段，软骨膜内的骨祖细胞增殖分化为成骨细胞，并在软骨膜下形成一层围绕软骨雏形中段的衣领状薄层原始骨组织，称**骨领**（bone collar）。骨领表面的软骨膜改称骨膜。

（3）初级骨化中心与骨髓腔形成 软骨雏形中央的软骨细胞停止分裂，体积增大，胞质出现空泡。其周围的软骨基质钙化，软骨细胞退化死亡。同时骨膜中的血管连同结缔组织、破骨细胞、成骨细胞、间充质细胞等穿越骨领，进入初级骨化中心，破骨细胞消化分解退化的软骨，形成许多与软骨雏形长轴一致的隧道。成骨细胞贴附在残存的软骨基质表面成骨。这种以钙化软骨

图 3-21 软骨内成骨示意图

基质为中轴，表面贴附骨组织的结构称过渡型骨小梁，其间的不规则腔隙为初级骨髓腔。开始出现过渡型骨小梁的部位即为**初级骨化中心**（primary ossification center）。此后，于初级骨化中心两端增生的软骨不断退化，形成的过渡性骨小梁又不断被溶解吸收，其间的初级骨髓腔逐渐融合形成逐渐扩大的骨髓腔。伴随骨髓腔的形成过程，间充质细胞在此分化为网状细胞，形成网状组织，当造血干细胞于胚胎中后期迁入之后，共同发育形成骨髓。

（4）次级骨化中心与骨骺形成   **次级骨化中心**（secondary ossification center）出现在骨干两端的软骨中央，出现的时间因骨而异，大多在出生后数月或数年。成骨过程与初级骨化中心相似，骨化是从中央向四周呈放射状进行。最终由骨组织取代软骨形成骨骺。骺端表面的一层软骨始终不骨化，即关节软骨。骨骺与骨干之间保留一层软骨层，称**骺板**（epiphyseal plate），是长骨不断增长的结构基础。

（5）骨的进一步生长   骨的加长是通过骺板的不断生长并骨化而实现的。到 17～20 岁，骺板增生减缓并最终停止，骺板软骨被骨组织代替，在长骨干与骺之间留下的线性痕迹称骺线，骨即停止增长。骨的增粗是由骨外膜内的成骨细胞不断在骨干表面生成骨组织，使骨增粗。而在骨干的内表面，破骨细胞不断吸收骨小梁，使骨髓腔明显扩大。但骨干外表面的新骨生长速度略大于内部的吸收速度，这样骨干的骨密质适当增厚，到 30 岁左右，发育完善的长骨骨干停止增粗，但其内部的骨单位改建仍在进行，并持续终生。

（三）影响骨生长的因素

骨的生长发育除受遗传因素的控制外，还涉及很多方面。

1. 激素   生长激素和甲状腺激素可明显促进骺板软骨生长，若成年前这两种激素分泌过少，可分别导致侏儒症和呆小症；若生长激素分泌过多，可致巨人症。雌激素可增强成骨细胞的活动，雌激素不足，使破骨细胞的活动相对增强，这与女性绝经后的骨质疏松症有关。糖皮质激素对骨的形成有抑制作用。

2. 维生素 维生素 A 可影响骨的生长速度，严重缺乏时骺板生长缓慢，骨生长迟缓甚至停止；维生素 A 过多，则使破骨细胞过度活跃而易发生骨折。维生素 C 严重缺乏，骨的胶原纤维合成减少，易骨折或延缓骨折愈合。维生素 D 能影响骨钙的沉积，维生素 D_3 可促进骨的钙化，儿童缺乏可致佝偻病，成人缺乏可致骨软化症。

3. 生物活性物质 一般认为成骨细胞可通过旁分泌和自分泌方式产生多种生物活性物质，包括转化生长因子、前列腺素、白细胞介素 –1 和白细胞介素 –4 等，与骨的发生、生长和改建密切相关。

第三节　血　液

血液（blood）是流动于心血管系统内的液态结缔组织，由**血浆**（plasma）、红细胞、白细胞和血小板组成，其中血浆约占血液容积的 55%，余下三者构成血液的有形成分，约占血液容积的 45%，红细胞和白细胞可合称为血细胞。血液将机体摄入的营养物质和氧运送至全身组织与细胞，同时带走机体代谢产生的废物和二氧化碳。

临床上，将血细胞和血小板的形态、数量、百分比及血红蛋白含量等称血常规。正常情况下，血常规数据均保持相对稳定（表 3–1），当机体出现疾病或异常情况时可发生改变，故血常规检查是临床诊断疾病的重要依据之一。通常用瑞特（Wright）和 / 或吉姆萨（Giemsa）染色法染血涂片，以观察血细胞的形态结构。

表 3–1　血常规各类数据正常值

有形成分	分类	正常值
红细胞（RBC）	男	$(4.0 \sim 5.5) \times 10^{12}/L$
		Hb：120 ～ 150g/L
	女	$(3.5 \sim 5.0) \times 10^{12}/L$
		Hb：110 ～ 130g/L
白细胞（WBC）		$(4.0 \sim 10) \times 10^9/L$
	中性粒细胞	50% ～ 70%
	嗜酸性粒细胞	0.5% ～ 3%
	嗜碱性粒细胞	0 ～ 1%
	单核细胞	3% ～ 8%
	淋巴细胞	25% ～ 30%
血小板		$(100 \sim 300) \times 10^9/L$

一、血浆

血浆为淡黄色半透明的黏稠液体，其中水占了 90%，其余为血浆蛋白（白蛋白、球蛋白、纤维蛋白原等）、酶、糖、激素、维生素、无机盐和多种代谢产物等。

在新鲜血液中加入适量抗凝剂，静置或离心沉淀后，血液可分三层：上层为淡黄色的血浆，中间灰白色的薄层是白细胞和血小板，下层暗红色的是红细胞（图 3-22）；若不加抗凝剂，血浆中溶解状态的纤维蛋白原转变为不溶解的纤维蛋白，并交织成网，黏附、网罗血细胞及大分子血浆蛋白，形成血凝块，同时析出淡黄色的清亮液体，称**血清**（serum）。

二、血液的有形成分

（一）红细胞

红细胞（erythrocyte，red blood cell）呈双凹圆盘状，直径约 7.5μm，中央较薄约 1μm，周缘较厚约 2μm（图 3-23）。因此，在血涂片上可见红细胞中央部着色较周缘浅，这种形态特点使之具有较大的表面积，有利于细胞内外气体的交换。成熟的红细胞无核，无细胞器，胞质内充满**血红蛋白**（hemoglobin，Hb）。血红蛋白具有结合、运输 O_2 和 CO_2 的功能。当红细胞数量或血红蛋白含量低于正常值（表 3-1）时，称**贫血**（anemia）。在病理情况下，红细胞膜破裂，血红蛋白逸出，称**溶血**（hemolysis），残留的红细胞膜称血影。

红细胞具有一定的弹性和可塑性。其细胞膜上的镶嵌蛋白有抗原性，构成人类的 ABO 血型抗原系统，对临床输血具有重要意义。红细胞的平均寿命为 120 天。衰老的红细胞主要被脾和肝的巨噬细胞清除。

新进入血液的红细胞内残留有部分核糖体，用煌焦油蓝染色时呈细网状，故称**网织红细胞**（reticulocyte）（图 3-24）。网织红细胞进入血液循环 1～3 天后逐渐成熟，细胞器消失，逐渐变为双凹圆盘状。在成人，网织红细胞为红细胞总数的 0.5%～1.5%，新生儿可达 3%～6%。网织红细胞计数是评估骨髓造血功能及评判贫血患者临床疗效的重要指标。

图 3-22 血液成分示意图

图 3-23 红细胞扫描电镜像

图 3-24 网织红细胞（煌焦油蓝染色，高倍）
↑网织红细胞

（二）白细胞

白细胞（leukocyte，white blood cell）为有核的球形细胞。根据胞质内有无特殊颗粒，可将白细胞分为**有粒白细胞**（granulocytes）和**无粒白细胞**（agranulocytes）两类。有粒白细胞可根据其特殊颗粒的染色特性分为中性粒细胞、嗜酸性粒细胞和嗜碱性粒细胞三种（图3-25、图3-27）。无粒白细胞则分为单核细胞和淋巴细胞。

图3-25　血涂片（一）（Wright染色，油镜）
1.红细胞　2.中性粒细胞　3.单核细胞　4.淋巴细胞　5.血小板

图3-26　中性粒细胞电镜像
↑特殊颗粒　↑嗜天青颗粒

1. 中性粒细胞（neutrophilic granulocyte）　为数量最多的白细胞，占白细胞总数的50%～70%。直径10～12μm。核着色较深，呈杆状或2～5叶的分叶状，叶间由染色质丝相连。胞质呈淡粉红色，内有较多呈淡紫红色的细小颗粒（图3-25），可分为特殊颗粒和嗜天青颗粒两种。特殊颗粒约占颗粒总数的80%，电镜下颗粒较小，呈哑铃形或椭圆形；特殊颗粒为分泌颗粒，内含吞噬素和溶菌酶等；嗜天青颗粒约占颗粒总数的20%，电镜下颗粒较大，呈圆形或椭圆形；嗜天青颗粒是一种溶酶体，内含酸性磷酸酶、髓过氧化物酶和多种酸性水解酶类等（图3-26）。正常人的中性粒细胞以2～3叶者居多，核的分叶越多，细胞越衰老。在机体发生严重细菌感染时，1～2叶核的细胞百分率增高，称核左移；4～5叶核的细胞增多，称核右移，表明骨髓造血功能障碍。

中性粒细胞具有活跃的变形运动和吞噬能力，吞噬对象以细菌为主，中性粒细胞在吞噬、处理了大量细菌后，自身也解体死亡，称脓细胞。

2. 嗜酸性粒细胞（eosinophilic granulocyte）　占白细胞总数的0.5%～3%，直径10～15μm，核多为两叶。胞质内充满粗大、分布均匀的红色嗜酸性膜被颗粒（图3-27）。电镜下，膜被颗粒内有方形或长方形结晶体（图3-28）。嗜酸性颗粒是一种特殊的溶酶体，除含一般溶酶体酶以外，还含有组胺酶、芳基硫酸酯酶及阳离子蛋白。组胺酶可分解组胺，芳基硫酸酯酶可灭活白三烯，从而抑制过敏反应；阳离子蛋白能杀伤进入机体的寄生虫。因此，机体发生过敏反应或寄生虫感染时，嗜酸性粒细胞数目会显著升高。

3. 嗜碱性粒细胞（basophilic granulocyte）　数量最少，仅占白细胞总数的0～1%。直径10～12μm，核分叶或不规则形。胞质内充满大小不等、分布不均的嗜碱性颗粒，瑞特染色（Wright）呈蓝紫色，常掩盖细胞核而使其境界轮廓不清晰（图3-27）。嗜碱性颗粒属于分泌颗粒，电镜下呈电子密度高，大小不一（图3-29），内含肝素、组胺、嗜酸性粒细胞趋化因子等。胞质中还含有白三烯。因此，嗜碱性粒细胞的功能与肥大细胞相同，可启动机体的炎症反应，也参与机体的过敏反应。

图 3-27　血涂片（二）（Wright 染色　油镜）

1.嗜酸性粒细胞　2.嗜碱性粒细胞　3.血小板
4.小淋巴细胞　5.中淋巴细胞

图 3-28　嗜酸性粒细胞电镜像

↑ 嗜酸性颗粒

图 3-29　嗜碱性粒细胞电镜像

↑嗜碱性颗粒

图 3-30　淋巴细胞电镜像

M 线粒体　Fr 游离核糖体

4. 淋巴细胞（lymphocyte）　占白细胞总数的 25% ～ 30%，直径 5 ～ 20μm。按细胞体积大小可分为小淋巴细胞（直径 5 ～ 8μm）、中淋巴细胞（直径 9 ～ 12μm）和大淋巴细胞（直径 13 ～ 20μm）。血液中以小淋巴细胞为主，也有少量中淋巴细胞。大淋巴细胞主要分布于淋巴结、脾等淋巴器官和淋巴组织中。小淋巴细胞的核为圆形，一侧常有浅凹，染色质浓密呈粗块状，着色深。胞质很少，仅在核周形成一窄带，呈嗜碱性，染成蔚蓝色（图 3-25、图 3-27）。电镜下，胞质中含大量游离核糖体，少量粗面内质网、高尔基复合体和线粒体（图 3-30）。

淋巴细胞虽然形态相似，但根据其发生来源、细胞表面标志和免疫功能等的不同，可分为：①胸腺依赖淋巴细胞（thymus dependent lymphocyte，T 细胞）发生于胸腺，占血液中淋巴细胞的 70% ～ 75%，参与机体的细胞免疫。②骨髓依赖淋巴细胞（bone marrow dependent lymphocyte，B 细胞）发生于骨髓，占血液中淋巴细胞的 10% ～ 15%。B 细胞受抗原刺激后增殖分化为浆细胞，产生抗体，参与机体的体液免疫。③自然杀伤细胞（nature killer cell，NK 细胞）发生于骨髓，约占 10%。NK 细胞能直接杀伤某些肿瘤细胞和病毒感染细胞。淋巴细胞是机体重要的免疫细胞，在机体的免疫功能中发挥关键作用。

5. 单核细胞（monocyte） 是体积最大的白细胞，呈圆形或椭圆形，直径 14 ～ 20μm，占白细胞总数的 3% ～ 8%；胞核可呈肾形、圆形、马蹄形或扭曲折叠的不规则形，染色质呈细网状，着色浅；胞质丰富，呈弱嗜碱性，常染成灰蓝色，内含许多细小的嗜天青颗粒（图 3-25）。电镜下，颗粒电子密度高，大小不一（图 3-31）。嗜天青颗粒为溶酶体，内含过氧化物酶、非特异性酯酶和溶菌酶等。单核细胞在血流中停留 12 ～ 48 小时后，进入结缔组织或其他组织演化为巨噬细胞。单核细胞具有明显的趋化性、活跃的变形运动能力和强大的吞噬功能，还能分泌多种生物活性物质和参与造血调控。

图 3-31　单核细胞电镜像

↑嗜天青颗粒

（三）血小板

血小板（blood platelet）是骨髓内巨核细胞脱落下来的胞质小块，呈双凸圆盘状，直径 2 ～ 4μm，无核，但有完整的胞膜。正常人血小板的数量为（100 ～ 300）×10⁹/L。当血小板受到机械或化学刺激时，可伸出细小突起，呈不规则形（图 3-25、图 3-27）。在血涂片上常成群分布。血小板中央可见有蓝紫色的嗜天青颗粒，称**颗粒区**（granulomere）；周围呈均质浅蓝色，称**透明区**（hyalomere）。电镜下，颗粒区有特殊颗粒、致密颗粒和溶酶体等。其中特殊颗粒体积较大，内含血小板因子Ⅳ、血小板源性生长因子（PDGF）、凝血酶敏感蛋白等物质；致密颗粒较小，电子密度大，内含 5- 羟色胺（5-HT）、ADP、ATP、Ca²⁺、肾上腺素等。透明区含有微丝和微管，以维持血小板的形态并参与变形。血小板内还有开放小管系统和致密小管系统。前者在血小板表面有开口，血浆可由此进入小管，增加了血小板与血浆的接触面积，有利于摄取和释放物质。后者是封闭的小管，能收集钙离子和合成前列腺素等物质（图 3-32、图 3-33）。血小板颗粒

图 3-32　血小板扫描电镜像

☆血小板　★红细胞

图 3-33　血小板透射电镜像

↑微管　☆糖原颗粒　△血小板颗粒　▲开放小管系统

及致密小管内的物质均与血小板复杂的止血和凝血机制密切相关。例如，血小板因子能对抗肝素的抗凝血功能，促进凝血酶的形成；当血管内皮破损时，血小板迅速黏附、聚集于破损处，形成血凝块堵塞裂口，并促进血管收缩，刺激内皮细胞增生修复。如果血小板的数量显著减少或功能障碍时，可引起皮肤和黏膜出血等现象。血小板的寿命为 7 ～ 14 天。

三、血细胞发生

各种血细胞均有一定的寿命，衰老死亡的血细胞与骨髓中生成并释放入外周血中的血细胞数量维持动态平衡。

胚胎第 3 周，第一代多能造血干细胞产生于卵黄囊壁上的血岛；至第 6 周，从卵黄囊壁迁入肝的造血干细胞开始造血；随后在第 4 个月，脾内造血干细胞开始造血，并增殖分化为各种血细胞；从胚胎后期至出生后，骨髓成为主要的造血器官。

（一）骨髓的结构

骨髓（bone marrow）分为红骨髓和黄骨髓。红骨髓是主要的造血组织；黄骨髓主要为脂肪组织。胎儿及婴幼儿时期的骨髓都是红骨髓，大约从 5 岁开始，长骨骨干的骨髓腔内出现脂肪组织，并随年龄增长而增多，成为黄骨髓，成人的红骨髓和黄骨髓约各占一半。

成年人长骨骨干的骨髓腔充满黄骨髓，其内尚有少量的幼稚血细胞，故仍保持造血潜能。红骨髓主要由造血组织和血窦构成。造血组织主要由网状组织和造血细胞组成。血窦为形态不规则的毛细血管（见循环系统）。造血细胞赖以生长发育的微环境称**造血诱导微环境**（hemopoietic inductive microenvironment，HIM）。**基质细胞**（stromal cell）是造血微环境中的重要成分，包括网状细胞、成纤维细胞、血窦内皮细胞、巨噬细胞等，起支持作用，并分泌多种造血调控因子，调节造血细胞的增殖与分化。

（二）造血干细胞和造血祖细胞

血细胞的发生是造血干细胞在一定的因素和微环境的调节下，先增殖分化为各类造血祖细胞，再定向增殖分化成各种成熟血细胞的过程。

1. 造血干细胞（hemopoietic stem cell） 也称**多能干细胞**（multipotential stem cell），是生成各种血细胞的原始细胞，起源于人胚第 3 周卵黄囊血岛。出生后，造血干细胞主要存在于红骨髓，其次是脾和淋巴结，外周血内含量极少。一般认为造血干细胞的形态似小淋巴细胞。造血干细胞的特性是：①具有很强的增殖潜能，在一定条件下能反复分裂，大量增殖；②具有多向分化能力，在不同环境中能分化形成不同的祖细胞；③具有自我复制能力，以保持造血干细胞恒定的数量和原有的特性。

2. 造血祖细胞（hemopoietic progenitor） 也称**定向干细胞**（committed stem cell），是由造血干细胞分化而来的分化方向确定的干细胞。造血祖细胞无自我复制能力，其数量的恒定依赖造血干细胞的增殖进行补充，在不同的集落刺激因子的作用下，可分化为形态可辨认的各种血细胞。目前已确认的造血祖细胞有：红细胞系造血祖细胞、粒细胞单核细胞系造血祖细胞、巨核细胞系造血祖细胞等。

（三）血细胞发生的一般规律

血细胞的分化发育是一个连续的变化过程，一般分为三个阶段：①原始阶段；②幼稚阶段

（包括早、中、晚三期）；③成熟阶段。

血细胞发生中形态演变的一般规律是：①胞体由大变小，但巨核细胞则由小变大。②胞核由大变小，红细胞的核最后消失，粒细胞的核由圆形变成杆状、分叶状；巨核细胞的核由小变大，呈分叶状。核内染色质由细疏变得粗密，核仁由明显渐至消失。③胞质由少变多，胞质的嗜碱性由强变弱，胞质内特殊颗粒、血红蛋白等由无到有，并渐渐增多。细胞的核质比例逐渐减小。④细胞分裂能力从有到无，但淋巴细胞仍保持潜在的分裂能力。

（四）各种血细胞发生的过程

1. 红细胞发生 历经原始红细胞、早幼红细胞、中幼红细胞、晚幼红细胞、网织红细胞，最终成为成熟红细胞。

2. 粒细胞发生 历经原始粒细胞、早幼粒细胞、中幼粒细胞、晚幼粒细胞，进而分化为成熟的杆状核和分叶核粒细胞。

3. 单核细胞发生 历经原始单核细胞、幼单核细胞，进而分化为成熟的单核细胞。

4. 血小板发生 历经原巨核细胞、幼巨核细胞、巨核细胞、巨核细胞胞质块脱落，形成血小板。

5. 淋巴细胞发生 历经淋巴造血干细胞、原淋巴细胞、幼淋巴细胞，进而分化为淋巴细胞。

视 窗

血瘀证及其现代研究

中医重视气、血、津液的正常运行。气不行则滞，津液停滞则成痰湿，血行不畅则瘀。中医对于血瘀证的研究认识较早，如《素问·至真要大论》中的"血脉凝泣"，《素问·调经论》中的"血凝泣""留血"，《素问·五脏生成》中的"衄血"等。《素问·五脏生成》指出："诸血者皆属于心，诸气者皆属于肺，此四支八谿之朝夕也。故人卧血归于肝，肝受血而能视，足受血而能步，掌受血而能握，指受血而能摄。""七窍之灵，四肢之用，以及发得血而能生"等，说明正常血运对维持机体生理功能具有重要作用。

中医认为形成血瘀的原因包括外伤、气虚、气滞、寒邪、热邪、阳虚、阴虚等，造成血行失常而停滞于脉道之内；或由于离经之血未能消散吸收，积存组织所致。现代医学调查研究根据血瘀证形成的一些病理生理基础，分析得出血瘀证的病因主要为神经精神因素、环境因素、虚弱体质、外伤、微生物感染，以及病毒入侵、免疫调节失常、物理及化学刺激等。现代研究表明，在某些病理性的刺激下，毛细血管灌注压降低或毛细血管管径变小，以及在一些血管活性因子或黏附因子参与下，可促使白细胞在毛细血管黏附甚至嵌塞，从而引起微循环障碍和组织缺氧，继而激活更多的因子及自由基释放参与血瘀证过程的形成，从某种程度上起着放大效应，因此免疫调节失常在血瘀证形成过程中的重要作用不可忽视。

中医血瘀证的现代研究将其分为血管内血瘀和血管外血瘀，采用相关的方法制备血瘀动物模型，并在模型的基础上进行中医基础理论和中药药理的相关实验研究。制备动物模型的方法是通过重力击伤器和杠杆压力器使局部肌肉肿胀，血流受阻造成血管外瘀血的血瘀证动物模型；或通过药物、针刺、寒冷、微生物感染或毒素等造成血管内瘀血的血瘀证动物模型等。

　　"活血化瘀"是血瘀证的治疗原则。中医根据血瘀证的不同病因病机辨证施以活血化瘀法。常用的方剂有血府逐瘀汤、补阳还五汤、桃仁承气汤、温经汤、温胆汤等。现代研究表明许多活血化瘀中药能通过抗血小板聚集、减少TXA_2（血栓素A_2）的形成达到活血化瘀作用。

肌组织（muscle tissue）主要由具有收缩功能的**肌细胞**（muscle cell）和少量的结缔组织、血管、淋巴管及神经构成。肌细胞呈细长纤维状，故又称**肌纤维**（muscle fiber），肌细胞膜称**肌膜**（sarcolemma），肌细胞质称**肌浆或肌质**（sarcoplasm）。根据肌组织的形态结构和功能特点，分为骨骼肌、心肌和平滑肌三种。骨骼肌、心肌又称**横纹肌**（striated muscle）平滑肌属于非横纹肌。骨骼肌受躯体神经支配，属随意肌；心肌和平滑肌受自主神经支配，属不随意肌。

第一节　骨骼肌

骨骼肌（skeletal muscle）一般借肌腱附于骨骼上，其收缩特点为迅速有力、易疲劳。包裹在整块肌肉外面的结缔组织称**肌外膜**（epimysium）；肌外膜的结缔组织伸入肌肉内，分隔和包裹大小不等的肌束，包裹肌束的结缔组织称**肌束膜**（perimysium）；分布在每条肌纤维周围的少量结缔组织称**肌内膜**（endomysium）（图 4–1）。结缔组织对骨骼肌具有支持、连接、营养和功能调节等作用。骨骼肌纤维与基膜之间还有一种扁平、有突起的**肌卫星细胞**（muscle satellite cell），附着在肌纤维表面。当肌纤维受损伤后，肌卫星细胞可增殖分化，参与肌纤维的修复，具有干细胞性质。

一、骨骼肌纤维的光镜结构

骨骼肌纤维呈长圆柱形，直径 10～100μm，长 1～40mm，有的长达 10cm 以上。肌膜外面附有基膜。骨骼肌纤维为多核细胞，有多个甚至几百个核，呈扁椭圆形，位于肌膜下。在肌浆中有沿肌纤维长轴平行排列、呈细丝样的**肌原纤维**（myofibril），直径 1～2μm。每条肌原纤维上都有明暗相间的带，各条肌原纤维的明带和暗带都相应地排列在同一平面上，因而构成了骨骼肌纤维明暗相间的规则交替的**横纹**（cross striation）（图 4–2）。**明带**（light band）又称 I 带，**暗带**（dark band）又称 **A 带**。暗带中央有一条浅色窄带，称 H 带，H 带中央有一条较深色的 M 线。明带中央有一条较深而细的 Z 线。相邻两条 Z 线之间的一段肌原纤维称**肌节**（sarcomere）。每个肌节由 1/2I 带（明带）+A 带（暗带）+1/2I 带（明带）组成，静止时肌节长 2.1～2.5μm，它是骨骼肌纤维结构和功能的基本单位。

图 4-1 肌组织结构连续放大示意图

A 纵切面（低倍）　　　　　　B 纵切面（高倍），右下示横切面

图 4-2 骨骼肌光镜像

1.肌外膜　2.肌细胞核　3.肌束膜　4.肌内膜

二、骨骼肌纤维的超微结构

（一）肌原纤维

肌原纤维由粗、细两种**肌丝**（myofilament）构成，两种肌丝沿肌纤维的长轴规则地交替穿插

平行排列。

粗肌丝（thick filament）位于肌节中部，两端游离，中央借M线固定。细肌丝（thin filament）位于肌节两侧，一端附着于Z线，另一端游离并伸至粗肌丝之间与之平行，止于H带的外侧。因此，明带仅由细肌丝构成，H带仅有粗肌丝，H带两侧的暗带由粗、细两种肌丝构成。

粗肌丝长约1.5μm，直径15nm，由**肌球蛋白**（myosin）分子组成。大量肌球蛋白分子平行排列，集合成束，组成一条粗肌丝。分子尾端朝向M线，头部朝向Z线并露于表面，形成电镜下可见的**横桥**（cross bridge）。肌球蛋白的头部具有ATP酶活性，当头部与细肌丝的肌动蛋白接触时，ATP酶被激活，分解ATP并释放能量，使横桥屈动（图4-3、图4-4）。

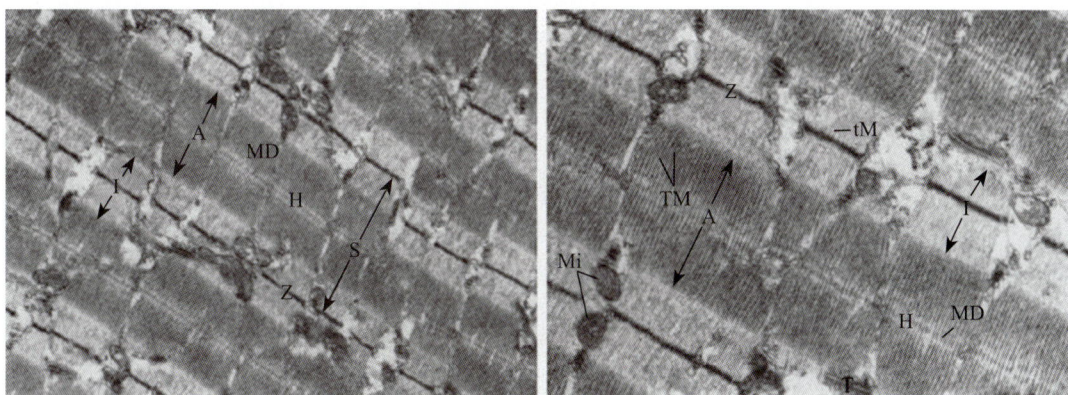

图4-3　骨骼肌电镜图

I.明带　A.暗带　MD.M线　H.H带　Z.Z线　S.肌节　Mi.线粒体　TM.粗肌丝　tM.细肌丝

图4-4　骨骼肌肌原纤维超微结构模式图

细肌丝长约1μm，直径5nm，由**肌动蛋白**（actin）、**原肌球蛋白**（tropomyosin）和**肌钙蛋白**（troponin）组成。肌动蛋白由球形肌动蛋白单体连接成串珠状，并形成双股螺旋链，每个肌动蛋白单体都有一个可与粗肌丝的肌球蛋白头部相结合的位点，肌纤维处于非收缩状态时，该位点被原肌球蛋白掩盖。原肌球蛋白是由两条多肽链绞合而成的双股螺旋，首尾相连，镶嵌在肌动蛋白分子链的螺旋内。肌钙蛋白为球形，附着于原肌球蛋白分子上，可与Ca^{2+}相结合（图4-4）。

肌钙蛋白是由三个球形亚单位构成，一个原肌球蛋白分子丝上附有一个肌钙蛋白分子。肌钙蛋白的三个亚单位是：①肌钙蛋白 C 亚单位，是 Ca^{2+} 受体蛋白，能与 Ca^{2+} 相结合；②肌钙蛋白 T 亚单位，能与原肌球蛋白相结合，在舒张状态下，肌球蛋白头上的位点与肌动蛋白分子上的位点分开；③肌钙蛋白 I 亚单位，能抑制肌动蛋白与肌球蛋白结合。

（二）横小管

横小管（transverse tubule）是骨骼肌纤维的肌膜向肌浆内凹陷形成的管状结构，其走向与肌纤维长轴垂直，人与哺乳动物的横小管位于暗带与明带交界处。同一水平面上的横小管分支吻合，环绕每条肌原纤维（图 4-5），可将肌膜的兴奋迅速传至肌纤维内部。

图 4-5　骨骼肌纤维超微结构立体模式图

（三）肌质网

肌质网又称**肌浆网**（sarcoplasmic reticulum）是肌纤维中特化的滑面内质网，位于横小管之间。肌浆网的中部纵行包绕每条肌原纤维，称**纵小管**（longitudinal tubule）；纵小管两端扩大呈扁囊状盲管，称**终池**（terminal cisterna）（图 4-5）。每条横小管与两侧的终池组成**三联体**（triad）。肌浆网膜上钙泵能逆浓度差把肌浆中的 Ca^{2+} 泵入肌浆网内贮存。当肌浆网膜接受兴奋后，钙通道开放，肌浆网内 Ca^{2+} 涌入肌浆。此外肌原纤维之间有大量的线粒体、糖原及少量脂滴，肌浆内还有可与氧结合的肌红蛋白。

三、骨骼肌纤维的收缩原理

骨骼肌纤维的收缩机制为肌丝滑动原理，其收缩过程如下：①运动神经末梢将神经冲动从运动终板传递给肌膜；②肌膜的兴奋经横小管传递给肌浆网，大量 Ca^{2+} 涌入肌浆；③ Ca^{2+} 与肌钙蛋白结合，肌钙蛋白、原肌球蛋白发生构型或位置变化，暴露出肌动蛋白上与肌球蛋白头部的结合位点，二者迅速结合；④肌球蛋白头的 ATP 酶被激活，ATP 被分解并释放能量，肌球蛋白头及杆发生屈动，将肌动蛋白拉向 M 线；⑤细肌丝在粗肌丝之间向 M 线滑动，明带缩窄，H 带缩窄或消失，肌节缩短，肌纤维收缩；⑥收缩结束后，肌浆内的 Ca^{2+} 被泵回肌浆网，肌钙蛋白等恢复原状，肌纤维松弛（图 4-4、图 4-5）。

四、骨骼肌纤维的分类

人类及大多数脊椎动物的骨骼肌纤维可分为红肌纤维、白肌纤维和中间型纤维三种。**红肌纤维**（red fiber）其内肌红蛋白、细胞色素和线粒体含量丰富，呈暗红色；其能量来源主要依靠有氧氧化；收缩缓慢而持久，又称慢纤维，主要分布在以保持姿势为主的骨骼肌中。**白肌纤维**（white fiber）内肌红蛋白、细胞色素和线粒体含量较少，呈淡红色；其能量来源主要依靠无氧酵解；收缩快，但持续时间短，又称快纤维，主要分布在产生快速、灵敏动作的骨骼肌中。**中间型肌纤维**（intermediate fiber）其结构和功能介于前两者之间。

第二节 心 肌

心肌（cardiac muscle），分布于心壁和邻近心脏的大血管壁上，收缩具有自动节律性、缓慢、持久、不易疲劳等特点。

一、心肌纤维的光镜结构

心肌纤维呈不规则的短圆柱状，有分支并相互吻合成网。相邻心肌纤维分支的连接处染色较深，称**闰盘**（intercalated disk）（图 4-6）。心肌纤维具有与骨骼肌纤维相同的横纹，但没有骨骼肌纤维明显。多数心肌纤维有一个核，少数有双核，核呈卵圆形，位于细胞的中央。核周围的胞质内含脂褐素，且随年龄增长而增多。

二、心肌纤维的超微结构

心肌纤维的超微结构与骨骼肌纤维相似，但具有以下主要特点：①肌原纤维粗细不等、界限不清，肌原纤维间有极为丰富的线粒体；②横小管较粗，位于 Z 线水平；③肌浆网稀疏，纵小管不发达，终池少而小，多见横小管与一侧的终池紧贴形成**二联体**（diad）；④闰盘为相邻心肌纤维的连接面形成凹凸嵌合的连接结构，在横位部分有中间连接和桥粒，具有牢固的连接作用；在纵位部分有缝隙连接，利于细胞间化学信息的交流和电冲动的传导，分别使心房肌和心室肌整体的收缩和舒张同步化（图 4-7、图 4-8）。

图4-6 心肌纤维光镜图（高倍）
1.细胞核 2.闰盘

图 4-7   心肌纤维立体结构模式图

图 4-8   心肌纤维闰盘超微结构模式图

第三节   平滑肌

平滑肌（smooth muscle）分布于消化管、呼吸道、血管等空腔性器官的管壁内，属不随意肌。收缩特点为缓慢持久、不易疲劳。

一、平滑肌纤维的光镜结构

平滑肌纤维无横纹，呈长梭形，大小不均，一般长约 200μm，直径约 8μm。小血管壁上的平滑肌纤维长约 20μm，妊娠子宫平滑肌纤维可长达 500μm。细胞中央有一个杆状或椭圆形的核，收缩状态时，常呈螺旋状（图 4-9）。平滑肌纤维横切面大小不一，呈圆形或不规则形。

二、平滑肌纤维的超微结构

平滑肌纤维内无肌原纤维，可见大量**密斑**（dense patch）、**密体**（dense body）、细肌丝、粗肌丝和中间丝。密斑位于肌膜下方，密体位于肌浆内。细肌丝主要由肌动蛋白组成，一端附

图 4-9   平滑肌光镜图（高倍）

1.细胞核

着于密斑或密体，另一端游离，环绕在粗肌丝周围。粗肌丝由肌球蛋白构成，呈圆柱状，表面有成行排列的横桥，相邻的两行横桥屈动方向相反。粗、细肌丝的数量比约为 1∶15。若干条粗肌丝和细肌丝集合成束，形成**肌丝单位**（myofilament unit），又称收缩单位。它相当于光镜下的肌原纤维。中间丝由**结蛋白**（desmin）构成，直径 10nm，其两端连于密斑或密体上，形成网络状的细胞骨架（图 4-10、图 4-11）。

密斑　小凹　密体　肌丝　密斑　　密体 小凹 密斑 肌丝

纵切面　　　　　　　　　　　横切面

图 4-10　平滑肌纤维纤维超微结构模式图

细肌丝

粗肌丝

肌丝单位

中间丝
密体

肌丝单位横切面

细肌丝

细肌丝
粗肌丝

横桥

粗肌丝

图 4-11　平滑肌粗、细肌丝结构模式图

　　在密斑之间可见有肌膜内陷形成的小凹，相当于骨骼肌纤维的横小管。肌浆内有肌浆网、高尔基复合体、游离核糖体及糖原颗粒等。

　　平滑肌纤维的收缩原理与骨骼肌纤维相似，即以粗、细肌丝间的滑动为基础。由于细肌丝及细胞骨架的附着点密斑呈螺旋状分布，当肌丝滑动时，肌纤维呈螺旋状扭曲，长轴缩短。平滑肌纤维之间有较发达的缝隙连接，可传递信息和电冲动，引起相邻肌纤维，甚至整个肌束或肌层的同步功能活动。

视　窗

运动与心肌纤维

心肌纤维是可以再生的！

　　虽然心肌纤维极少发生有丝分裂，但成体心脏一定存在新生心肌纤维来源。研究显示心脏中存在一定数量的具有自我更新与分化能力的**心脏干细胞**（cardiac stem cells，CSCs），是心肌纤维再生的重要来源，这颠覆了心脏是终末分化的"静止"器官的观点。人类心肌纤维每年以1%左右的速度进行更新，健康人一生中约45%的心肌纤维来源于后天再生。

科学运动对心肌纤维是有益的!

运动与心肌关系的研究一直是生命科学的重大课题之一。实验研究表明低运动量运动对大鼠左心室心肌纤维结构影响不大;中运动量运动可提高心肌肌节长度,使线粒体数量和体积增加,嵴变得较密集;高运动量运动对心肌细胞产生轻微破坏,肌节变短,核膜内陷,核质凝缩,线粒体嵴疏松模糊;力竭运动后对心肌细胞的细胞核和线粒体影响较大,肌节长度缩短,肌纤维排列紊乱。适宜运动可抑制心肌促凋亡因子的表达,抑制心肌纤维凋亡;可促进心肌纤维增殖相关因子的表达和干细胞的有效动员,促进心肌纤维增殖分化。

生命在于运动!

系统科学的运动训练可使心脏产生良好的适应,这是心脏生理代偿变化的结果,也是人类长寿和高质量生活的保证。

神经组织（nervous tissue）由神经细胞和神经胶质细胞组成。**神经细胞**（nerve cell）又称**神经元**（neuron），是有突起的细胞，具有接受刺激、整合信息和传导冲动的功能。通过神经元之间的联系，可将接收到的信息加以分析或贮存，并传递给相应的组织器官，产生效应。此外，有一些神经元（如下丘脑某些神经元）还具有内分泌功能。**神经胶质细胞**（neuroglial cell）也是有突起的细胞，数量为神经元的 10 ～ 50 倍，不具有接受刺激、传导冲动的能力，对神经元起支持、保护、营养和绝缘等作用。

第一节　神经元

一、神经元的形态结构

神经元是高度分化的细胞，形态多种多样，大小不一，是神经组织结构和功能的基本单位。神经元由胞体和突起组成，突起又分树突与轴突两种（图 5-1、图 5-2）。

视网膜双极神经元　　脊神经节假单极神经元　　脊髓前角多极神经元　　大脑锥体细胞　　小脑蒲肯野细胞

图 5-1　神经元的几种主要形态和类型

（一）胞体

神经元的胞体主要位于中枢神经系统的灰质、神经核及周围神经系统的神经节内，有星形、锥形、梭形和圆形等（图 5-1），其大小相差悬殊，大的直径可达 100μm 以上，而小的仅 5 ～ 6μm。胞体是神经元的营养和代谢中心，均由细胞膜、细胞质和细胞核构成（图 5-2）。

1. 细胞膜　为可兴奋膜，具有接受刺激、处理信息和传导冲动的功能。神经元细胞膜的性质

图 5-2 运动神经元结构模式图

图 5-3 运动神经元光镜像（高倍）
1.尼氏体 2.轴丘 3.轴突 4.树突

取决于膜蛋白（离子通道和受体），受体与相应的神经递质结合后，影响离子通道的开放与关闭，产生神经冲动。

2.细胞核 一个，大而圆，位于胞体中央。核膜明显，常染色质多，故着色浅；核仁清晰，大而圆。

3.细胞质 胞质内除含线粒体、高尔基复合体、溶酶体等细胞器外，还含有丰富的尼氏体和神经原纤维等特征性结构。

（1）尼氏体（Nissl body） 位于胞体和树突内（图 5-2、图 5-3）。光镜下，呈强嗜碱性；不同神经元尼氏体的数量、形态和大小不同，如脊髓前角运动神经元的尼氏体呈粗大的斑块状，又称虎斑，数量较多；而脊神经节内神经元的尼氏体呈细颗粒状。电镜下，尼氏体由发达的粗面内质网和游离核糖体构成（图 5-4）。尼氏体具有活跃的合成蛋白质的功能，主要有更新细胞器所需的结构蛋白、合成神经递质所需的酶类以及肽类的神经调质。**神经递质**（neurotransmitter）是神经元向其他神经元或效应细胞传递的化学信息载体，一般为小分子物质。**神经调质**（neuromodulator）能增强或减弱神经元对神经递质的反应，一般为肽类起调节作用。

尼氏体的含量可随生理与病理状态不同而改变。当神经元损伤、过度疲劳或衰老时，尼氏体数量可减少，甚至消失。当损伤修复或有害因素消除后，尼氏体又可重新恢复。因此，尼氏体可作为判定是神经元功能状态的一种标志。

（2）神经原纤维（neurofibril） 在 HE 染色切片中无法分辨。在镀银染色切片中，呈棕黑色细丝，交错排列成网，并伸入树突和轴突内，直达神经末梢。电镜下，神经原纤维由神经丝和微管构成。**神经丝**（neurofilament）是由神经丝蛋白构成的一种中间丝（图 5-4）。神经原纤维构成神经元的细胞骨架，起支持作用，微管还参与物质运输。

（3）脂褐素 脂类物质的代谢物。在儿童 5～6 岁时出现，并随年龄增长而增多。

图 5-4　多极神经元及其突触超微结构模式图

1.突触小体内有圆形清亮小泡，内含乙酰胆碱　2.突触小体内有颗粒形小泡，内含单胺类

3.突触小体内有扁平清亮小体，内含氨基酸

（二）突起

1. 树突（dendrite） 每个神经元有一个或多个树突。从胞体发出的突起较粗，逐渐变细，并多有分支，形如树枝状，故称树突（图 5-2），在分支表面常可见大量棘状的短小突起，称**树突棘**（dendriticspine）。树突和树突棘极大地扩展了神经元接受刺激的表面积。树突内部的结构与胞体相似。树突的功能主要是接受刺激，将信息传入胞体。

2. 轴突（axon） 每个神经元只有一个轴突，长短不一，长者可达 1 米以上，短者仅数微米，直径变化不大。轴突分支少，常在距胞体较远处呈直角分出，或近终末处才有分支。胞体发出轴突的部位常呈圆锥形，染色淡，称**轴丘**（axon hillock）。轴突与轴丘内无尼氏体（图 5-3）。轴突表面的胞膜称**轴膜**（axolemma），内含的胞质称**轴质**（axoplasm）。轴丘和轴质内有大量微管、神经丝和细长的线粒体，还有滑面内质网、微丝和小泡。微管、微丝和神经丝之间均有横桥连接，构成轴质中的网架。轴突内无粗面内质网、游离核糖体和高尔基复合体，故不能合成蛋白质。轴突所需的蛋白质和酶由胞体内合成后输送而来，轴突内的物质运输称**轴突运输**（axonal transport）。

轴突起始段 15～25μm，电镜下见此处轴膜较厚，膜下有电子密度高的致密层。此段轴膜易引起电兴奋，常是神经元产生神经冲动的起始部位，神经冲动形成后沿轴膜向终末传导，因此轴突的主要功能是传导神经冲动。

轴突与胞体之间进行着物质运输，胞体内新形成的神经丝、微丝和微管缓慢地向轴突终末延伸，称慢速轴突运输。此外还有快速（双向）轴突运输，如轴膜更新所需的蛋白质、合成神经递质所需的酶、含神经递质的小泡、线粒体等，由胞体向轴突终末输送，称快速顺向轴突运输；而轴突终末内的代谢产物或由轴突终末摄取的物质（蛋白质、小分子物质或由邻近细胞产生的神经营养因子等）逆向运输到胞体，则称快速逆向轴突运输。某些病毒或毒素（如狂犬病毒、脊髓灰质炎病毒、带状疱疹病毒和破伤风毒素等）也可通过逆向轴突运输迅速侵犯神经元胞体。

二、神经元的分类

（一）按神经元的突起数量分类

1. 假单极神经元（pseudounipolar neuron） 从胞体发出一个突起，距胞体不远处呈 T 形分支。一支进入中枢神经系统，称中枢突；另一支分布到周围的其他器官，称周围突。中枢突传出冲动，为轴突；周围突接受刺激，为树突，但因其细而长，在形态上与轴突不能分辨（图 5–1）。

2. 双极神经元（bipolar neuron） 有两个突起，即树突和轴突各一个（图 5–1）。

3. 多极神经元（multipolar neuron） 有一个轴突和多个树突，在人体内数量最多（图 5–1）。

（二）按神经元轴突的长短分类

1. 高尔基Ⅰ型神经元（Golgi type Ⅰ neuron） 是具有长轴突的大神经元，轴突最长可达 1 米以上。

2. 高尔基Ⅱ型神经元（Golgi type Ⅱ neuron） 是具有短轴突的小神经元，轴突短的仅数微米。

（三）按神经元的功能分类

1. 感觉神经元（sensory neuron） 又称**传入神经元**（afferent neuron），多为假单极神经元，可接受体内外的化学或物理性刺激，并将信息传入中枢。

2. 运动神经元（motor neuron） 又称**传出神经元**（efferent neuron），一般为多极神经元，将神经冲动传递给肌细胞或腺细胞，产生效应。

3. 中间神经元（interneuron） 主要为多极神经元，位于前两种神经元之间，起信息加工和传递作用。动物越进化，中间神经元越多。人的中间神经元占神经元总数的 99% 以上，在中枢神经系统内构成复杂的神经元网络，是学习、记忆和思维的基础。

（四）按神经元释放的神经递质和神经调质的化学性质分类

1. 胆碱能神经元。
2. 去甲肾上腺素能神经元。
3. 胺能神经元。
4. 氨基酸能神经元。
5. 肽能神经元等。

第二节　突　触

单独的神经元不能完成接受刺激、传导冲动的功能，必须有许多神经元密切联系、相互衔接，共同完成一项功能活动。

神经元与神经元之间或神经元与效应细胞之间的细胞连接，称**突触**（synapse）。突触是传递信息的结构部位，神经元与神经元之间形成的突触，最常见的形式是轴 – 树突触、轴 – 棘突触或轴 – 体突触，还有轴 – 轴突触、树 – 树突触等（图 5–4）。根据传递信息的方式不同，突触可分为化学突触和电突触两大类。

一、化学突触

化学突触（chemical synapse）以神经递质作为传递信息的媒介，神经系统中最常见，即一般所说的突触。光镜下，镀银染色可见神经元胞体或树突表面有杆状或环扣状的膨大，称突触小体。电镜下，突触由**突触前成分**（presynaptic element）、**突触间隙**（synaptic cleft）和**突触后成分**（postsynaptic element）三部分组成（图5-5）。突触前、后成分彼此相对的胞膜，分别称突触前膜和突触后膜，两者之间有宽15～30nm的突触间隙。

突触前成分一般是神经元的轴突终末，呈球状膨大。突触前成分内含许多**突触小泡**（synaptic vesicle），还有少量线粒体、微丝和微管等。突触小泡内含神经递质或神经调质，且小泡的大小和形状与所含递质有关。扁平清亮小泡所含递质多为氨基酸类，圆形清亮小泡多含乙酰胆碱，小颗粒型小泡含单胺类递质，大颗粒型小泡往往是含神经肽的突触小泡（图5-4）。突触小泡表面附有一种蛋白质，称**突触素**（synapsin），它将小泡与细胞骨架连接在一起。突触前、后膜胞质内有一些致密物质附着（图5-5）。突触前膜和突触后膜较一般细胞膜略厚，突触后膜上有特异性的神经递质的受体及离子通道。

图中标注：突触小泡、致密突起、突触前膜、突触间隙、突触后膜

图 5-5 化学突触超微结构模式图

当神经冲动沿轴膜传导至轴突终末时，可引起突触前膜上的 Ca^{2+} 通道开放，Ca^{2+} 由细胞外进入突触前成分内，在ATP的参与下使突触素发生磷酸化。磷酸化的突触素降低了它与突触小泡的亲和力而与小泡分离，致使突触小泡脱离细胞骨架，移至突触前膜并与之融合，通过出胞作用释放小泡内容物到突触间隙。突触后膜上的受体与特异性神经递质结合后，膜内离子通道开放，改变突触后膜两侧的离子分布，使突触后神经元（或效应细胞）出现兴奋性或抑制性突触后电位。使突触后膜发生兴奋的突触称兴奋性突触，使突触后膜发生抑制的突触称抑制性突触。突触的兴奋或抑制，取决于神经递质及其受体的种类。神经递质在产生效应后，立即被相应的酶灭活或吸入突触终末内被分解，迅速消除该神经递质的作用，保证传递的灵敏性。

一个神经元可以通过突触把信息传递给许多其他神经元或效应细胞，如一个运动神经元可同时支配上千条骨骼肌纤维。而一个神经元也可以通过突触同时接收来自许多其他神经元的信息，如小脑的蒲肯野细胞（一种大型神经元）的树突上有数十万个突触。

在这些突触信息中，兴奋性和抑制性的均有。如果兴奋性突触活动的总和超过抑制性突触活动的总和，并足以刺激该神经元的轴突起始段产生神经冲动时，该神经元表现为兴奋；反之，则为抑制。

二、电突触

电突触主要指两个细胞之间的缝隙连接。相邻两个细胞膜的连接蛋白，中央形成微细的通道，允许小分子物质和离子直接通过，以电流作为信息载体。其特点是传导速度快，可双向传导。

第三节　神经胶质细胞

神经胶质细胞（neuroglial cell）又称**胶质细胞**（glial cell）。形态各异，体积较小，无尼氏体，其突起无树突和轴突之分，亦无传导冲动的功能。神经胶质细胞广泛存在于神经元胞体、突起及中枢神经系统毛细血管周围，具有支持、营养、保护、绝缘等功能。

一、中枢神经系统的神经胶质细胞

按形态特点及分布部位的不同，中枢神经系统的胶质细胞可分四种。HE 染色切片中除室管膜细胞外，其他三种胶质细胞不易区分，镀银染色法则能显示中枢神经系统各种胶质细胞的形态（图 5-6）。

（一）星形胶质细胞

星形胶质细胞（astrocyte）是体积最大的一种神经胶质细胞。细胞呈星形，核圆形或卵圆形，较大，染色较浅。胞质内含**胶质丝**（glial filament），是由胶质原纤维酸性蛋白构成的一种中间丝，参与细胞骨架的构成。从胞体发出的突起伸展充填在神经元胞体及其突起之间，起支持和绝缘作用。有些突起末端扩大形成**脚板**（end feet），在脑和脊髓表面形成**胶质界膜**（glial limitans）（图 5-7），或贴附在毛细血管壁上，构成**血-脑屏障**（blood-brain barrier，BBB）的神经胶质膜。星形胶质细胞能分泌**神经营养因子**（neurotrophic factor，NTF），脑源性神经营养因子、神经营养素、睫状神经营养因子和胶质细胞源性神经营养因子等，统称神经营养因子，可维持神经元的生存及其功能活动。在脑和脊髓损伤时，星形胶质细胞可增生，形成胶质瘢痕填补缺损。

图 5-6　中枢神经系统胶质细胞结构模式图

1. 纤维性星形胶质细胞　多分布于脑和脊髓的白质，突起较长而直，分支较少，胞质内富含胶质丝（图 5-6）。

2. 原浆性星形胶质细胞　多分布于脑和脊髓的灰质，突起较短而粗，分支较多，胞质内胶质丝较少，常包绕神经元的胞体（图 5-6）。

（二）少突胶质细胞

少突胶质细胞（oligodendrocyte）分布于神经元胞体附近及轴突周围。胞体较星形胶质细胞小，核卵圆形，染色质致密。在镀银染色标本中，少突胶质细胞的突起较少（图 5-6、图 5-7）。在电镜下，可见其突起末端扩展成扁平薄膜，包卷神经元的轴突形成髓鞘。因此，少突胶质细胞参与形成中枢神经系统有髓神经纤维的髓鞘（图 5-7、图 5-9）。

图 5-7 中枢神经系统胶质细胞与神经元和毛细血管的关系模式图

（三）小胶质细胞

小胶质细胞（microglia）是最小的神经胶质细胞。其胞体细长或椭圆形，核小，呈扁平或三角形，染色深。胞体发出的突起细长有分支，表面有许多小棘突（图 5-6、图 5-7）。当中枢神经系统损伤时，小胶质细胞可转变为巨噬细胞，吞噬死亡细胞碎屑及变性退化的髓鞘。小胶质细胞是由血液单核细胞迁入演变而成的具有吞噬能力的胶质细胞，故属于单核吞噬细胞系统。

（四）室管膜细胞

室管膜细胞（ependymal cell）衬在脑室和脊髓中央管的腔面，为单层立方或柱状上皮。细胞游离面有许多微绒毛，仅脑室部分细胞具有纤毛，部分细胞基底面有细长的突起伸向深部（图 5-7）。脉络丛的室管膜细胞可产生脑脊液。

二、周围神经系统的神经胶质细胞

（一）施万细胞

施万细胞（Schwann cell）又称神经膜细胞，沿轴突排列成串并包绕轴突（图 5-8），形成周围神经系统有髓神经纤维的髓鞘。施万细胞胞膜外有一层基膜，能分泌神经营养因子，促进受损的神经元存活及其轴突再生，起支持和诱导作用。

图 5-8　周围神经系统的髓鞘形成超微结构模式图

1、2、3.髓鞘发生过程　4.有髓神经纤维超微结构　5.无髓神经纤维超微结构

（二）卫星细胞

卫星细胞（satellite cell）为包裹在神经节内神经元胞体外被一层扁平或立方形细胞，核为圆形或卵圆形，染色深，细胞外表面有一层基膜，对神经节细胞有保护和支持作用。

第四节　神经纤维和神经

一、神经纤维的结构及分类

神经纤维（nerve fiber）由神经胶质细胞包裹神经元的轴突或感觉神经元的长树突构成。构

成周围神经纤维的胶质细胞是施万细胞；构成中枢神经纤维的胶质细胞是少突胶质细胞。根据神经胶质细胞是否形成**髓鞘**（myelin sheath），可将其分为**有髓神经纤维**（myelinated nerve fiber）和**无髓神经纤维**（unmyelinated nerve fiber）两类。

（一）有髓神经纤维

1. 周围神经系统的有髓神经纤维 一个施万细胞包裹一段轴突或长树突，神经纤维上相邻的施万细胞之间轴膜裸露，这一部位较狭窄，称**郎飞结**（Ranvier node）。相邻两个郎飞结之间的一段神经纤维称**结间体**（internode）（图5-2、图5-9）。因此，一个施万细胞对应一个结间体。

髓鞘是由施万细胞胞膜包裹一段轴突或长树突呈同心圆包卷而成。电镜下，髓鞘呈明暗相间的板层状（图5-8）。髓鞘的化学成分主要是脂蛋白，称髓磷脂，其中类脂约占80%，其余为蛋白质。HE染色，仅见残留的网状蛋白质，而类脂被溶解（图5-9）。如用锇酸固定和染色，则能保存髓磷脂，使髓鞘呈黑色；纵切面上可见一些不着色的漏斗形斜裂，称**髓鞘切迹**（incisure of myelin）或**施-兰切迹**（Schmidt-Lantermann incisure），是施万细胞内外侧胞质间穿越髓鞘的狭窄通道。

在有髓神经纤维的形成过程中，首先是伴随轴突生长，施万细胞表面凹陷成纵沟，轴突陷入纵沟，沟两侧的细胞膜贴合形成轴突系膜。此后，轴突系膜不断伸长并旋转卷绕轴突，在轴突周围形成许多同心圆环绕的板层膜，即髓鞘。由此可见，髓鞘（图5-8、图5-10）是由施万细胞的胞膜构成，而胞质被挤到髓鞘的内外侧及两端，即靠近郎飞结处。

图5-9 周围神经纤维仿真图

图5-10 少突胶质细胞与中枢有髓神经纤维关系模式图

2. 中枢神经系统的有髓神经纤维 结构基本与周围神经系统的有髓神经纤维相同，但形成髓鞘的细胞是少突胶质细胞。少突胶质细胞的多个突起末端的扁平薄膜可包卷多个轴突，其胞体位于神经纤维之间。中枢有髓神经纤维外表面无基膜，髓鞘内也无切迹（图5-10）。

（二）无髓神经纤维

1. 周围神经系统的无髓神经纤维 较细，其施万细胞为不规则的长柱状，表面有数量不等、深浅不同的纵沟，纵沟内有较细的轴突，施万细胞的膜不形成髓鞘包裹它们。因此，一条无髓神经纤维可含多条轴突。由于相邻的施万细胞连接紧密，故无郎飞结（图 5-8、图 5-9）。施万细胞外面亦有基膜。

2. 中枢神经系统的无髓神经纤维　其轴突外面无特异性的神经胶质细胞包裹，轴突裸露地走行于有髓神经纤维或神经胶质细胞之间。

神经纤维的功能是传导神经冲动，这种电流的传导是在轴膜进行的。有髓神经纤维的神经冲动呈跳跃式传导，其传导速度快，这是由于有髓神经纤维的髓鞘含大量髓磷脂而具有疏水性，在组织液与轴膜间起绝缘作用。髓鞘的电阻较轴膜高得多，而电容却很低，电流只能使郎飞结处的轴膜（能与组织液接触）产生兴奋。因此，轴突起始段产生的神经冲动，必须通过郎飞结处的轴膜传导，即从一个郎飞结处跳到下一个郎飞结。有髓神经纤维的轴突越粗，其髓鞘也越厚，结间体越长，神经冲动跳跃的距离就越大，传导速度越快。无髓神经纤维因无髓鞘和郎飞结，神经冲动只能沿轴膜连续传导，传导速度慢。

二、神经

周围神经系统中功能相关的神经纤维集合在一起，构成**神经**（nerve），分布于全身各器官。有些神经只含感觉神经纤维或运动神经纤维，但多数神经二者兼有。由于有髓神经纤维的髓鞘含髓磷脂，故肉眼观察神经通常呈白色。

包裹在一条神经表面的结缔组织称**神经外膜**（epineurium）。一条神经通常含若干个神经纤维束，其表面的神经束上皮（几层扁平的上皮细胞）和束间的结缔组织共同构成**神经束膜**（perineurium）。在神经纤维束内，每条神经纤维表面的薄层结缔组织称**神经内膜**（endoneurium）（图 5-11）。在这些结缔组织中均存在小血管和淋巴管。

图 5-11　坐骨神经光镜像（低倍）
1.神经束膜　2.神经外膜

第五节　神经末梢

神经末梢是周围神经纤维的终末部分，它们终止于全身各种组织或器官内，形成各种神经末梢。按功能分为感觉神经末梢和运动神经末梢两类。

一、感觉神经末梢

感觉神经末梢（sensory nerve ending）是感觉神经元周围突的末端，通常和周围的其他组织构成感受器。感受器将接收到的各种内、外环境刺激转化为神经冲动，通过感觉神经纤维传至中枢，产生感觉。

按感觉神经末梢的形态结构不同，可分为以下类型：

1. 游离神经末梢（free nerve ending）　由较细的有髓或无髓神经纤维的终末反复分支而成。在接近末梢处施万细胞消失，其裸露的细支广泛分布于表皮、角膜和毛囊的上皮细胞之间，或分布于各型结缔组织内，如关节囊、肌腱、韧带、筋膜、牙髓、骨膜、脑膜、血管外膜和真皮等处，可感受冷热、疼痛和轻触等刺激（图 5-12）。

2. 有被囊神经末梢（encapsulated nerve ending）

种类多，神经末梢外面包裹有结缔组织被囊，神经纤维入被囊前失去髓鞘是其共同特点。常见的有以下几种：

（1）触觉小体（tactile corpuscle） 分布于真皮乳头处，以手指、足趾的掌侧皮肤内最多，数量随年龄的增长而递减。形态呈卵圆形，长轴与皮肤表面垂直，小体内有许多横列扁平细胞，外包结缔组织被囊。失去髓鞘的轴突分支呈螺旋状，盘绕在扁平细胞之间（图 5-13）。触觉小体感受应力刺激，参与产生触觉。

（2）环层小体（lamellar corpuscle） 广泛分布于皮下组织、腹膜、骨膜、韧带和关节囊等处。环层小体体积较大，呈卵圆形或圆形，中央有一条均质状的圆柱体，周围有数十层同心圆排列的扁平细胞（图 5-14）。有髓神经纤维进入小体前失去髓鞘，裸露的轴突穿行于小体中央的圆柱体内。环层小体感受较强的应力刺激，参与产生压觉和振动觉。

（3）肌梭（muscle spindle） 是分布于骨骼肌内的梭形结构，内含若干条较细的骨骼肌纤维，称梭内肌纤维。梭内肌纤维的核成串排列，或集中在肌纤维的中段而使该处膨大，梭内肌纤维肌浆多，而肌原纤维较少。感觉神经纤维进入肌梭前失去髓鞘，其轴突分成多支，分别呈环状包绕梭内肌纤维的中段，或呈花枝样附着在接近中段处。此外，肌梭内也有运动神经末梢，分布在肌纤维的两端。肌梭属于本体感受器，主要感受肌纤维伸缩变化，在调节骨骼肌的活动中起重要作用（图 5-15）。

图 5-12　表皮游离神经末梢仿真图

图 5-13　触觉小体光镜像（高倍）

图 5-14　环层小体光镜像（低倍）

图 5-15　肌梭结构模式图

二、运动神经末梢

运动神经末梢（motor nerve ending）是运动神经元的轴突在肌组织和腺体内的终末结构，神经末梢与邻近组织构成效应器，支配肌纤维的收缩，调节腺细胞的分泌。

1. 躯体运动神经末梢　分布于骨骼肌。位于脊髓前角或脑干的运动神经元胞体发出的长轴突，抵达骨骼肌时失去髓鞘，其轴突反复分支与骨骼肌纤维建立突触连接，此连接区域呈椭圆形板状隆起，称**运动终板**（motor endplate）或**神经肌连接**（neuromuscular junction）（图 5-16、图 5-17）。一条运动神经纤维的分支所支配骨骼肌纤维的数目不等，少者 1～2 条，多者可达上千条。一个运动神经元及其支配的全部骨骼肌纤维合称**一个运动单位**（motor unit）。运动单位越小，产生的运动越精细。电镜下，运动终板处的骨骼肌纤维含有丰富的肌浆，并有较多的细胞核和线粒体。肌膜表面凹陷成浅槽，轴突终末嵌入槽内，槽底肌膜即突触后膜，形成许多皱褶，称**连接襞**，使突触后膜面积增大。轴突终末膨大为杵状（即突触小体）嵌入槽内，内有许多含乙酰胆碱的圆形突触小泡（图 5-17）。当神经冲动到达运动终板时，突触小泡内乙酰胆碱释放，与突触后膜的相应受体结合后，使肌膜（突触后膜）两侧的离子分布发生变化而产生兴奋，从而引起肌纤维收缩。

图 5-16　运动终板光镜像

（骨骼肌压片，氯化金染色，高倍）

图 5-17　运动终板超微结构模式图

2. 内脏运动神经末梢（visceral motor nerve ending） 分布于心肌、内脏及血管的平滑肌和腺体等处的运动神经末梢，称内脏运动神经末梢。这类神经纤维较细，无髓鞘，分支末段呈串珠样膨体，贴附于心肌、平滑肌表面或穿行于腺细胞之间，与效应细胞建立突触。膨体内有许多圆形或颗粒型突触小泡，圆形突触小泡含乙酰胆碱；颗粒型突触小泡含去甲肾上腺素或肽类神经递质。

视　窗

中药与神经纤维再生

周围神经损伤时，神经纤维发生溃变，施万细胞大部分质膜（髓鞘）被分解，但细胞极少死亡。施万细胞能吞噬溃变物质，还可进行增殖，在损伤处形成细胞桥，连接断端的神经纤维，并在基膜管形成细胞索。细胞桥与细胞索均有引导神经纤维再生及轴突生长的作用。施万细胞能合成和分泌神经生长因子，是促进轴突再生的重要因素之一。轴突再生中，若没有施万细胞，轴突就不能生长，或生长缓慢。

体外实验证明，一些中药如柴胡、茵陈、山药、白术等具有促进施万细胞分泌神经营养因子的功能，进而促进神经纤维的再生和修复。动物实验证明，在大鼠周围神经离断损伤模型中，镜下观察可见中药组大鼠较其他造模组大鼠的髓鞘化程度更高，神经纤维再生速度增快，排列整齐规则。临床应用于坐骨神经损伤、面神经麻痹等也有一定的疗效。

此类研究，为周围神经损伤的治疗，提供了新的探索方向。

神经系统主要由神经组织构成，可分为**中枢神经系统**（central nervous system，CNS）和**周围神经系统**（peripheral nervous system，PNS）两部分，前者由脑和脊髓组成，后者由神经节和神经组成。在中枢神经系统中，神经元胞体连同树突集中的部分色泽灰暗，称**灰质**（gray matter），只含有神经纤维的部分色泽苍白，称**白质**（white matter）。大脑和小脑的灰质位于脑的表层，故又称**皮质**（cortex），皮质深层是白质，又称**髓质**（medulla）。白质内散在分布的一些灰质团块称神经核。脊髓的灰质则位于中央，周围是白质。在周围神经系统中，神经元胞体集中的部位构成神经节或神经丛。

神经系统的功能活动是通过无数神经元及其突起建立的神经网络（反射弧）实现的。神经系统直接或间接调控机体各系统、器官的活动，对体内外的各种刺激做出迅速反应。

第一节　中枢神经系统

一、大脑皮质

大脑两半球间以白质（胼胝体）相连，每一半球均由白质和灰质组成。

（一）大脑皮质的神经元类型

大脑皮质的神经元均为多极神经元，按其细胞的形态分为锥体细胞、颗粒细胞和梭形细胞三类（图6-1）。

1. 锥体细胞（pyramidal cell） 数量较多，可分大、中、小三型。胞体形似锥形，尖端发出一条较粗的主树突，伸向皮质表面，沿途发出许多小分支，胞体还向四周发出一些水平走向的树突。轴突自胞体底部发出，长短不一，短者不超出所在皮质范围，长者离开皮质进入髓质（白质），组成投射纤维（下行至脑干或脊髓）或（联络纤维到同侧或对侧的另一皮质区）。大锥体细胞轴突长，是大脑皮质的主要投射神经元。小锥体细胞轴

图6-1　大脑皮质神经元的形态和分布模式图

A.锥体细胞　B.梭形细胞　C.上行轴突细胞
D.星形细胞　E.水平细胞　F.篮状细胞

突短，属中间神经元。

2. 颗粒细胞（granular cell） 数量最多，胞体较小，呈颗粒状，包括**星形细胞**（stellate cell）、**水平细胞**（horizontal cell）、**篮状细胞**（basket cell）和**上行轴突细胞**（ascending axonic cell）等几种。以星形细胞最多，它们的轴突多数很短，终止于附近的锥体细胞或梭形细胞。有些星形细胞的轴突较长，上行达皮质与锥体细胞顶树突或水平细胞相联系。水平细胞的树突和轴突与皮质表面平行分布，与锥体细胞顶树突联系。因此，颗粒细胞是大脑皮质区的中间神经元，构成皮质内信息传递的复杂神经微环路。

3. 梭形细胞（fusiform cell） 数量少，大小不一，胞体呈梭形，大梭形细胞也属投射神经元分布在皮质深层。树突自胞体的上、下两端发出，上端树突多达皮质表面。轴突自下端树突的主干发出，进入髓质，组成投射纤维或联络纤维。

（二）大脑皮质的分层

大脑皮质的神经元分层排列，除个别区域外，一般可分为 6 层，各层之间无明显分界。从表面至深层的结构如下（图 6-2）。

1. 分子层（molecular layer） 位于大脑皮质的最表面。神经元小而少，主要是水平细胞和星形细胞，水平细胞的树突和轴突与皮质表面平行分布；还有许多与皮质表面平行的神经纤维。

2. 外颗粒层（external granular layer） 因颗粒细胞的胞体排列密切而得名。由许多星形细胞和少量小型锥体细胞构成。

3. 外锥体细胞层（external pyramidal layer） 较厚，由许多中、小型锥体细胞和星形细胞组成，以中型锥体细胞占多数。它们的顶树突伸到分子层，轴突组成联合传出纤维。

4. 内颗粒层（internal granular layer） 细胞密集，多数是星形细胞。

5. 内锥体细胞层（internal pyramidal layer） 主要由中型和大型锥体细胞组成。在中央前回运动区，此层有巨大锥体细胞，胞体高 120μm，宽 80μm，称贝兹细胞（Betz cell），其顶树突伸到分子层，轴突下行到脑干和脊髓组成投射纤维。

6. 多形细胞层（polymorphic layer） 以梭形细胞为主，还有锥体细胞和颗粒细胞。

镀银染色　　HE染色

图 6-2　大脑皮质 6 层结构模式图

分子层
外颗粒层
外锥体细胞层
内颗粒层
内锥体细胞层
多形细胞层

（三）大脑皮质神经元之间的联系

大脑皮质的 6 层结构因不同脑区而有差异。例如中央前回的第 4 层不明显，第 5 层较发达，有巨大锥体细胞；视皮质则第 4 层特别发达，第 5 层的细胞较小。大脑皮质的 1 ~ 4 层主要接收传入冲动。从丘脑来的特异传入纤维（各种感觉传入的上行纤维）主要进入第 4 层与星形细胞形成突触，星形细胞的轴突又与其他细胞建立广泛的联系，从而对传入皮质的各种信息进行分析，做出反应。起自大脑半球同侧或对侧的联合传入纤维则进入第 2、3 层，与锥体细胞形成突触。

大脑皮质的传出纤维分投射纤维和联络纤维两种。投射纤维主要起自第5层的锥体细胞和第6层的大梭形细胞，下行至脑干及脊髓。联络纤维起自第3、5、6层的锥体细胞和梭形细胞，分布于皮质的同侧及对侧脑区。皮质的第2～4层细胞主要与各层细胞相互联系，构成复杂的神经微环路对信息进行分析、整合和贮存。在此过程中大脑产生高级神经活动，并经锥体细胞传出，产生相应的反应。

虽然大脑皮质的神经元是以分层方式排列的，但对大脑皮质结构与功能的研究发现，皮质细胞是呈纵向柱状排列的，称**垂直柱**（vertical column）。大脑皮质垂直柱贯穿皮质全层，大小不等，直径350～450μm，它包括传入纤维、传出神经元和中间神经元。垂直柱是大脑皮质的结构和功能单位。

二、小脑皮质

小脑表面有许多平行的横沟，把小脑分隔成许多小叶片。每片表面为灰质（皮质），皮质深面为白质（髓质）。小脑的主要功能是调节肌张力，调整肌群的协调动作，以及维持身体平衡。

（一）小脑皮质的结构

皮质内的神经元有星形细胞、篮状细胞、**浦肯野细胞**（Purkinje cell）、颗粒细胞和**高尔基细胞**（Golgi cell）5种，其中浦肯野细胞是唯一的传出神经元。小脑皮质从外到内分3层（图6-3、图6-4、图6-5）。

1.分子层 此层较厚，含大量神经纤维，神经元少而分散，一种是小而多突起的星形细胞，轴突较短，与浦肯野细胞的树突形成突触；另一种是篮状细胞，胞体较大，分布于深层，轴突较长，向下层延伸，末端呈网状包裹浦肯野细胞的胞体并与之形成突触（图6-3）。

图6-3 小脑皮质结构示意图

图6-4 小脑切面

图6-5 小脑（镀银染色，低倍）

2. 浦肯野细胞层 由一层浦肯野细胞胞体组成，它们是小脑皮质中最大的神经元，胞体呈梨形，从顶端发出 2～3 条粗的主树突伸向分子层，树突的分支繁多，呈扁薄的扇形展开，铺展在与小脑叶片长轴垂直的平面上（图 6-5、图 6-6）。细长的轴突自胞体底部发出，离开皮质进入髓质，终止于小脑内的神经核。

3. 颗粒层 由密集的颗粒细胞和一些高尔基细胞组成。均为中间神经元。颗粒细胞是兴奋性神经元，高尔基细胞是抑制性神经元。

（1）颗粒细胞 胞体很小，呈卵圆形，有 4～5 个短树突，末端分支如爪状。轴突上行进入分子层后呈 T 形分支，与小脑叶片长轴平行，称**平行纤维**（parallel fiber）。大量平行纤维穿过一排排浦肯野细胞的扇形树突，与其树突棘形成突触（图 6-6、图 6-7）。一个浦肯野细胞的扇形树突有 20 万～30 万条平行纤维穿过，因此每个浦肯野细胞均处于许多颗粒细胞的影响之下。

图 6-6 小脑平行纤维与浦肯野细胞排列关系示意图

图 6-7 小脑皮质神经元与传入纤维关系示意图
1. 分子层 2. 浦肯野细胞层 3. 颗粒层

（2）高尔基细胞 胞体较大，树突分支较多，向各方伸展，大部分伸入分子层与平行纤维接触，轴突在颗粒层内分支，与颗粒细胞的树突形成突触。

（二）小脑皮质的传入纤维

小脑的传入纤维有三种：**攀缘纤维**（climbing fiber）、**苔藓纤维**（mossy fiber）和**去甲肾上腺素能纤维**（noradrenergic fiber）。前两者是兴奋性纤维，后者是抑制性纤维。

1. 攀缘纤维 主要起源于延髓的下橄榄核，纤维较细，进入小脑皮质攀附在浦肯野细胞的树突上与之形成突触（图 6-7）。能直接引起浦肯野细胞兴奋，故称兴奋性纤维。

2. 苔藓纤维 起源于脊髓和脑干的神经核，纤维较粗，进入小脑皮质后纤维末端分支呈苔藓状。分支终末膨大，每一膨大的末端可与许多颗粒细胞的树突、高尔基细胞的轴突或近端树突形成复杂的突触群，形似小球，故称**小脑小球**（cerebellar glomerulus）（图 6-7）。一条苔藓纤维可兴奋许多个颗粒细胞。通过颗粒细胞的平行纤维又可间接兴奋更多的浦肯野细胞。

3. 去甲肾上腺素能纤维 来自脑干的蓝斑核，纤维从髓质穿越皮质分散于皮质各层，途中与浦肯野细胞胞体及树突形成突触，对浦肯野细胞有抑制作用。

三、脊髓

脊髓位于椎管内，呈扁圆柱形。横切面周边为白质，中央为灰质。其主要功能是传导上、下行神经冲动和进行反射活动。

（一）灰质

灰质居脊髓中央，在横切面上呈蝴蝶形，分前角、后角和侧角（侧角主要见于胸腰段脊髓）。神经元均为多极神经元。

1. 前角 大多是躯体运动神经元，胞体大小不等。大者称 α 神经元，其轴突较粗，分布于骨骼肌（梭外肌）；小者称 γ 神经元，其轴突较细，支配肌梭的梭内肌纤维。前角的躯体运动神经元为乙酰胆碱能神经元。还有一种短轴突的小神经元称**闰绍细胞**（Ranshaw cell），其轴突与 α 神经元的胞体形成突触，可能通过释放甘氨酸抑制 α 神经元的活动。

2. 侧角 神经元是交感神经系统的节前神经元（属内脏运动神经元），胞体中等大小，其轴突（节前纤维）终止于交感神经节，与节细胞建立突触，亦为乙酰胆碱能神经元。

3. 后角 神经元的类型较复杂，细胞一般较小，它们主要接收后根纤维（感觉神经元的中枢突）传入的神经冲动，其轴突进入白质内形成各种上行纤维束到脑干、小脑和丘脑，因此这类神经元又称**束细胞**（tract cell）。此外，脊髓灰质内还遍布许多中间神经元，它们的轴突长短不一，但均不离开脊髓，短轴突与同节段的束细胞和运动神经元联系，长轴突在白质上下穿行至相邻或较远的脊髓节段，终止于同侧或对侧的神经元。

（二）白质

白质主要是纵行的神经纤维束，粗细不等，多为有髓神经纤维。

四、脑脊膜和血–脑屏障

（一）脑脊膜

脑脊膜是包在脑和脊髓外面的结缔组织膜，由外向内分**硬膜**（dura mater）、**蛛网膜**（arachnoid）和**软膜**（pia mater）三层（图 6-8），具有营养、保护和支持脑与脊髓的作用。

1. 硬膜 为较厚而坚韧的致密结缔组织，其内表面由一层间皮覆盖。硬膜与蛛网膜之间有一狭窄的间隙，称**硬膜下隙**（subdural space），内含少量液体。

2. 蛛网膜 由薄层纤细的结缔组织构成，它与软膜之间有较宽大的腔隙称**蛛网膜下隙**（subarachnoid space），内含脑脊液。蛛网膜的结缔组织纤维形成许多小梁与软膜相连，小梁在蛛网膜下腔内分支形成蛛网状结构。

3. 软膜 为紧贴在脊髓表面的薄层结缔组织。在软膜外表面和蛛网膜的外、内表面及小梁的表面均被覆有单层扁平上皮。软膜有丰富的血管供给脑及脊髓。血管进入脑内时，软膜和蛛网膜也随之进入脑内，但软膜并不紧包血管，血管与软膜之间仍有空隙，称**血管周隙**（perivascular space），与蛛网膜下隙相通，内含脑脊液。当小血管进一步分支形成毛细血管时，软膜和血管周隙都消失，毛细血管则由星形胶质细胞突起所包裹（图 6-8）。

（二）血－脑屏障

脑的毛细血管能阻止多种物质进入脑。例如将染料**台盼蓝**（trypan blue）注入动物的血液后，很多器官被染为蓝色，而脑和脊髓组织不着色。血液与脑组织之间存在**血－脑屏障**（blood-brain barrier，BBB），由脑毛细血管内皮细胞、基膜和神经胶质膜构成（图6-9），可限制某些物质进入脑组织。脑的毛细血管属连续毛细血管，其内皮细胞之间有紧密连接，内皮外由基膜及神经胶质膜（星形胶质细胞突起的脚板）构成。实验证明，内皮细胞是构成血－脑屏障的主要结构，它可阻止多种物质进入脑，但营养物质和代谢产物可顺利通过，以维持神经系统内环境的相对稳定。

图 6-8　大脑冠状切面模式图（示脑膜与血管）

图 6-9　血脑屏障超微结构模式图

第二节　神经节

神经节可分脊神经节、脑神经节和自主神经节三大类。自主神经节包括交感神经节和副交感神经节。神经节一般为卵圆形，与周围神经相连，外包结缔组织被膜。节内的神经元称节细胞，胞体被一层扁平卫星细胞及一层基膜包裹。

一、脊神经节

脊神经节位于脊神经背根，属感觉神经节。节细胞是假单极神经元，胞体圆或卵圆形，大者直径达100μm以上，小者仅15μm。细胞核圆形，位于胞体中央，核仁明显。胞质内的尼氏体细小分散。从胞体发出一个突起，在胞体附近盘曲，然后呈T形分支，一支走向中枢（中枢突），另一支（周围突）经脊神经分布到外周组织，其终末形成感觉神经末梢。卫星细胞包裹着节细胞胞体及其盘曲的突起，在T形分支处由施万细胞包裹。节细胞的胞体大多集中在神经节的周缘，并被神经纤维束分隔成群。脊神经节内的神经纤维大部分是有髓神经纤维。

二、脑神经节

脑神经节位于某些脑神经干上，形状不定，属感觉神经节，除螺旋神经节和前庭神经节含双极神经元外，其余由假单极神经元组成，其结构与脊神经节相似。

三、自主神经节

交感神经节位于脊柱两旁及前方，副交感神经节则位于器官附近或器官内。节细胞是自主神经系统的节后神经元，是多极运动神经元，胞体一般较感觉神经节的细胞小，散在分布。细胞核常偏于细胞的一侧，部分细胞有双核，胞质内尼氏体呈颗粒状，均匀分布。卫星细胞数量较少，不完全地包裹节细胞胞体（图6-10）。节内的神经纤维有节前纤维和节后纤维，节细胞的轴突是无髓神经纤维（节后纤维）。节前纤维与节细胞的树突和胞体建立突触，节后纤维离开神经节，其末梢分布到内脏及心血管的平滑肌、心肌和腺细胞，即内脏运动神经末梢，支配平滑肌、心肌和腺活动。交感神经节的节细胞大部分是肾上腺素能神经元，少数为胆碱能神经元。副交感神经节的节细胞一般是胆碱能神经元。

图 6-10　交感神经节光镜像（高倍）

四、脉络丛和脑脊液

脉络丛（choroid plexus）是由第三、四脑室顶和部分侧脑室壁的软膜与室管膜直接相贴并突入脑室而成的皱襞状结构，室管膜则成为有分泌功能的脉络丛上皮（图6-11、图6-12）。脉络丛上皮由一层立方形或矮柱形细胞组成，细胞表面有许多微绒毛，核大而圆，胞质内线粒体丰富。上皮下为基膜，基膜深部的结缔组织内含丰富血管和巨噬细胞。毛细血管属有孔毛细血管，内皮细胞上的小孔有薄隔膜封闭。

图 6-11　脉络丛结构模式图

图 6-12　脉络丛光镜像（高倍）

　　脉络丛上皮细胞不断分泌无色透明的液体，称**脑脊液**（cerebrospinal fluid），充满脑室、脊髓中央管、蛛网膜下腔和血管周隙。脑脊液通过蛛网膜粒（蛛网膜突入颅静脉窦内的绒毛状突起，图 6-8）吸收入血，从而形成脑脊液循环。脑脊液有营养和保护脑与脊髓的作用。脉络丛上皮、脉络丛毛细血管内皮及其基膜共同构成**血–脑脊液屏障**（blood–cerebrospinal fluid barrier，BCB），使脑脊液保持稳定的成分。脑脊液的检查对中枢神经系统疾病诊断和预后有重要的意义。

第七章
循环系统

循环系统是连续而封闭的管道系统，包括心血管系统和淋巴管系统两部分。心血管系统由心脏、动脉、毛细血管和静脉组成。心脏是输送血液的动力"泵"，推动血液在心血管系统中周而复始地流动。

淋巴管系统由毛细淋巴管、淋巴管和淋巴导管组成。心脏搏出的血液经动脉到毛细血管，在此与周围组织进行物质交换后，由静脉回流到心脏。部分组织液进入毛细淋巴管形成淋巴后，经淋巴管导入大静脉。淋巴管系统是一个辅助的循环管道。

第一节　心　脏

心脏主要由心腔、心壁组成。心壁内有特殊心肌纤维组成的传导系统。心壁很厚，主要由心肌构成。心腔分为左、右心房和左、右心室四部分。心脏呈节律性舒缩，为血液循环提供动力。

一、心壁的结构

心壁由内向外依次为心内膜、心肌膜和心外膜三层（图 7-1）。

1. 心内膜（endocardium） 由内皮、内皮下层和心内膜下层组成。①内皮为单层扁平上皮，与血管的内皮相连。内皮薄而光滑，利于血液流动。②内皮下层（subendothelial layer）为细密结缔组织，内有少许平滑肌。③心内膜下层（subendocardial layer）为疏松结缔组织，内含小血管和神经。心室的心内膜下层中有心脏传导系统的浦肯野纤维（图7-1）。

2. 心肌膜（myocardium） 主要由心肌构成。心肌纤维多集合成束，肌束间有数量不等的结缔组织和丰富的毛细血管（图 7-1）。心房肌较薄，肌纤维短而细，无分支。电镜下可见有些心房肌纤维含电子致密的分泌颗粒，称**心房特殊颗粒**（specific

图 7-1　心壁结构模式图

atrial granule）。内含**心房钠尿肽**（atrial natriuretic polypeptide，ANP），简称心钠素，有很强的利尿、排钠、扩张血管和降血压作用。心室肌很厚，大致可分为内纵、中环和外斜三层。心室肌纤维粗长，有分支，肌纤维呈螺旋状排列。在心房肌和心室肌之间，致密结缔组织构成坚实的支架结构，称**心骨骼**（cardiac skeleton）。故心房肌和心室肌不连续。

3. 心外膜（epicardium） 是心包脏层。其表面的间皮下为疏松结缔组织，共同构成**浆膜**（serous membrane）。心外膜中含血管、神经，并常有脂肪组织。心包炎可致心包膜脏、壁层粘连，影响心脏搏动。

4. 心瓣膜（cardiac value） 位于房室口和动脉口处，包括二尖瓣、三尖瓣、主动脉瓣和肺动脉瓣，是心内膜突向心腔形成的薄片状结构。瓣膜表面被覆内皮，内部的致密结缔组织与心骨骼的纤维环连接，可防止血液逆流。患风湿性心脏病时，心瓣膜内胶原纤维增生，使瓣膜变硬、变短或变形，影响瓣膜的功能。

二、心脏传导系统

心脏传导系统由特殊心肌纤维形成，包括窦房结、房室结、房室束、左右束支及各级分支，其功能为发生冲动并传导至心脏各部，使心房肌和心室肌按一定的节律收缩。窦房结位于右心房心外膜深部，是心脏的正常起搏点。心脏传导系统的其余部分主要分布在心内膜下层。组成心脏传导系统的特殊心肌纤维主要有三种。

1. 起搏细胞（pacemaker cell） 简称 P 细胞，位于窦房结和房室结的中心部位的结缔组织中。细胞较普通心肌纤维小，呈梭形或多边形；胞质内细胞器和肌原纤维均较少，但含糖原较多。起搏细胞是心肌兴奋的起搏点。

2. 移行细胞（transitional cell） 主要存在于窦房结和房室结的周边及房室束。移行细胞的结构介于起搏细胞和普通心肌纤维之间，比普通心肌纤维细而短，胞质内含肌原纤维较 P 细胞略多，肌浆网也较发达。移行细胞起传导冲动的作用。

3. 浦肯野纤维（purkinje fiber） 组成房室束及其分支，位于心室的心内膜下层。浦肯野纤维短而粗，形状常不规则。胞质中有丰富的线粒体和糖原，肌原纤维较少，位于细胞周边。闰盘发达。浦肯野纤维穿入心室肌层与普通心室肌纤维相连，能快速传导冲动。

第二节 血 管

一、血管壁的基本结构

除毛细血管外，血管管壁由内向外依次分为三层，即内膜、中膜和外膜（图 7–2）。

1. 内膜（tunica intima） 是管壁的最内层，由内皮和内皮下层组成。有些血管的内皮下层外还附有一层内弹性膜。①**内皮**：为衬贴于血管腔面的单层扁平上皮。内皮细胞长轴多与血流方向一致，细胞核居中，核所在部分隆起，细胞基底面附着于基板上。电镜下，内皮细胞腔面可见稀疏不等的胞质突起，相邻细胞间有紧密连接和缝隙连接。胞质中有丰富的吞饮小泡，有向血管内外输送物质的作用。**W–P 小体（Weibel–Palade body）** 是内皮细胞特有的细胞器，外包单位膜，呈杆状。一般认为它是合成和储存与凝血有关的第Ⅷ因子相关抗原的结构。②**内皮下层**：是位于内皮和内弹性膜之间的薄层结缔组织，内含少量胶原纤维、弹性纤维和平滑肌纤维。③**内弹性膜**：在内皮下层的外面常有一层**内弹性膜**（internal elastic membrane），由弹性蛋白构成，膜上有许多内皮窗孔。一般以内弹性膜作为动脉内膜与中膜的分界。

2. 中膜（tunica media） 位于内膜与外膜之间，其厚度及成分因血管种类而异。大动脉以弹性膜为主，弹性膜之间有少量平滑肌；中动脉主要由平滑肌组成。在中动脉发育中平滑肌纤维可产生胶原纤维、弹性纤维和基质。弹性纤维可使扩张的血管回缩，胶原纤维起维持张力作用。

3. 外膜（tunica adventitia） 由疏松结缔组织组成，其中含有螺旋状或纵行的弹性纤维和胶原纤维。血管损伤时，成纤维细胞具有修复外膜的能力。有的动脉中膜与外膜交界处有密的弹性纤维组成的外弹性膜（图7-2）。有些血管壁内还有营养血管和神经分布。

图7-2　血管壁基本结构模式图

二、动脉

动脉包括大动脉、中动脉、小动脉和微动脉四级。它们的管径由大到小，管壁各层也发生厚度、结构与组织成分的相应变化，其中以中膜的变化最大。

（一）大动脉

大动脉（large artery）包括主动脉、肺动脉、无名动脉、颈总动脉、锁骨下动脉和髂总动脉等。大动脉结构特点是富有弹性膜和弹性纤维，又称**弹性动脉**（elastic artery）（图7-3）。

1. 内膜 由内皮、内皮下层和内弹性膜构成。内皮下层较中动脉厚，除含有胶原纤维和弹性纤维外，还有一些平滑肌纤维。由多层弹性膜组成的内弹性膜与中膜的弹性膜相连，故内膜与中膜的分界不明显。

2. 中膜 很厚，主要由40～70层弹性膜构成。弹性膜之间有弹性纤维、环行平滑肌和胶原纤维。在病理状况下，中膜的平滑肌纤维可迁入内膜增生，是动脉粥样硬化发生过程的重要环节。

3. 外膜 较薄，由结缔组织构成，有营养血管、淋巴管和神经分布。外弹性膜与中膜的弹性膜相连，分界不清。外膜逐渐移行为周围的疏松结缔组织。

图7-3　大动脉光镜像（低倍）

（二）中动脉

除大动脉外，凡在解剖学上命名的、管径大于1mm的动脉大都属于**中动脉**（medium sized artery），中动脉因中膜平滑肌丰富，又称**肌性动脉**（muscular artery）（图7-4）。结构如下。

1. 内膜　位于管壁的最内层，是三层膜中最薄的一层，由内皮、内皮下层和内弹性膜构成。HE染色示内弹性膜红染，横切面观呈明显的波浪状。

2. 中膜　较厚，位于内膜和外膜之间，由10～40层环行排列的平滑肌组成，平滑肌间有一些弹性纤维和胶原纤维。

3. 外膜　厚度与中膜大致相等，多数中动脉的中膜和外膜交界处有明显的外弹性膜。

图7-4　中动脉光镜像（低倍）

（三）小动脉

小动脉（small artery）指管径在0.3～1mm之间的动脉，也属肌性动脉。较大的小动脉，内膜有明显的内弹性膜，中膜有几层平滑肌，外膜厚度与中膜相近，一般无外弹性膜。小动脉管壁平滑肌的舒缩除了能调节器官和组织的血流量外，对维持正常血压有重要作用，故又将小动脉称外周阻力血管（图7-5）。

图7-5　小动脉与小静脉光镜像（高倍）

图7-6　微动脉与微静脉光镜像（高倍）

（四）微动脉

微动脉（arteriole）指管径在0.3mm以下的动脉。内膜无内弹性膜，中膜仅有1～2层平滑肌，外膜很薄（图7-6）。

（五）动脉管壁结构与功能的关系

心脏规律地舒缩，将血液断续地射入动脉。心脏收缩时大动脉管壁扩张，而心脏舒张时，大动脉管壁弹性回缩，起辅助泵的作用，故动脉血流是连续的。中动脉中膜平滑肌发达，平滑肌的收缩和舒张使血管管径缩小和扩大，从而调节分配到身体各部和各器官的血流量。小动脉和微动脉的舒缩，能显著地调节器官和组织的血流量，正常血压的维持在相当大程度上取决于外周阻力，而外周阻力的变化主要取决于小动脉和微动脉平滑肌收缩的程度。

三、静脉

静脉由细至粗逐级汇合，管径渐增粗，管壁也渐增厚。根据管径的大小分为微静脉、小静脉、中静脉和大静脉。中静脉及小静脉常与相应的动脉伴行。与伴行的动脉相比，静脉有以下特点：①管径大，管壁薄，管腔形状不规则，常呈扁状或塌陷状；②管壁中结缔组织成分较多，平滑肌和弹性纤维不及动脉丰富；③内、中、外三层膜分界不明显；④管壁结构的变异大，甚至一条静脉的各段也常有较大的差别；⑤具有静脉瓣结构，以防止血液倒流。

1. 微静脉（venule）　管径 0.05～0.2mm，管腔不规则，内皮外的平滑肌或有或无，外膜薄（图 7-6）。紧接毛细血管的微静脉称**毛细血管后微静脉**（postcapillary venule），其管径一般小于 50μm。

2. 小静脉（small vein）　管径 0.2～2mm，内皮外渐有一层较完整的平滑肌。较大的小静脉中膜可有数层平滑肌。外膜也渐变厚（图 7-5）。

3. 中静脉（medium sized vein）　除大静脉以外，凡有解剖学名称的静脉均属中静脉。管径 2～10mm，内膜薄，内弹性膜不明显。中膜较伴行的中动脉薄，环形平滑肌分布稀疏。外膜较厚，没有外弹性膜，可有纵行平滑肌束。

4. 大静脉（large vein）　管径在 10mm 以上，内膜较薄，中膜很不发达，为几层排列疏松的环行平滑肌。外膜则较厚，结缔组织内常有较多的纵行平滑肌束（图 7-7）。

5. 静脉瓣　管径 2mm 以上的静脉常有瓣膜。瓣膜由内膜凸入管腔折叠而成，中心为含弹性纤维的结缔组织，表面覆以内皮，其作用是防止血液逆流（图 7-8）。

图 7-7　大静脉光镜像（低倍）

图 7-8　静脉瓣膜结构模式图

四、毛细血管

毛细血管（capillary）为管径最细、分布最广的血管。其分支互相吻合成网。毛细血管管壁很薄，是血液与周围组织进行物质交换的主要部位。在代谢旺盛的组织和器官，如骨骼肌、心肌、肺、肾和许多腺体，毛细血管网密集；在代谢较低的组织和器官，如骨、肌腱和韧带等，毛细血管网稀疏。

（一）毛细血管的结构

毛细血管管径一般为 6～8μm，血窦较大，直径可达 40μm。其管壁主要由一层内皮细胞和基膜组成。细的毛细血管横切面由一个内皮细胞围成，较粗的毛细血管由 2～3 个内皮细胞围成。内皮细胞基膜外有少许结缔组织。在内皮细胞与基膜之间散在有一种扁而有突起的细胞，称**周细胞**（pericyte）（图 7-9）。周细胞的主要功能是起机械性支持作用，并有收缩功能。此外，在毛细血管受损时，周细胞还可增殖，分化为内皮细胞和成纤维细胞，参与组织再生。

图 7-9 毛细血管扫描电镜像

（二）毛细血管的分类

电镜下，根据内皮细胞与基膜结构特点的不同，可将毛细血管分为三类。

1. 连续毛细血管（continuous capillary） 内皮细胞间有紧密连接，基膜完整，细胞质中有大量吞饮小泡。吞饮小泡在细胞游离面或基底面内凹形成后，可转运内容物到对侧细胞膜，以胞吐方式释放内容物进行物质交换。连续毛细血管分布于结缔组织、肌组织、肺和中枢神经系统等处（图 7-10）。

图 7-10 连续毛细血管（A 超微结构模式图 B 电镜像）
N 内皮细胞核；▼ 紧密连接；↑ 周细胞

2. 有孔毛细血管（fenestrated capillary） 其内皮细胞不含核的部分很薄，有许多贯穿胞质的内皮窗孔（直径为 60～80nm），一般有厚 4～6nm 的隔膜封闭。内皮细胞内吞饮小泡少，基膜完整，周细胞少（图7-11）。内皮窗孔有利于血管内外中、小分子物质交换。此型血管主要存在于胃肠黏膜、某些内分泌腺和肾血管球等处。

图7-11　有孔毛细血管（A超微结构模式图　B电镜像）

F 内皮窗孔

3. 血窦（sinusoid）　又称**窦状毛细血管**（sinusoid capillary），管腔较大，直径可达40μm，形状不规则。内皮细胞有窗孔，无隔膜，基膜不完整或缺如。内皮细胞之间常有较大的间隙（图7-12）。因此，血窦的物质交换是通过内皮细胞的窗孔和细胞间隙进行的。血窦主要分布于肝、脾、骨髓和一些内分泌腺，不同器官的血窦结构有较大差异。

图7-12　血窦（A超微结构模式图　B电镜像）

五、微循环

微循环（microcirculation）是指微动脉到微静脉之间的血液循环。它是血液循环的基本功能单位。不同组织中微循环血管的组成各有特点，但一般均包括下述几部分（图7-13）。

1. 微动脉　由于微动脉管壁平滑肌的收缩活动，使微动脉起控制微循环总闸门的作用。

2. 毛细血管前微动脉和中间微动脉　微动脉的分支称**毛细血管前微动脉**（precapillary arteriole），后者继而分支为**中间微动脉**（metarteriole），其管壁平滑肌稀疏、分散。

3. 真毛细血管　中间微动脉分支形成相互吻合的毛细血管网，称**真毛细血管**（true capillary）。其血流很慢，是进行物质交换的主要部位。在真毛细血管的起点，有少许环行平滑肌组成的**毛细血管前括约肌**（precapillary sphincter），是调节微循环的分闸门。

4. 直捷通路（thoroughfare channel）　是中间微动脉与微静脉直接相通，为距离最短的毛细血管，结构与毛细血管相同，只是管径略粗。

5. 动静脉吻合（arteriovenous anastomosis）

指微动脉发出的侧支直接与微静脉相通的血管。此段血管的管壁较厚，有发达的纵行平滑肌层和丰富的血管运动神经末梢。当其收缩时，血液由微动脉流入毛细血管；其松弛时，微动脉血液经此直接流入微静脉。动静脉吻合主要分布在指、趾、唇和鼻等处的皮肤及某些器官内，是调节局部组织血流量的重要结构。

6. 微静脉 从真毛细血管到微静脉的过渡是逐渐的。与相伴行的微动脉相比，微静脉管壁较薄，管腔不规则或塌陷。

一般情况下，微循环的血流大部分由微动脉经中间微动脉和直捷通路快速进入微静脉，只有小部分血液流经真毛细血管。当组织处于功能活跃时，毛细血管前括约肌开放，血液流经真毛细血管网进行充分的物质交换。

图 7-13 微循环示意图

第三节 淋巴管系统

淋巴管分布于除神经组织、表皮、胸腺、软骨、骨髓、胎盘等以外的大多数组织和器官中。其功能主要是将组织液中的水、电解质和大分子物质等输送入血。

1. 毛细淋巴管（lymphatic capillary） 以盲端起始于组织内，互相吻合成网，然后逐级汇合汇入淋巴管。毛细淋巴管的管腔大而不规则，管壁薄，仅由内皮和极薄的结缔组织构成，无周细胞。电镜下，毛细淋巴管内皮细胞间隙大，无基膜，故通透性大，大分子物质易进入。

2. 淋巴管（lymphatic vessel） 包括粗细不等的各级分支，结构与中、小静脉相似，也具备三层膜结构，但管径大而壁薄。管壁由内皮、少量平滑肌和结缔组织构成，瓣膜较多。较小的淋巴管管壁缺乏神经支配。

3. 淋巴导管（lymphatic duct） 包括胸导管和右淋巴导管，结构与大静脉相似，但管壁薄，三层膜分界不明显。中膜平滑肌较发达，外膜中含有纵行平滑肌束、胶原纤维及营养血管。

视 窗

最细小的"人造器官"

组织工程是新兴的热门学科，它将生命科学与工程学的原理和技术有机地融合在一起，模拟再造人体器官，以永久性替代病损的组织器官，达到功能重建。美国耶鲁大学的生物医学工程师创造出目前最细小的人造器官——一种可用于机体移植的最细小的血管。这为毛细血管和其两侧极细小的动、静脉的移植带来了希望，为治疗微循环障碍所导致的疾病带来了曙光。

研究人员首先创造出一种大孔水凝胶聚合物作为"微支架"，然后在凝胶支架上播种血管内皮细胞和神经干细胞，使它们一起生长融合为三维空间复合体（人造小血管）。最后，小血管沿着此支架生长，构成了小血管网，形成功能稳定的小血管循环系统。在动物实验测试中，研究者将此凝胶支架埋植于大鼠的皮下，6 周后发现，新建血管存活了，而且与更大的血管连接在一起，凝胶支架也被机体降解并吸收，只留下新的血管网络。

支架的后时代

　　心脏支架又称冠状动脉支架，最早出现在 20 世纪 80 年代，经历了金属支架、镀膜支架、可溶性支架的研制历程，主要材料为不锈钢、镍钛合金或钴铬合金。心脏支架是心脏介入手术中常用的医疗器械，具有疏通动脉血管的作用。但不是所有冠心病患者都适合使用心脏支架，真正需要介入治疗的患者约占 20%。而心脏支架也并非一劳永逸，其主要并发症是再狭窄和血栓形成。首先，支架的强度虽然可防止血管弹性回缩，却不能阻止血管平滑肌纤维的再生，因此患者在植入支架后常会出现因血管内膜增生而导致的血管重新狭窄。普通支架再狭窄的概率为 30% 左右，为了对抗再狭窄，出现了药物涂层支架，其能有效地将血管再狭窄的概率降低至 5%。但是，药物涂层又会引发新的问题。因为植入的心脏支架在一定程度上会损伤血管内壁，而药物涂层则会延迟破损血管内壁的自我修复过程，因此会导致血栓形成。此外，支架作为一种异物，会受到人体免疫系统的排斥而影响疗效。心脏介入技术的诞生，是医学上的一大进步，它替代了部分心脏搭桥手术，减少了患者的创伤和痛苦。然而，任何医学技术都是有界限的，一旦超越界限，就会走向反面。专家指出，给无适应证的患者放支架，将大大增加血栓或者出血的风险，导致更严重的心肌梗死。

免疫系统（immune system）是机体内重要的防御系统，由淋巴器官、淋巴组织、免疫细胞和免疫活性分子构成。免疫系统主要有三个方面功能：①**免疫防御**：识别和清除侵入机体的抗原，包括病原微生物、异体细胞和异体大分子物质；②**免疫监视**：识别和清除体内表面抗原发生变异的细胞，包括肿瘤细胞和病毒感染的细胞等；③**免疫稳定**：识别和清除体内衰老死亡的细胞，维持机体内环境的稳定。

免疫系统功能的两个重要的分子基础是：①**主要组织相容性复合分子**（major histocompatibility complex molecules，MHC），简称 MHC 分子。MHC 分子在不同动物之间及同种动物不同个体（单卵孪生儿除外）之间均有所差异，而同一个体所有细胞的 MHC 分子均相同，即具有种属特异性和个体特异性。因此，MHC 分子已成为自身细胞的标志。MHC 分子分为两类，MHC-Ⅰ类分子广泛分布于个体所有细胞表面，MHC-Ⅱ类分子仅分布于免疫系统的某些细胞表面，有利于免疫细胞之间功能的相互协作，如抗原提呈等。②**特异性的抗原受体**，位于 T 细胞和 B 细胞表面，其种类可超过百万种，但每个淋巴细胞表面只有一种抗原受体，只参与针对一种抗原的免疫应答。

第一节 免疫细胞

免疫细胞包括淋巴细胞、浆细胞、中性粒细胞、肥大细胞、单核吞噬细胞系统等，分布于淋巴组织、血液、淋巴及其他组织内。免疫细胞可产生免疫活性分子（如免疫球蛋白、补体、多种细胞因子等）。

一、淋巴细胞

（一）淋巴细胞的分类

淋巴细胞是构成免疫系统的主要细胞群体。根据细胞的发生来源、形态结构、表面标志和免疫功能等方面的不同，淋巴细胞可分为 T 细胞、B 细胞和 NK 细胞三类。

1. T 细胞 在胸腺内发育成熟，又称胸腺依赖淋巴细胞（thymus dependent lymphocyte），简称 T 细胞。在胸腺发育成熟的 T 细胞为**初始 T 细胞**（naive T cell），进入外周淋巴器官和淋巴组织后，保持静息状态。一旦接触了抗原提呈细胞提呈的、与其抗原受体相匹配的抗原肽，初始 T 细胞便转化为代谢活跃的大淋巴细胞，并进行增殖、分化，大部分分化为具有免疫功能的**效应 T 细胞**（effector T cell），小部分分化为静息状态的**记忆性 T 细胞**（memory T cell）。效应 T 细胞迅速清除抗原，其寿命仅1周左右；而记忆性T细胞寿命可长达数年，甚至终生，当它们再次遇到相同抗原时，能迅速转化、增殖，形成大量效应T细胞，启动强度更大的免疫应答，从而使机体较长期保持对该抗原的免疫力。

按照功能不同，T细胞可分成三个亚群：①**细胞毒性T细胞**（cytotoxic T cell），简称CTL或Tc细胞，占T细胞总数的20%～30%。能直接攻击带有变异抗原的肿瘤细胞、病毒感染细胞和进入体内的异体细胞等。通过释放穿孔素或分泌颗粒酶，导致靶细胞溶解死亡或诱发靶细胞凋亡。②**辅助性T细胞**（helper T cell），简称Th细胞，约占65%。能识别抗原，并分泌多种细胞因子，辅助Tc细胞和B细胞进行免疫应答。艾滋病病毒能特异性破坏Th细胞，导致患者免疫系统瘫痪。③**调节性T细胞**（regulatory T cell），简称Tr细胞。通过接触方式或通过分泌抑制性细胞因子，调节其他T细胞或B细胞功能，减弱或抑制免疫应答。

由于效应T细胞可直接杀灭靶细胞，故T细胞介导的免疫称**细胞免疫**（cellular immunity）。

2. B细胞　在骨髓中发育成熟，又称**骨髓依赖淋巴细胞**（bone marrow dependent lymphocyte），简称B细胞。在骨髓发育成熟的初始B细胞（naive B cell）离开骨髓，迁移到外周淋巴器官和淋巴组织。遇到与其抗原受体匹配的抗原后，无须抗原提呈细胞的中介，便在外周淋巴器官和淋巴组织转化为大淋巴细胞，增殖分化，其大部分子细胞转化为**效应B细胞**（effector B cell），即浆细胞，合成和分泌抗体，抗体与相应的抗原结合后，既降低了该抗原（如病毒）的致病作用，又加速了巨噬细胞对该抗原的吞噬和清除；小部分子细胞转化为**记忆性B细胞**（memory B cell），其作用和记忆性T细胞相同。

由于B细胞可以分泌抗体，这一可溶性蛋白分子可进入体液执行免疫功能，故B细胞介导的免疫称**体液免疫**（humoral immunity）。

3.NK细胞　自然杀伤细胞（natural killer cell）简称NK细胞，成熟的NK细胞主要分布在外周血和脾，它无须抗原提呈细胞的介导即可活化，活化的NK细胞可合成和分泌多种细胞因子，发挥调节免疫及直接杀伤某些病毒感染细胞和肿瘤细胞的作用。由于NK细胞的杀伤活性无MHC限制，不依赖抗体，因此称为自然杀伤活性。

（二）淋巴细胞的功能特性

1. 特异性　淋巴细胞表面具有抗原受体，可以识别并结合抗原，不同淋巴细胞的抗原受体是不同的，每一受体只能与相匹配的抗原结合，即特异性。抗原受体类型约有100万种。

2. 转化性　体内大多数淋巴细胞均处于静息状态，只有当某种淋巴细胞受到与其受体相匹配的抗原刺激后才被活化，其形态发生明显变化，代谢增强，这个过程称为转化性。

3. 记忆性　淋巴细胞经抗原激活转化后，增殖分化形成的细胞中有一少部分并不参与当期的免疫应答，处于静息状态，但对刺激其增殖的抗原信息可发生长期的免疫记忆，将这一特性称记忆性。

（三）淋巴细胞再循环

外周淋巴器官或淋巴组织中的淋巴细胞经淋巴管进入血液循环后，再通过弥散淋巴组织内的毛细血管后微静脉返回到外周淋巴器官或淋巴组织中，如此周而复始，此过程称**淋巴细胞再循环**（recirculation of lymphocyte）（图8-1）。淋巴细胞再循环有利于识别抗原和迅速传递信息，促进免疫细胞间的协作，使分散于全身各处的功能相关的淋巴细胞成为一个相互协调的功能整体，共同进行免疫应答。

二、单核吞噬细胞系统

单核细胞及其分化而来的巨噬细胞均具有很强的吞噬能力，故命名为**单核吞噬细胞系统**（mononuclear phagocyte system，MPS）。主要包括：血液的单核细胞、结缔组织及淋巴组织的巨噬细胞、骨组织的破骨细胞、神经组织的小胶质细胞、肝巨噬细胞、肺巨噬细胞、皮肤的朗格汉斯细胞等，细胞形态功能各具特点。单核吞噬细胞系统是体内具有强大吞噬及防御机能的细胞系统，参与和调节免疫应答，并具有活跃的分泌功能。

图 8-1　淋巴细胞再循环示意图

三、抗原提呈细胞

抗原提呈细胞（antigen presenting cell，APC）是指能捕获和处理抗原，形成抗原肽–MHC分子复合物，将抗原肽提呈给 T 细胞，并激发 T 细胞增殖、活化的一类免疫细胞。APC 可分为专职与非专职两类。前者包括单核吞噬细胞系统、树突状细胞、B 细胞等，巨噬细胞是主要的专职性抗原提呈细胞之一，在特异性免疫应答的介导与调节中发挥重要作用。后者包括内皮及其他上皮细胞。

树突状细胞（dendritic cell，DC）来源于骨髓多能干细胞，数量很少，但分布很广，成熟 DC 具有大量树枝状突起，高表达 MHC–Ⅱ类分子。包括血液中 DC，表皮和消化管上皮的朗格汉斯细胞，心、肝、肺、肾、消化道等处的间质 DC，淋巴器官和淋巴组织中的**交错突细胞**（interdigitating cell），淋巴内的**面纱细胞**（veiled cell）等，它们是同一种细胞在不同阶段、不同组织器官中的表现形式。DC 的抗原提呈能力远强于其他抗原提呈细胞，但吞噬能力较巨噬细胞弱。

第二节　淋巴组织

淋巴组织（lymphoid tissue）又称免疫组织，是以网状组织为支架，网眼中充满大量淋巴细胞及其他免疫细胞的组织，是免疫应答的场所。淋巴组织除了构成淋巴器官的实质结构外，还广泛分布于消化管和呼吸道等非淋巴器官内。根据其形态、细胞成分和功能特点，一般将淋巴组织分为弥散淋巴组织和淋巴小结两种类型。

一、弥散淋巴组织

弥散淋巴组织（diffuse lymphoid tissue）呈弥散分布，与周围其他组织无明显界限，含有 T 细胞及少量 B 细胞。组织中除有一般的毛细血管和毛细淋巴管外，还有毛细血管后微静脉，因其内皮细胞呈立方或低柱状，又称**高内皮微静脉**（high endothelial venule）。毛细血管后微静脉是淋巴细胞从血液进入淋巴组织的重要通道。当受到抗原刺激时，弥散淋巴组织密集、扩大，并出现淋巴小结。

二、淋巴小结

淋巴小结（lymphoid nodule）又称**淋巴滤泡**（lymphoid follicle），为直径为 1～2mm 的圆形或椭圆形小体，常位于弥散淋巴组织中，与周围组织界限清楚。淋巴小结内含有大量 B 细胞及一定量的 Th 细胞、滤泡树突状细胞、巨噬细胞等。淋巴小结受抗原刺激后体积增大，在小结的中央部出现一个浅染区，称**生发中心**（germinal center），形成次级淋巴小结。无生发中心的淋巴小结较小，称初级淋巴小结。

生发中心分为暗区、明区和小结帽。暗区较小，位于生发中心的深部，由许多较大而幼稚的 B 细胞和部分 Th 细胞密集而成，细胞嗜碱性较强，故着色深。明区较大，位于淋巴小结的中央，着色浅，由中等大小的 B 细胞和部分 Th 细胞组成，还有较多的网状细胞、滤泡树突状细胞和巨噬细胞等，细胞分布松散，着色较淡。在生发中心的周围尤其顶部有密集的小淋巴细胞，多为幼浆细胞和记忆 B 细胞，称为小结帽，着色较深（图 8-2、图 8-3）。

图 8-2　淋巴小结的细胞组成及相互关系模式图

图 8-3　淋巴组织
1.暗区　2.明区　3.小结帽　4.弥散淋巴组织

淋巴小结出现的数量和形态结构随免疫功能状态的不同而处于动态变化之中。在抗原刺激下，淋巴细胞大量转化和增殖，淋巴小结随之增大、增多，当抗原被清除后又可萎缩或消失。因此，淋巴小结是反映体液免疫应答的重要形态学标志。

第三节　淋巴器官

淋巴器官是以淋巴组织为主构成的器官。按发生、结构和功能的差异分为中枢淋巴器官和外周淋巴器官两大类。

中枢淋巴器官（central lymphoid organ）包括胸腺和骨髓，是培育淋巴细胞的场所。淋巴性造血干细胞在胸腺形成初始 T 细胞，在骨髓形成初始 B 细胞，这些细胞在出生前数周即迁移到外周淋巴器官和淋巴组织，其发生和功能不受抗原刺激的影响。

外周淋巴器官（peripheral lymphoid organ）包括淋巴结、脾和扁桃体等。外周淋巴器官发生较中枢淋巴器官晚，出生数月后才发育完善。由中枢淋巴器官迁移来的初始淋巴细胞在此遭遇抗原或接收抗原提呈，增殖分化为效应 T 细胞或浆细胞，进行免疫应答。无抗原刺激时这些淋巴器官较小，受抗原刺激后则迅速增大，免疫应答过后又逐渐复原。

一、胸腺

胸腺是培育 T 细胞的重要场所。在胚胎期至两岁内发育最快，至青春期仍继续增大，青春期以后逐渐退化萎缩，到老年时期大部分被脂肪组织代替。

（一）胸腺的结构

胸腺分为左右两叶，表面包有薄层结缔组织被膜，被膜结缔组织呈片状伸入胸腺实质形成小叶间隔，将胸腺实质分隔成许多不完全分隔的**胸腺小叶**（thymic lobule）。每个胸腺小叶都由皮质和髓质两部分构成。由于小叶间隔不完整，未能将髓质完全分隔，所以髓质相互通连（图 8-4）。胸腺为 T 细胞的发育提供了特定的微环境，构成这一微环境的细胞主要是胸腺上皮细胞，还有树突状细胞、巨噬细胞、嗜酸性粒细胞、肥大细胞、成纤维细胞等，统称**胸腺基质细胞**（thymic stromal cell）。

1. 皮质（cortex） 位于小叶周边部，染色较深。皮质以胸腺上皮细胞为支架，内含大量的胸腺细胞和少量的胸腺基质细胞（图 8-5）。

图 8-4　胸腺光镜图（低倍）
1.被膜　2.小叶间隔　3.皮质　4髓质　→胸腺小体

胸腺上皮细胞（thymic epithelial cell）又称上皮性网状细胞。皮质内的胸腺上皮细胞分布于被膜下和胸腺细胞之间，多呈星形，有突起，相邻细胞的突起之间以桥粒相连，形成网状结构，细胞表面表达大量 MHC 分子，在胸腺细胞的分化发育及选择中起重要作用。某些被膜下上皮细胞胞质丰富，可包绕数个胸腺细胞，称**哺育细胞**（nurse cell）。胸腺上皮细胞分泌**胸腺素**（thymosin）和**胸腺生成素**（thymopoietin），为胸腺细胞发育所必需。

胸腺细胞（thymocyte）由骨髓中的淋巴细胞前体经血流进入胸腺后分裂分化而来，即胸腺内处于不同发育分化阶段的 T 细胞（T 细胞的前身）。数量多而密集，占皮质细胞总数的 85%～90%。胸腺细胞从皮质浅层至深层纵行迁移发育过程中，细胞体积由大变小。近被膜下及皮质浅层的胸腺细胞大而幼稚，常见分裂象；皮质深层的胸腺细胞小而成熟。在皮质内增殖分化的胸腺细胞经历了胸腺选择，一方面，赋予 T 细胞 MHC 分子限制性识别能力，另一方面，凡能与机体自身抗原发生反应的（约 95%）将发生细胞凋亡被淘汰，由巨噬细胞吞噬。只有约 5%的胸腺细胞发育为初始 T 细胞，具有正常的免疫应答潜能。

2. 髓质（medulla） 位于小叶中央部，染色较浅，内含大量胸腺上皮细胞、少量较成熟的胸腺细胞和巨噬细胞等。胸腺上皮细胞呈多边形（图 8-5），胞体较大，细胞间以桥粒相连，可分泌胸腺激素。

图 8-5　胸腺内细胞分布模式图

胸腺小体（thymus corpuscle）由数层扁平的胸腺上皮细胞呈同心圆状排列而成，呈椭圆形或不规则形，直径 30 ～ 150μm，散在分布于髓质内，是胸腺髓质的特征性结构（图 8-6）。胸腺小体外周的胸腺上皮细胞较幼稚，细胞核清晰，胞质嗜酸性，细胞可见分裂象；而小体中心细胞的胞核渐退化、消失，胞质内含有较多的角蛋白，已完全角质化，呈均质透明状。胸腺小体内常见巨噬细胞、嗜酸性粒细胞和淋巴细胞。胸腺小体上皮细胞功能尚不明确，但缺乏胸腺小体的胸腺不能培育出 T 细胞。

3. 胸腺的血液供应及血-胸腺屏障
小动脉穿越胸腺被膜沿小叶间隔至皮质与髓质交界处形成微动脉，然后发出分支进

图 8-6　胸腺光镜图（高倍）
1.皮质　2.髓质　3.胸腺小体

入皮质和髓质。皮质的毛细血管在皮、髓质交界处汇合为毛细血管后微静脉，是初始 T 细胞进入血流离开胸腺的通道。髓质的毛细血管常为有孔型。毛细血管后微静脉再汇合成小静脉，经小叶间隔至被膜出胸腺。

胸腺皮质的毛细血管及其周围结构具有屏障作用，称血-胸腺屏障（blood-thymus barrier）。它由下列结构组成：①连续毛细血管的内皮细胞，其间有完整的紧密连接；②内皮周围连续的基膜；③含有巨噬细胞的血管周隙；④完整的胸腺上皮细胞基膜；⑤连续的胸腺上皮细胞及其突起（图 8-7）。血液内一般抗原物质和某些药物不易透过此屏障，这对维持胸腺内环境的稳定及保证胸腺细胞的正常发育起着极其重要的作用。

图 8-7　血 – 胸腺屏障模式图

上皮细胞突起
细胞连接
上皮基膜
内皮细胞
内皮基膜
毛细血管周隙
巨噬细胞
胸腺细胞

（二）胸腺的功能

胸腺是培育和选择 T 细胞的重要器官，骨髓来源的前胸腺细胞进入胸腺后成为胸腺细胞，在胸腺基质细胞分泌的胸腺激素等构成的微环境下，胸腺细胞从皮质逐渐移向髓质的过程中，经历了发育分化和选择淘汰，最后成为能识别自身 MHC 分子和异己抗原的成熟 T 细胞。胸腺作为细胞免疫的中枢，培育出的各种初始 T 细胞经血流输送至外周淋巴器官和淋巴组织。

二、淋巴结

淋巴结是哺乳类特有的外周淋巴器官，呈豆形，有数百个，位于淋巴回流的通路上，是机体滤过淋巴和产生免疫应答的重要器官，其大小和结构与机体的免疫功能状态密切相关。

（一）淋巴结的结构

淋巴结表面被覆薄层致密结缔组织被膜，数条**输入淋巴管**（afferent lymphatic vessel）穿过被膜通入被膜下淋巴窦。淋巴结的一侧凹陷称为门部，有血管、神经和**输出淋巴管**（efferent lymphatic vessel）由此出入淋巴结。被膜和门部的结缔组织伸入淋巴结实质形成相互连接的小梁，构成淋巴结的粗支架，网状组织充填于粗支架之间，构成淋巴结的微细支架。淋巴结实质分为皮质和髓质两部分（图 8-8）。

1. 皮质　位于被膜下方，由浅层皮质、副皮质区及皮质淋巴窦构成。

图 8-8　淋巴结光镜像（低倍）

1.被膜　2.小梁　3.输入淋巴管　4.被膜下淋巴窦
5.淋巴小结　6.副皮质区　7.髓索　8.髓窦

（1）浅层皮质（superfacial cortex） 包括淋巴小结及淋巴小结间的弥散淋巴组织，以 B 细胞为主构成。

（2）副皮质区（paracortex zone） 位于皮质的深层，为较大片的弥散淋巴组织，主要由 T 细胞聚集而成。新生动物切除胸腺后，此区即不发育，故又称胸腺依赖区（thymus dependent area）。副皮质区还有很多交错突细胞、巨噬细胞和少量 B 细胞等，在细胞免疫应答时，此区细胞的分裂象增多，区域迅速扩大。血液流经此区的毛细血管后微静脉时，约有 10% 的淋巴细胞穿越内皮细胞进入副皮质区，再迁移到淋巴结其他部位。

（3）皮质淋巴窦（cortical sinus） 包括被膜下窦和小梁周窦。被膜下窦为被膜下方包绕整个淋巴结实质的扁囊，与髓窦相通，其被膜侧有数条输入淋巴管通入。小梁周窦为分布于小梁周围的囊腔，其末端常为盲端，仅部分与髓窦相通。淋巴窦壁由扁平的内皮细胞衬里，其外有薄层基质、少量网状纤维及一层扁平的网状细胞。窦内有呈星状的内皮细胞支撑窦腔，内皮细胞上有许多巨噬细胞和淋巴细胞附着。淋巴在窦内缓慢流动，有利于巨噬细胞清除细菌、异物及捕获抗原。

2. 髓质 由髓索及其间的髓窦构成。**髓索**（medullary cord）是相互连接成网状的索条状淋巴组织，也可见毛细血管后微静脉。髓索内主要含有 B 细胞、浆细胞、肥大细胞和巨噬细胞等。**髓窦**（medullary sinus）即髓质内的淋巴窦，与皮质淋巴窦的结构相同，但腔较宽大而不规则，腔内巨噬细胞较多，故有较强的滤过作用（图 8-9）。

图 8-9　淋巴结髓质光镜像（高倍）
1.髓窦　2.髓索

（二）淋巴结内的淋巴通路

淋巴循环至淋巴结由输入淋巴管进入被膜下窦和小梁周窦，部分渗入皮质淋巴组织，然后流入髓窦，部分经小梁周窦直接流入髓窦，继而汇入输出淋巴管。

淋巴流经一个淋巴结一般约需数小时，含抗原越多则流速越慢。淋巴经淋巴结滤过后，其中的细菌等抗原物质即被清除，淋巴组织中的淋巴细胞及产生的抗体也不断进入淋巴，因此，输出的淋巴常较输入的淋巴中含有较多的淋巴细胞和抗体。

（三）淋巴结的功能

1. 滤过淋巴 进入淋巴结的淋巴常带有各种抗原物质，如细菌、病毒和其他微生物，当淋巴在淋巴结内缓慢流动时，巨噬细胞能有效地清除抗原物质。淋巴结对细菌的清除率可达 99%，但对病毒及癌细胞的清除率很低。

2. 免疫应答 抗原物质进入淋巴结后，巨噬细胞、交错突细胞和滤泡树突状细胞可捕获和处理抗原，并提呈给 Th 细胞，辅助效应 T 细胞进行免疫应答。B 细胞在接触抗原刺激后，在 Th 细胞的辅助下于浅层皮质增殖分化，淋巴小结增多增大，髓索中浆细胞增多，输出淋巴管内含的抗体量增多，引发体液免疫。淋巴结内细胞免疫应答和体液免疫应答常同时发生。

三、脾

脾是最大的淋巴器官，位于血液循环通路上，是滤过血液和产生免疫应答的重要器官。

（一）脾的结构

脾由被膜和实质组成。脾实质由大量淋巴组织构成，分为白髓、红髓两部分（图 8-10）。脾内无淋巴窦，但富含血管和血窦。

1. 被膜与小梁 被膜较厚，由富含弹性纤维和平滑肌的致密结缔组织构成，表面覆有间皮。被膜与脾门部的结缔组织伸入脾实质内形成许多小梁，构成脾的粗支架，小梁之间的网状组织构成脾的微细支架。被膜和小梁内含有平滑肌细胞，其收缩可调节脾内的血量。脾动脉进入脾门后，其分支随小梁走行，称小梁动脉。

2. 白髓（white pulp） 由动脉周围淋巴鞘、淋巴小结和边缘区构成（图 8-11），相当于淋巴结的皮质。

（1）动脉周围淋巴鞘（periarterial lymphatic sheath） 是围绕在中央动脉（小梁动脉的分支）周围的弥散淋巴组织，由大量 T 细胞、少量巨噬细胞及交错突细胞等构成，相当于淋巴结的副皮质区，但无毛细血管后微静脉。当发生细胞免疫应答时，动脉周围淋巴鞘内的 T 细胞分裂增殖，鞘增厚。中央动脉旁有一条伴行的小淋巴管，它是鞘内 T 细胞经淋巴迁出脾的主要通道。

（2）淋巴小结（lymphoid nodule） 又称**脾小体**（splenic corpuscle），位于动脉周围淋巴鞘的一侧，结构与淋巴结内的淋巴小结相同，由大量 B 细胞构成。其形态结构依免疫状况而变化，健康

图 8-10 脾光镜图（低倍）
1.被膜 2.小梁 3.红髓 4.白髓

图 8-11 脾白髓光镜图（高倍）
1.动脉周围淋巴鞘 2.暗区 3.明区 4.小结帽
5.边缘区 6.红髓 →中央动脉

人脾内淋巴小结很少；当抗原进入脾内引起体液免疫应答时，淋巴小结增多、增大，发育较大的淋巴小结也呈现生发中心，小结帽朝向红髓。

（3）边缘区（marginal zone） 是白髓与红髓之间的区域，宽约 100μm。该区含有 T 细胞、B 细胞及较多的巨噬细胞，以 B 细胞为主。中央动脉侧支的末端在边缘区内膨大形成**边缘窦**（marginal sinus），它是血液内抗原及淋巴细胞进入白髓的通道。边缘区是脾内捕获、识别抗原和诱发免疫应答的重要部位，具有较强的滤血作用。

3. 红髓（red pulp） 分布于被膜下、小梁周围和白髓之间的区域，由脾索和脾血窦组成（图 8-12）。

（1）脾索（splenic cord） 由富含血细胞的淋巴组织构成，呈不规则条索状，并相连成网。中央动脉主干穿出白髓进入脾索后形成**笔毛微动脉**（penicillar arteriole），除少数直接通入脾血

窦，多数末端扩大呈喇叭状开口于脾索。脾索内含有较多的 B 细胞、浆细胞、巨噬细胞和树突状细胞，可吞噬清除异物和衰老的红细胞与血小板；捕获和处理抗原，激发免疫应答。

（2）脾血窦（splenic sinus） 又称脾窦，位于相邻脾索之间，宽 12 ～ 40μm，形态不规则，相连成网。窦壁由一层平行排列的长杆状内皮细胞、不完整的基膜及环行网状纤维构成，形成多孔隙的栅栏状结构，网状纤维对血窦起支撑作用。横切面上，杆状内皮细胞沿血窦壁呈点状排列，细胞核突入管腔，细胞间有 0.2 ～ 0.5μm 宽的间隙，脾索内的血细胞可经此穿越入血窦。血窦外侧的巨噬细胞突起可通过内皮间隙伸向窦腔（图 8-13）。

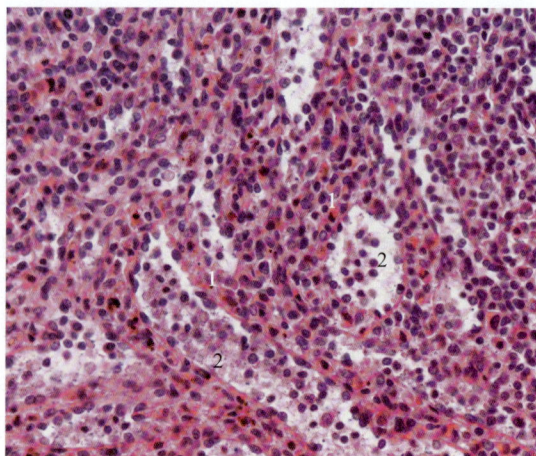

图 8-12　脾红髓光镜像（高倍）

1.脾索　2.脾血窦

（二）脾的血液通路

脾动脉入脾后分支形成小梁动脉；小梁动脉分支进入动脉周围淋巴鞘内形成中央动脉。中央动脉分支进入并终止在边缘区，末端形成边缘窦；中央动脉主干在穿出白髓进入脾索时分支形成许多较短、直的笔毛微动脉，其末端大部分开放于脾索后汇入脾血窦，小部分则直接连通于脾血窦。脾血窦汇入髓微静脉，再汇入小梁静脉，最后在门部汇成脾静脉出脾（图 8-14）。

图 8-13　脾血窦扫描电镜像

1.内皮细胞　2.巨噬细胞

图 8-14　脾血流通路模式图

（三）脾的功能

1. 免疫应答 脾富含各类免疫细胞，是对血源性抗原物质产生免疫应答的主要部位。侵入血液内的病原体可引起脾内发生免疫应答，使脾的体积和内部结构发生变化。细胞免疫应答时，动脉周围淋巴鞘（T 细胞为主）显著增厚；而体液免疫应答时，淋巴小结（B 细胞为主）增多增大，脾索内浆细胞增多。

2. 滤血 滤血的主要部位是脾索和边缘区，其内含大量巨噬细胞和树突状细胞，可吞噬清除血液中的病原体和可塑性降低的衰老血细胞（主要是红细胞）。当脾肿大或机能亢进时，红细胞破坏过多，可引起贫血。脾切除后一段时间后，血中的异形衰老红细胞大量增多。

3. 造血 胚胎早期脾有造血功能，但自骨髓开始造血后，脾渐变为免疫器官。成年后脾仍有少量造血干细胞，具有造血潜能。在机体严重缺血等情况下，脾可恢复造血功能。

4. 储血 脾可储血约 40mL，脾能将血细胞及血小板浓集于脾血窦及脾索中。当机体需要时，被膜及小梁内平滑肌收缩，可将所储存的血液输入血液循环。

四、扁桃体

扁桃体包括腭扁桃体、咽扁桃体和舌扁桃体。扁桃体与咽黏膜内聚集的淋巴组织共同构成咽淋巴环，在局部构成重要的免疫防线。

腭扁桃体呈扁卵圆形，其黏膜表面覆盖复层扁平上皮。上皮向固有层内凹陷，形成数十个隐窝。隐窝周围的固有层内有大量弥散淋巴组织及淋巴小结（图 8-15）。隐窝的形成增加了表面积，便于抗原与免疫细胞的接触。隐窝深部的上皮内含有许多淋巴细胞、浆细胞及少量巨噬细胞和朗格汉斯细胞等，称为上皮浸润部。

图 8-15 腭扁桃体光镜像（低倍）

1.隐窝 2.上皮 3.固有层 4.淋巴小结 5.弥散淋巴组织

咽扁桃体和舌扁桃体较小，结构与腭扁桃体相似。咽扁桃体无隐窝，舌扁桃体有一较浅的隐窝，故较少引起炎症。成人的咽扁桃体和舌扁桃体多萎缩退化。

消化系统（digestive system）由消化管和消化腺组成，通过对摄入的食物进行物理性和化学性消化，将大分子物质分解为氨基酸、单糖、甘油酯等小分子物质，吸收后供机体生长和代谢的需要。

第一节 消化管

消化管（digestive tract）是从口腔至肛门的连续管道，依次分为口腔、咽、食管、胃、小肠和大肠。其管壁结构具有一些共同的分层规律，又具有与其功能相适应的结构特点。主要功能是消化食物、吸收营养和排泄粪便。此外，消化管管壁内富含淋巴组织，具有免疫功能，是机体免疫的重要场所。

一、消化管壁的一般结构

消化管（除口腔与咽外）自内向外均分为黏膜、黏膜下层、肌层与外膜四层（图9-1）。

图9-1 消化管壁一般结构模式图

（一）黏膜

黏膜（tunica mucosa）由上皮、固有层和黏膜肌层组成。各段黏膜结构差异很大，是消化管执行消化、吸收等功能的主要部分。

1. 上皮（epithelium） 上皮的类型依所在部位不同而异。在口腔、咽、食管及肛门为复层扁平上皮，适应摩擦，具有保护作用；胃、肠为单层柱状上皮，以分泌、消化和吸收功能为主。

2. 固有层（lamina propria） 为结缔组织，富含血管、淋巴管及淋巴组织。胃、肠固有层内还富含小消化腺、神经和散在的平滑肌纤维。

3. 黏膜肌层（muscularis mucosa） 为薄层平滑肌，其收缩可改变黏膜的形态，有助于营养物质的吸收及腺体分泌。

（二）黏膜下层

黏膜下层（tela submucosa） 为疏松结缔组织，内有较大的血管、淋巴管和黏膜下神经丛。在食管及十二指肠的黏膜下层内分别有食管腺与十二指肠腺。在食管、胃和小肠等部位的黏膜与黏膜下层共同向管腔内突起，形成**皱襞**（plica）。

（三）肌层

肌层（tunica muscularis） 除口腔、咽、食管上段与肛门处为骨骼肌外，其余大部分均为平滑肌。肌层一般分为内环行、外纵行两层，其间有肌间神经丛，结构与黏膜下神经丛相似，可调节肌层的运动。

（四）外膜

外膜（tunica adventitia） 可分为**纤维膜**（fibrosa）和**浆膜**（serosa）。由薄层结缔组织构成者，称纤维膜，见于咽、食管和直肠，与周围组织无明显界限。浆膜由薄层结缔组织与间皮共同构成，见于胃、小肠大部分与大肠，其表面光滑，利于胃肠活动。

二、口腔

（一）口腔黏膜的一般结构

口腔黏膜只有上皮和固有层。上皮为复层扁平上皮，仅在硬腭处有角化。固有层结缔组织突向上皮形成乳头，内含丰富的毛细血管和神经末梢，还有小唾液腺，可润滑口腔。

（二）舌

舌（tongue） 由表面的黏膜和深部的舌肌组成。黏膜包括复层扁平上皮和固有层；舌肌为骨骼肌，肌纤维呈纵、横和垂直三种不同方向交织走行。舌底黏膜薄而光滑；舌背黏膜较厚而粗糙，向表面形成许多乳头状突起，称**舌乳头**（lingual papillae）。

1. 舌乳头 人的舌乳头根据形态与结构不同可分为三种。

（1）**丝状乳头**（filiform papillae） 为数最多，遍布于舌背，呈圆锥形。其尖端的上皮有轻度角化，活体状态下呈白色小点，是构成舌苔的主要成分，它的变化也是引起舌苔变化的主要因素（图9-2）。

图9-2 舌乳头光镜像（低倍）

（2）菌状乳头（fungiform papillae）　较少，多位于舌尖与舌缘，呈蘑菇状，散布于丝状乳头之间（图9-2）。表面上皮不角化，内有味蕾；固有层富含毛细血管，活体状态下呈红色。

（3）轮廓乳头（circumvallate papillae）　仅有10余个，位于舌根部界沟的前方。形体较大，顶部平坦，形似莲蓬。轮廓乳头周围的黏膜凹陷形成环沟，沟两侧的上皮内有较多的味蕾；固有层内的浆液性味腺导管开口于沟底。味腺分泌的稀薄液体能不断冲洗味蕾表面的食物碎渣，有利于味蕾更好地感受刺激。

2. 味蕾（taste bud）　是味觉感受器。主要分布于轮廓乳头和菌状乳头，少数散在于软腭、会厌及咽等部上皮内。在HE染色切片中，味蕾为卵圆形小体，其顶部有味孔通于口腔，内部有大量长梭形的味细胞簇集成团。电镜下味细胞游离面有微绒毛（味毛）伸入味蕾顶部的味孔，胞质基部可含突触小泡样颗粒，基底面与味觉神经末梢形成突触。味蕾深部还有基细胞，呈锥形，为未分化细胞，可分化为味细胞。味蕾能感受酸、甜、苦、咸，舌尖部的对甜与咸敏感，舌侧缘的对酸敏感，而舌背和软腭部的对苦敏感。

视　窗

舌质与舌苔

舌含有丰富的血管和神经，在疾病过程中变化迅速而明显，能较早地反映疾病的性质、轻重及变化趋势。舌是观察机体尤其是消化器官变化的体征之一。舌诊属于中医望诊的重要内容。中医认为舌与脏腑、经络等有密切的关系，辨舌质可知五脏之虚实，验舌苔可断病邪之深浅，因此常以舌质和舌苔的变化作为辨证施治的依据之一。

舌质是指舌体的色泽、形态和水分的敷布等情况。正常舌质淡红而润泽，是因舌黏膜和舌肌的血管丰富，血色透过白色半透明的舌黏膜显现而成。当患病时，血管的改变、血液成分或浓度的变化，以及舌黏膜上皮增生肥厚或萎缩变薄等，均可引起舌质的改变。

舌苔是指舌面上的苔垢。中医学认为舌苔的形成乃由胃气所生，在正常情况下为薄白苔，且干湿适中，不滑不燥。现代医学认为，舌苔主要是由丝状乳头表面角化上皮、脱落上皮、食物残渣、唾液、细菌及渗出的白细胞等成分混合而成。舌苔的变化主要为丝状乳头的改变。

（三）牙

牙分为三个部分，暴露在外面的称牙冠，埋在牙槽骨内的为牙根，两者交界部为牙颈。牙的中央为牙髓腔，内含牙髓，开口于牙根底部的牙根孔。牙根周围的牙周膜、牙槽骨骨膜及牙龈统称为牙周组织。牙由牙本质、釉质、牙骨质和牙髓组成（图9-3）。

1. 牙本质（dentin）　绕牙髓腔构成牙的主体，主要由牙本质小管和间质构成。牙本质小管自牙髓腔向周围呈放射状走行，逐渐变细且分枝吻合。间质位于牙本质小管之间，由胶原原纤维与钙化的基质构成，其化学成分与骨质相似，但其无机成分约占80%，较骨质更坚硬。牙本质周边有一些钙化不全的部分，在牙磨片中呈现为不规则的球间隙（牙冠部），或斑点状的颗粒层（牙根部）。牙本质的内表面有一层排列整齐的**成牙本质细胞**（odontoblast），产生有机成分。牙本质对冷、酸和机械刺激极其敏感，在釉质受到破坏、牙本质暴露（如龋齿）的情况下（称牙齿敏感症），常引起酸、痛。鉴于牙本质中神经纤维与神经末梢极少，故推测这种感觉是通过牙本质纤维来感受的。

2. 釉质（enamel） 体内最坚硬的组织，包在牙冠的牙本质表面，其中无机成分约占97%，有机成分极少。釉质由釉柱和极少量的间质构成，呈棱柱状，从牙本质交界处向牙冠表面呈放射状紧密排列，主要成分为羟基磷灰石结晶。在牙磨片上可见以牙尖为中心呈褐色的弧线，称釉质生长线，是釉柱在生长过程中间歇性钙盐沉积而形成的。

3. 牙骨质（cementum） 包绕在牙根部牙本质的外围，其结构及组成与骨组织相似。近牙颈部的牙骨质较薄，内无骨细胞。

4. 牙髓（dental pulp） 为疏松结缔组织，内含自牙根孔进入的血管、淋巴管和神经纤维，对牙本质和釉质具有营养作用。感觉神经末梢包绕成牙本质细胞，并有极少量进入牙本质小管。

5. 牙周膜（peridental membrane） 为致密结缔组织，位于牙根与牙槽骨之间，含较粗的胶原纤维束。胶原纤维束的一端埋入牙骨质，另一端伸入牙槽骨，将两者牢固地连接在一起。

6. 牙龈（gingiva） 为黏膜，由复层扁平上皮及固有层组成，包绕着牙颈。

图 9-3　牙结构模式图

（右侧标注）釉质生长线　釉质　牙本质　成牙本质细胞　牙龈　牙周膜　牙髓　牙骨质　牙槽骨　牙根孔

（四）咽

咽分鼻咽、口咽和喉咽。

1. 黏膜 由上皮和固有层组成。鼻咽主要为假复层纤毛柱状上皮，口咽与喉咽表面覆以未角化的复层扁平上皮；固有层的结缔组织内有丰富的淋巴组织及黏液性腺或混合性腺，深部有一层弹性纤维。

2. 肌层 由内纵行与外斜或环行的骨骼肌组成，其间可有黏液性腺。

3. 外膜 为纤维膜，是富有血管及神经纤维的结缔组织。

三、食管

食管（esophagus）是食物入胃的通道，其腔面有纵行的皱襞（图 9-4）。

1. 黏膜 上皮为未角化的复层扁平上皮，下端与胃贲门部的单层柱状上皮骤然相接；固有层为细密的结缔组织；黏膜肌层仅有纵行的平滑肌层。

2. 黏膜下层 结缔组织中含黏液性食管腺，其导管穿过黏膜开口于食管腔。

图 9-4　食管光镜像（低倍）

1.上皮　2.黏膜肌层　3.食管腺　4.肌层

3. 肌层 分内环、外纵两层，上 1/3 段为骨骼肌，中 1/3 段由骨骼肌和平滑肌混合而成，下 1/3 段为平滑肌。

4. 外膜 为纤维膜。

四、胃

食物进入胃（stomach）后，与胃液混合为食糜，可初步消化蛋白质，吸收部分水、无机盐和醇类，并贮存食物。胃壁的组织结构分为四层，在胃黏膜表面有许多皱襞，当胃腔充盈时皱襞减少或消失。

（一）黏膜

由上皮、固有层和黏膜肌层组成。黏膜表面有许多浅沟，将黏膜分成许多直径为 2 ～ 6mm 的胃小区（gastric area）。黏膜表面还遍布约 350 万个不规则的小孔，称胃小凹（gastric pit）。每个胃小凹底部与 3 ～ 5 条胃腺通连（图 9-5、图 9-6）。

图 9-5 胃壁光镜像（低倍）

1. 上皮 为单层柱状上皮，除极少量内分泌细胞外主要由**表面黏液细胞**（surface mucous cell）构成，椭圆形核位于细胞基部，顶部胞质内充满黏原颗粒。HE 染色，黏原颗粒不易保存而使细胞顶端着色浅淡以至透明。此细胞分泌的黏液覆盖上皮，有重要的保护作用。表面黏液细胞不断脱落，约 3 天更新一次，由胃小凹底部的细胞增殖补充。

2. 固有层 含大量紧密排列的胃腺，为管状腺。根据其所在部位与结构的不同，分为胃底腺、贲门腺和幽门腺。胃腺及胃小凹之间仅有少量结缔组织，以网状纤维为主，除成纤维细胞外，还有较多淋巴细胞及一些浆细胞、肥大细胞与嗜酸性粒细胞等。此外，尚有丰富的毛细血管及散在的平滑肌纤维。

（1）胃底腺（fundic gland） 分布于胃底和胃体部，数量最多，是分泌胃液的主要腺体。腺体为单管状或分支管状，分为颈、体与底部。颈部短而细，与胃小凹衔接；体部较长；底部略膨大。胃底腺由主细胞、壁细胞、颈黏液细胞、未分化细胞和内分泌细胞构成（图 9-6）。

主细胞（chief cell）：又称**胃酶细胞**（zymogenic cell）。数量最多，主要分布于腺的体、底部。主细胞呈柱状，具有典型的蛋白质分泌细胞的结构特点，核圆形位于基部。HE 染色胞质基部呈强嗜碱性，顶部呈泡沫状，为酶原颗粒溶解所致。电镜下，核周有大量粗面内质网与发达的高尔基体，顶部有许多圆形酶原颗粒。主细胞分泌**胃蛋白酶原**（pepsinogen）。

　　壁细胞（parietal cell）：又称**泌酸细胞**（oxyntic cell），在腺的颈、体部较多。细胞较大，圆或圆锥形，核圆而深染，居中，可有双核，胞质呈强嗜酸性。电镜下，壁细胞胞质中有迂曲分支的**细胞内分泌小管**（intra cellular secretory canaliculus），管壁与细胞顶面的胞膜相连，并都有微绒毛。分泌小管周围有表面光滑的小管和小泡，称**微管泡系统**（tubulovesicular system），其膜结构与细胞顶面及分泌小管相同。壁细胞的这种特异性结构在细胞不同的分泌时相有显著的差异（图9-7）。在静止时相，分泌小管多不与胃底腺腔相通，微绒毛短而稀疏，微管泡系统却极发达；在分泌时相，分泌小管开放，腔内充满了长的微绒毛，使细胞游离面扩大约5倍，而微管泡系统的管泡数量则剧减。这表明微管泡系统实为分泌小管的膜之贮备形式。壁细胞还有大量线粒体，其他细胞器则较少。

图 9-6　胃底腺模式图

图 9-7　壁细胞超微结构模式图

　　壁细胞能分泌盐酸，其过程：细胞从血液摄取或由自身代谢产生的 CO_2，在碳酸酐酶作用下与 H_2O 结合形成 H_2CO_3，并解离为 H^+ 和 HCO_3^-。分泌小管膜中有大量离子泵（H^+、K^+-ATP 酶和 Cl^- 泵），能把 H^+ 和从血液中摄取的 Cl^- 通过主动运输泵入分泌小管，两者结合成盐酸后进入腺腔。盐酸能激活胃蛋白酶原为胃蛋白酶，对蛋白质进行初步分解；盐酸还有杀菌作用。人的壁细胞还分泌**内因子**（intrinsic factor），能与食物中的维生素 B_{12} 结合成复合物，使维生素 B_{12} 在肠管内不被酶分解，并能促进回肠吸收维生素 B_{12} 入血，供红细胞生成所需。如内因子缺乏，维生素 B_{12} 吸收障碍，可导致恶性贫血。

　　颈黏液细胞（neck mucous cell）：数量很少，位于腺颈部，多呈楔形夹于其他细胞间。核多呈扁平形，位于细胞基底。胞质顶部有很多黏原颗粒，染色浅，其分泌物为可溶性的酸性黏液。

未分化细胞（undifferentiated cell）：位于腺颈部的胃小凹底部，普通标本上不易辨认。此细胞分化程度低，增殖能力强，可向表面迁移分化为胃黏膜柱状上皮，向下迁移分化为胃腺的各种细胞（主细胞和壁细胞的寿命约为 200 天）。

内分泌细胞：见后述。

（2）**贲门腺**（cardiac gland）　分布于近贲门处宽 1 ～ 3cm 的狭窄区域，为弯曲管状的黏液性腺，主要由大量黏液细胞与少量内分泌细胞（G 细胞）构成，故以分泌黏液为主。

（3）**幽门腺**（pyloric gland）　分布于幽门部宽 4 ～ 5cm 的区域，此区胃小凹较深。幽门腺为弯曲的多分支管状黏液性腺，内有较多内分泌细胞，主要是 G 细胞。

3. 黏膜肌层　分为内环、外纵两层。部分环行平滑肌伸入固有层腺体之间，其收缩有助于腺分泌物的排出。

胃黏膜的自我保护机制：胃液中盐酸的浓度很高，使胃液的 pH 值达 2 左右，腐蚀力极强。正常情况下，胃腔内的胃酸及胃蛋白酶不会腐蚀、消化胃壁组织，主要是因为胃黏膜表面有**黏液 – 碳酸氢盐屏障**（mucous HCO_3^- barrier）的存在。胃上皮表面覆盖的黏液层厚 0.25 ～ 0.5mm，主要由不可溶性黏液凝胶组成，并含大量 HCO_3^-。HCO_3^- 部分由表面黏液细胞产生，部分来自壁细胞。凝胶层将上皮与胃蛋白酶相隔离，并减缓了 H^+ 向黏膜方向的弥散；HCO_3^- 可中和 H^+，形成 H_2CO_3。H_2CO_3 被胃上皮细胞的碳酸酐酶迅速分解为 H_2O 和 CO_2。此外，胃上皮细胞的迅速更新能力也使胃黏膜能及时修复损伤。

（二）黏膜下层

为疏松结缔组织，可见成群的脂肪细胞，内含较大的血管和神经丛。

（三）肌层

肌层较厚，由内斜、中环及外纵三层平滑肌构成。贲门和幽门部的环行平滑肌增厚，分别形成贲门括约肌和幽门括约肌。

（四）外膜

外膜为浆膜。

五、小肠

小肠（small intestine）分为十二指肠、空肠和回肠，是对食物进行消化、吸收的主要部位，为消化管最长的一段，成人小肠全长 5 ～ 7m。小肠腔面有许多环行皱襞（图 9-8）。环行皱襞从距幽门约 5cm 处开始出现，在十二指肠末段和空肠头段极其发达，向下逐渐减少、变矮，至回肠中段以下基本消失。小肠各段的组织结构大致相似。

（一）黏膜

小肠黏膜表面有许多细小的**肠绒毛**（intestinal villus）（图 9-8、图 9-9），由上皮和固有层向肠腔突起而成，长 0.5 ～ 1.5mm，形状不一，以十二指肠和空肠头段最发达。在十二指肠为宽大的叶状，在空肠如长指状，而在回肠则呈短小的锥形。肠绒毛与皱襞一起使小肠内表面积扩大了 20 ～ 30 倍。肠绒毛根部的上皮和固有层中的小肠腺上皮相连续。**小肠腺**（small intestinal gland）

呈管状，直接开口于肠腔（图 9-8、图 9-10）。

图 9-8 小肠环行皱襞、小肠绒毛结构模式图

图 9-9 小肠绒毛结构模式图

图 9-10 小肠腺结构模式图

1. 上皮 为单层柱状。绒毛部上皮由吸收细胞、杯状细胞和少量内分泌细胞组成；小肠腺除上述细胞外，还有潘氏细胞和未分化细胞。

（1）吸收细胞（absorptive cell） 最多，呈高柱状，核椭圆形，位于基底部。电镜下，细胞游离面有大量密集而规则排列的微绒毛，构成光镜下可见的纹状缘。每个吸收细胞可有 2000 ~ 3000 根微绒毛，使细胞游离面的面积扩大约 20 倍。微绒毛表面有一层厚 0.1 ~ 0.5μm 的细胞衣，其中有参与消化碳水化合物和蛋白质的双糖酶和肽酶，以及吸附的胰蛋白酶、胰淀粉酶等，故细胞衣是消化吸收的重要部位。胞质内有丰富的滑面内质网，内含多种酶类，可将细胞吸收的甘油一酯与脂肪酸合成甘油三酯，后者与胆固醇、磷脂及载脂蛋白结合后，在高尔基复合体内形成乳糜微粒，由细胞侧面释出，这是对脂肪吸收和转运的方式（图 9-11）。相邻吸收细胞的

顶部有完善的紧密连接，可阻止肠腔内物质由细胞间隙进入组织，保证了选择性吸收的正常进行。吸收细胞也参与 sIgA 的释放过程。另外，十二指肠和空肠上段的吸收细胞还向肠腔分泌**肠激酶**（enterokinase），可以激活胰蛋白酶原为胰蛋白酶。

图 9-11　小肠吸收细胞功能示意图

（2）杯状细胞　散布于吸收细胞之间，分泌黏液，起润滑和保护作用。从十二指肠至回肠末段，杯状细胞逐渐增多。

（3）潘氏细胞（Paneth cell）　位于小肠腺的基部，是其特征性细胞，常三五成群。细胞较大，呈锥形，顶部胞质内充满了粗大的嗜酸性分泌颗粒（图 9-10），具有蛋白质分泌细胞的结构特点。潘氏细胞分泌**防御素**（defensins）、溶菌酶，对肠道微生物起杀灭作用。

（4）未分化细胞　位于小肠腺的下半部，细胞较小呈柱状。该细胞能不断增殖、分化并向上迁移，补充小肠上皮细胞。

（5）内分泌细胞　见后述。

2. 固有层　为细密的结缔组织，除有大量的小肠腺外，还有丰富的淋巴细胞、浆细胞、巨噬细胞、嗜酸性粒细胞和肥大细胞。绒毛中轴的结缔组织内有 1～2 条较粗的纵行毛细淋巴管，称**中央乳糜管**（central lacteal）（图 9-9），以盲端起始于肠绒毛的顶端，向下穿过黏膜肌进入黏膜下层汇成淋巴管。中央乳糜管的腔大，内皮间隙宽，无基膜，通透性好，运送乳糜微粒。中央乳糜管的周围有丰富的有孔毛细血管，运送肠上皮吸收的氨基酸、单糖等水溶性物质。绒毛内还有少量散在的平滑肌纤维，其收缩使肠绒毛运动，有利于淋巴和血液的运行。固有层结缔组织中除有分散的淋巴细胞外，尚有淋巴小结。在十二指肠和空肠多为孤立淋巴小结，在回肠（尤其是下段）多为由若干淋巴小结聚集而成的集合淋巴小结，有时可穿过黏膜肌层抵达黏膜下层。

3. 黏膜肌层　为内环、外纵两薄层平滑肌构成。

（二）黏膜下层

为疏松结缔组织，内含较多血管和淋巴管，并有黏膜下神经丛。在十二指肠的黏膜下层内有大量复管泡状黏液性腺，即**十二指肠腺**（duodenal gland），其导管穿过黏膜肌层开口于小肠腺的底部（图9-12），分泌碱性黏液（pH 8.2～9.3），以保护十二指肠免受胃酸和胰液的侵蚀和消化。

（三）肌层

肌层由内环和外纵两层平滑肌构成。

（四）外膜

外膜除十二指肠后壁为纤维膜外，其余均为浆膜。

图9-12 十二指肠腺结构模式图

图9-13 大肠壁结构模式图

六、大肠

大肠包括盲肠、阑尾、结肠、直肠和肛管，其主要作用是吸收水分和电解质，并将食物残渣形成粪便排出体外。

（一）盲肠、结肠和直肠

这三部分大肠壁的组织结构具备消化管的四层结构（图9-13）。

1. 黏膜　表面光滑，无肠绒毛结构，有半环行的皱襞。其上皮为单层柱状上皮，由吸收细胞与杯状细胞构成。杯状细胞很多，分泌黏液起润滑作用。固有层内有较多的大肠腺，为单管状腺，除吸收细胞和大量杯状细胞外，还有少量未分化细胞和内分泌细胞，但无潘氏细胞。固有层内可见有孤立淋巴小结。黏膜肌层与小肠相同。

2. 黏膜下层　为疏松结缔组织，内有成群的脂肪细胞，还有小动脉、小静脉和淋巴管。

3. 肌层　肌层的环行肌呈节段性增厚形成结肠袋；纵行肌也呈局部增厚形成三条纵行结肠带，带间的纵行肌薄，甚至缺如。

4. 外膜　除升结肠与降结肠的后壁，直肠上 1/3 段、中 1/3 段的后壁和下 1/3 段的小部分为纤维膜外，其他均为浆膜。此外，外膜的结缔组织中常有脂肪细胞聚集而形成肠脂垂。

（二）阑尾

结构与肠管相似，其管腔小而不规则，肠腺短而少。其显著的特点是固有层内有极其丰富的淋巴组织，形成许多淋巴小结，并突入黏膜下层，致使黏膜肌层不完整，肌层很薄，外覆浆膜（图 9-14）。

（三）肛管

肛管的黏膜结构在齿状线以上与直肠相似，在肛管上段出现了纵行皱襞（即肛柱）。上皮在齿状线处由单层柱状上皮骤然变为轻度角化的复层扁平上皮，肠腺和黏膜肌层消失。在白线以下为与皮肤相同的角化复层扁

图 9-14　阑尾结构模式图

平上皮，含有许多黑色素，此处的固有层内有环肛腺（大汗腺）和丰富的皮脂腺。肛管黏膜下层内有密集的静脉丛，易发生淤血曲张而形成痔。肌层的内环行平滑肌增厚形成肛门内括约肌。近肛门处，外纵行平滑肌的周围还有环行骨骼肌形成肛门外括约肌。

七、消化管黏膜的淋巴组织

消化管黏膜面经常受到各种细菌、病毒、寄生虫（卵）及其他大分子有害物质的侵袭，其中大多能被胃酸、消化酶及潘氏细胞分泌的防御素和溶菌酶所破坏，或受到消化管的淋巴组织的抵御，其余的则以原形排出体外。消化管黏膜内丰富的淋巴小结（尤其是咽、回肠和阑尾）和弥散分布的淋巴细胞、浆细胞、巨噬细胞、间质树突状细胞，以及上皮内的淋巴细胞，与上皮共同形成了机体的第一道防线，主要通过产生和向消化管腔分泌免疫球蛋白，防御有害物质的侵害。

在肠集合淋巴小结处，局部黏膜向肠腔隆起呈圆顶状，无肠绒毛和小肠腺，其上皮内有散在的**微皱褶细胞**（microfold cell，M 细胞）（图 9-15）。M 细胞在光镜下难以分辨，电镜下细胞游离面有一些微皱褶与短小的微绒毛，胞质内有丰富的囊泡，细胞基底面的胞膜内陷形成一较大的窟窿状凹腔，可包含多个淋巴细胞及少量的巨噬细胞。M 细胞能摄取肠腔内的抗原物质，以囊泡的形式转运并传递给其下方的巨噬细胞，后者将抗原处理提呈给淋巴细胞。淋巴细胞进入黏膜的淋巴小结和肠系膜淋巴结内增殖分化为幼浆细胞，后经淋巴细胞再循环返回消化管黏膜，并转化为浆细胞，主要产生免疫球蛋白 A（IgA）。两分子 IgA 通过上皮时与吸收细胞产生的糖蛋白即**分泌片**（secretory piece）相结合，形成**分泌型 IgA**（secretory IgA，sIgA）。sIgA 被吸收细胞吞入胞质，经迁移释放入肠腔（图 9-15）。sIgA 不易被消化酶所破坏，附着于上皮细胞表面，可特异性地与抗原结合，从而抑制或杀灭细菌、中和病毒，降低抗原与上皮细胞的黏着和入侵。部分增殖的幼浆细胞还可经血液进入唾液腺、呼吸道黏膜、女性生殖道黏膜和乳腺等处，发挥类似免疫应

答作用，使该消化免疫成为全身免疫的一部分。

图 9-15　微皱褶细胞模式图与 sIgA 释放过程示意图

八、胃肠内分泌细胞

在胃肠的上皮及腺体中散布着 40 余种内分泌细胞（表 9-1），这些细胞的总量估计为 3×10^9 个，超过所有其他内分泌腺腺细胞的总和。所分泌的激素主要调节胃肠道的消化、吸收与分泌功能，也参与调节其他器官的生理活动。胃肠的内分泌细胞 HE 染色不易辨认，目前主要采用免疫组织化学方法进行显示。

表 9-1　胃肠的内分泌细胞

细胞名称	分布部位	分泌物	主要作用
D 细胞	胃底、幽门、空肠、回肠、结肠	生长抑素	抑制壁细胞和其他细胞分泌
EC 细胞	胃底、幽门、空肠、回肠、结肠	5- 羟色胺、P 物质	扩张血管、促进胃肠运动及胃液分泌
ECL 细胞	胃底	组胺	促进胃酸分泌
G 细胞	幽门、十二指肠	胃泌素	促进胃酸分泌及黏膜细胞增殖
I 细胞	十二指肠、空肠	胆囊收缩素 - 促胰酶素	促胰酶分泌及胆囊收缩
K 细胞	空肠、回肠	抑胃多肽	促进胰岛 B 细胞分泌
L 细胞	空肠、回肠、结肠	肠高血糖素	促进胰岛 A 细胞分泌
MO 细胞	空肠、回肠	胃动素	抑制胃肠的收缩节律
N 细胞	回肠	降压素	抑制胃酸分泌及胃运动
PP 细胞	胃底、幽门、结肠	胰多肽	抑制胰酶分泌及松弛胆囊
S 细胞	十二指肠、空肠	促胰液素	促进胰导管分泌 H_2O 和 HCO_3^-

（一）胃肠内分泌细胞的结构特点

内分泌细胞多单个夹于其他上皮细胞之间，呈不规则的锥形或高圆形，基底部附于基膜。电镜下细胞底部有大量分泌颗粒为其最显著的特征。根据细胞游离面是否达到腔面，可分为开放型与封闭型两类（图9-16）。

图 9-16　胃肠内分泌细胞结构模式图

1. 开放型细胞　大多为此型，细胞呈锥形，游离面有微绒毛，感受管腔内食物和 pH 等化学信息，从而释放某种激素或递质引起其他内分泌活动的变化。

2. 封闭型细胞　以 D 细胞为主，细胞呈圆形或扁圆形，顶部被相邻细胞覆盖，基部常沿基膜伸出侧突与相邻细胞接触，此型细胞主要受机械刺激或其他激素的调节而改变其内分泌状态。

（二）胃肠内分泌细胞激素的作用方式

胃肠内分泌细胞的分泌物多由细胞基底面释放，为含肽和 / 或胺类激素，通过三种方式发挥作用。

1. 内分泌作用　激素释放后经血液循环运送并作用于靶细胞。

2. 神经递质作用　分泌物作为神经递质传递信息。

3. 旁分泌作用　少数激素释放后直接作用于邻近的细胞或组织。

第二节　消化腺

消化腺（digestive gland）包括小消化腺和大消化腺。小消化腺是指较小的、分布于消化管壁内的小唾液腺、食管腺、胃腺、肠腺等。大消化腺是指位于消化管壁以外的大唾液腺、胰腺和肝脏。大消化腺均有分泌部和导管部，导管开口于消化管腔，分泌物由此排入消化管，对食物进行化学性消化。有的消化腺还兼有内分泌或其他重要功能。

一、大唾液腺

大唾液腺包括腮腺、下颌下腺和舌下腺各一对，分泌的唾液均经导管排入口腔。正常成人每天分泌唾液 1000 ～ 1500mL，其中约 70% 来自下颌下腺，约 25% 来自腮腺，约 5% 来自舌下腺。唾液的主要成分为水（约占 99%）和黏液，并含有溶菌酶、唾液淀粉酶及分泌性免疫球蛋白 A（sIgA）；其主要功能是湿润口腔与食物，初步分解淀粉，并参与免疫应答。近年来，从人和其他哺乳动物的下颌下腺中还发现并分离、提纯出神经生长因子（NGF）、表皮生长因子（EGF）等近 30 余种生物活性多肽，它们或直接入血，或随唾液进入消化管再由胃肠吸收入血，对多种组织和细胞的生理活动起着重要的调节作用。

（一）大唾液腺的一般结构

大唾液腺均为复管泡状腺，外包以薄层结缔组织被膜。被膜伸入腺实质将其分隔为许多小叶，血管、淋巴管和神经随行其间形成间质。腺实质由反复分支的导管及末端的腺泡组成。

1. 腺泡 又称末房，呈泡状或管状，为腺的分泌部。依据腺细胞的结构和分泌物性质的不同，腺泡分浆液性、黏液性和混合性三类（图 2-18）。在腺细胞和部分导管细胞与基膜之间有**肌上皮细胞**（myoepithelial cell），其收缩有助于腺泡分泌物的排出。

2. 导管 为分支的上皮性管道，通常包括以下各段（图 2-18）。

（1）**闰管**（intercalated duct） 为导管的起始段，与腺泡直接相连，较短，管径最细，管壁为单层扁平上皮或矮的单层立方上皮。

（2）**纹状管**（striated duct） 又称**分泌管**（secretory duct），与闰管相接，管径较粗，管壁由单层高柱状上皮构成；光镜下胞质嗜酸性，核大、圆形、居细胞上部，细胞基部有明显的纵纹；电镜下纵纹为丰富的质膜内褶和纵行排列的线粒体，扩大了细胞基底面的面积，有利于细胞与组织液之间进行水和电解质的转运。纹状管细胞能从分泌物中主动吸收 Na^+ 入血，而将 K^+ 排入管腔，并可通过重吸收或排出水来调节唾液中的电解质含量和唾液量。

（3）**小叶间导管和总导管** 纹状管汇合成小叶间导管，管壁由起初的单层柱状上皮移行为之后的假复层柱状上皮。小叶间导管逐级汇合增粗形成一条或几条总导管，开口于口腔。在近口腔开口处，总导管的上皮渐变为复层扁平上皮与口腔黏膜上皮相延续。

（二）三对大唾液腺的结构特点

详见表 9-2，图 9-17、图 9-18、图 9-19。

表 9-2 三对大唾液腺的结构特点

腺体	腺泡	导管	分泌物
腮腺	纯浆液性	闰管较长，纹状管较短，间质中常见脂肪细胞	约占唾液的 25%，含唾液淀粉酶较多
下颌下腺	混合性，浆液性腺泡多于混合性及黏液性腺泡	闰管短，纹状管较长	约占唾液的 70%，含唾液淀粉酶较少，黏液较多
舌下腺	混合性，主要为黏液性和混合性腺泡，浆半月较多	无闰管，纹状管较短	约占唾液的 5%，以黏液为主

二、胰

胰（pancreas）表面被覆薄层结缔组织被膜；血管、淋巴管、神经伴随被膜伸入腺内将实质分隔为许多界限不明显的小叶。胰实质分外分泌部和内分泌部（图 9-20）。

图 9-17　腮腺光镜图（低倍）

1.浆液性腺泡　2.导管

图 9-18　下颌下腺光镜图（低倍）

1.浆液性腺泡　2.黏液性腺泡　3.导管

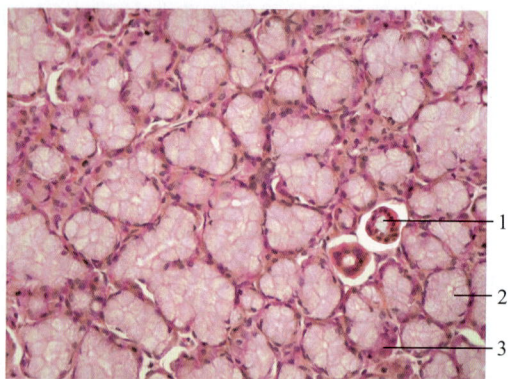

图 9-19　舌下腺光镜图（低倍）

1.分泌管　2.黏液性腺泡　3.浆半月

图 9-20　胰腺光镜图（低倍，右下角示高倍）

1.外分泌部　2.胰岛　3.浆液性腺泡　4.泡心细胞

（一）外分泌部

为浆液性复管泡状腺，由腺泡和导管组成。

1. 腺泡　每个腺泡由 40～50 个锥体形的腺泡细胞单层围成，外有基膜，但无肌上皮细胞。腺细胞具有典型的浆液性细胞的形态结构特点（图 9-20），能分泌胰蛋白酶原、胰糜蛋白酶原、胰淀粉酶、胰脂肪酶、DNA 酶、RNA 酶等多种消化酶。胰蛋白酶原和胰糜蛋白酶原进入小肠后，被肠激酶激活为有活性的胰蛋白酶和胰糜蛋白酶。腺泡细胞还分泌一种胰蛋白酶抑制因子，能有效防止上述两种蛋白酶原在胰腺内被激活；否则，可导致胰腺组织的自我消化，引发急性胰腺炎。腺泡细胞的分泌活动受胆囊收缩素-促胰酶素的调节。

腺泡腔面可见数个较小的扁平或立方形细胞，称**泡心细胞**（centroacinar cell），是胰腺腺泡区别于其他浆液性腺的特征性结构。泡心细胞的胞质染色淡，核卵圆或圆形，是由闰管起始段的上皮细胞伸入腺泡腔内所致（图 9-21）。

2. 导管　包括闰管、小叶内导管、小叶间导

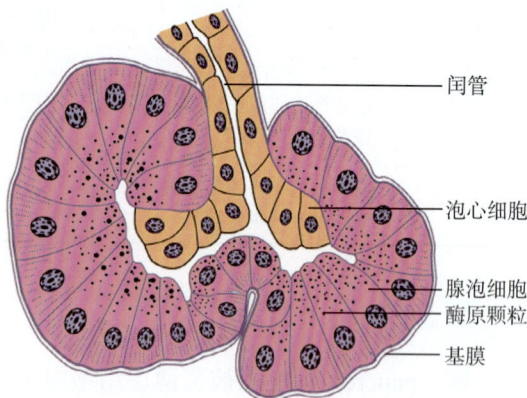

闰管

泡心细胞

腺泡细胞
酶原颗粒

基膜

图 9-21　胰腺外分泌部结构示意图

管、主导管。闰管较长，管径细，分支多，管壁为单层扁平或立方上皮。闰管逐渐汇合形成小叶内导管、小叶间导管，最终汇合成一条贯穿胰腺全长的主导管，并在胰头部与胆总管汇合，开口于十二指肠大乳头。从小叶内导管到主导管，随着管腔逐渐增大，其上皮由单层立方逐渐变为单层柱状，主导管为单层高柱状上皮，并可见杯状细胞。导管上皮细胞可分泌水和以碳酸氢盐为主要成分的电解质，其分泌活动受促胰液素的调节。

3. 胰液 由腺泡分泌的多种消化酶（原）和导管分泌的含碳酸氢盐的电解质、水分等共同构成的水样液体。正常成人每天分泌 1500～3000mL，pH7.8～8.4，是最重要的消化液之一。其中的碳酸氢钠能中和进入十二指肠的胃酸。

（二）内分泌部

胰腺的内分泌部称**胰岛**（pancreas islet），为呈岛屿状分布于胰腺外分泌部之间染色浅淡的细胞团（图 9-20）。胰岛大小不一，直径为 75～500μm，由数十到数百个细胞构成，团索状的细胞间分布有丰富的有孔毛细血管。人胰岛细胞主要有 A、B、D、PP 四种细胞（图 9-22），HE 染色不易区分，用 Mallory-Azan 等特殊染色方法可显示，还可用免疫组织化学法显示。

1. A 细胞（又称甲细胞、α 细胞） 约占胰岛细胞总数的 20%，多分布于胰岛的周边。细胞较大，呈多边形，核圆形，Mallory-Azan 染色中可见胞质内含有很多粗大的鲜红色分泌颗粒。电镜下，分泌颗粒呈圆形或卵圆形，外包有单位膜，内含一偏位致密核心，心与膜之间有电子密度低

图 9-22 胰岛 Mallory-Azan 染色（高倍）

的晕。A 细胞分泌**胰高血糖素**（glucagon），能促进肝细胞将糖原分解为葡萄糖，并抑制糖原合成，使血糖升高。

2. B 细胞（又称乙细胞、β 细胞） 约占胰岛细胞总数的 75%，多位于胰岛的中央。细胞较小，分界不清，核小、圆形，Mallory-Azan 染色中可见胞质内有细小的橘黄色分泌颗粒。电镜下，分泌颗粒外包有单位膜，大小不一，分布不均，其内有一个至多个杆状或不规则的致密核心。B 细胞分泌**胰岛素**（insulin），其作用与胰高血糖素相反，主要促进组织、细胞对葡萄糖的摄取和利用，促进葡萄糖合成为糖原或转化为脂肪贮存起来，从而使血糖降低。胰岛素和胰高血糖素的协同作用使血糖水平保持动态平衡。若 B 细胞分泌胰岛素不足，可致血糖过高，导致糖尿病。若 B 细胞发生肿瘤或细胞功能亢进，胰岛素分泌过多，可导致低血糖症。

3. D 细胞（又称丁细胞，δ 细胞） 约占胰岛细胞总数的 5%，散布在 A、B 细胞之间，并与 A、B 细胞紧密相贴。细胞核卵圆形，Mallory-Azan 染色中可见胞质内含大量蓝色分泌颗粒。电镜下，D 细胞与 A、B 细胞之间有缝隙连接；分泌颗粒较大，内含物呈细颗粒状，均匀分布。D 细胞分泌生长抑素，以旁分泌方式直接作用于邻近的 A 细胞、B 细胞或 PP 细胞，抑制这些细胞的分泌活动。

4. PP 细胞 数量极少，主要分布于胰岛的周边，也见于外分泌部的导管上皮、腺泡细胞之间。胞质内有分泌颗粒，PP 细胞分泌**胰多肽**（pancreatic polypeptide，PP），具有抑制胃肠运动、

胰液分泌及胆囊收缩的作用。

除上述细胞外，人胰岛的周边还可见少量的 D1 细胞，分泌血管活性肠肽，能促进胰腺腺泡和 A、B 细胞的分泌。分泌胃泌素的 G 细胞在胰岛也有分泌。有些动物如豚鼠，尚可见一些无分泌颗粒的 C 细胞，可能是一种未分化的细胞，可分化为 A、B、D 等细胞。

三、肝

肝（liver）是人体最大的腺体，成人肝约占体重的 2%。肝细胞分泌胆汁经胆总管入十二指肠，参与脂类和脂溶性物质的消化，故将其列为消化腺。由消化道吸收的营养物质经肝门静脉运送入肝脏，进行合成、分解、转化、贮存，故肝具有极其复杂的生化功能，参与糖、蛋白质、脂类、激素、药物等的代谢，并有防御、造血、灭活激素和解毒等功能。从这个意义上讲，肝的功能远远超过消化腺的范畴。

肝表面的被膜大部分为浆膜。肝门部的结缔组织随肝门静脉、肝动脉的分支和肝管的属支伸入肝实质，将实质分隔成许多肝小叶（图 9-23）。肝小叶之间结缔组织富集区各种管道密集的部位为门管区。

（一）肝小叶

肝小叶（hepatic lobule）是肝脏结构和功能的基

图 9-23　肝小叶立体结构模式图

本单位，呈多角棱柱体，横切面为多边形长约 2mm，宽约 1mm，成人肝有 50 万～ 100 万个肝小叶。人肝小叶周围的结缔组织很少，因而人肝小叶常连成一片，分界不清（图 9-24）。

图 9-24　肝小叶光镜像（低倍，左：人肝，右：猪肝）

肝小叶中央有一条贯通其长轴的静脉，即**中央静脉**（central vein），肝细胞以其为中心，呈放射状排列成凹凸不平的板状结构，称**肝板**（hepatic plate），其断面呈条索状称**肝索**（hepatic cord）（图 9-25）；相邻肝板分支吻合形成迷路状。肝板之间的不规则腔隙为肝血窦，经肝板上的孔相互间沟通连接成网状。相邻肝细胞连接面的胞膜局部凹陷，围成胆小管，穿行于肝板内并相互连接成网。肝板、肝血窦和胆小管在肝小叶内形成各自独立而又密切相关的复杂网络（图9-23、图9-25）。

1.肝细胞（hepatocyte） 约占肝内细胞总数的90%，呈多面体，直径15～30μm，有血窦面、胆小管面和肝细胞邻接面三种不同的功能面（图9-26）。每个肝细胞有2～3个血窦面。血窦面和胆小管面有发达的微绒毛，使其表面积扩大。相邻肝细胞之间的邻接面有紧密连接、桥粒和缝隙连接等结构。有的肝细胞之间还有贯通的细胞间通道。肝细胞通过这三种不同的功能面实现多种生理功能。肝细胞的胞质呈嗜酸性，功能活跃时可含有弥散分布的嗜碱性团块，胞质中的糖原和脂滴大多消失而留下小空隙状。肝细胞核大而圆，居中，约25%为双核，核内常染色质丰富，染色浅，有一至数个清楚的核仁，具有合成蛋白质功能旺盛的细胞结构特点。肝细胞中还有较多多倍体细胞，如正常成人肝的四倍体细胞占60%以上，这可能与肝细胞长期保持活跃的功能活动和旺盛的物质更新，以及肝潜在的强大再生能力有关。

电镜下，胞质内细胞器丰富（图9-26），为体内细胞之最，包括粗面内质网、滑面内质网、线粒体、溶酶体、微体等，并含有包含物，肝的生化功能都是由肝细胞来执行的。

图9-25 肝小叶光镜像（高倍）

1.双核肝细胞 2.肝巨噬细胞 3.肝索 4.肝血窦
5.中央静脉 6.肝血窦内皮

图9-26 肝细胞与肝血窦超微结构模式图

（1）线粒体　遍布胞质内，每个肝细胞内约有 2000 个，为肝细胞的功能活动提供能量。

（2）粗面内质网　成群分布于核周围、线粒体和肝血窦附近，形成胞质中嗜碱性的团块，是肝细胞合成蛋白质的结构基础，能合成多种重要的血浆蛋白，如白蛋白、纤维蛋白原、凝血酶原、脂蛋白、补体等。

（3）滑面内质网　为许多散在的小管和小泡，膜上有规律地分布着多种酶系，如氧化还原酶、水解酶、合成酶和转移酶等。这些酶对细胞摄取的有机物进行连续的合成、分解、结合、转化等反应，参与胆汁的合成、脂类代谢、糖代谢、激素代谢，以及药物、腐败产物等物质的生物转化、解毒等功能。

（4）高尔基复合体　每个肝细胞有 50 个左右，主要分布于胆小管和核的周围。参与肝细胞的胆汁分泌，以及蛋白质的加工、贮存和溶酶体的形成。

（5）溶酶体　数量和种类均较多，大小不等，多见于胆小管、高尔基复合体附近。参与肝细胞的代谢和细胞器的更新过程，也参与胆红素的转运及铁的贮存。

（6）微体　又称过氧化物酶体，为大小不等的圆形小体，呈均质状。主要含过氧化氢酶和过氧化物酶，能将细胞代谢中产生的过氧化氢还原为氧和水，从而消除其对细胞的毒性作用。

（7）包含物　肝细胞中有丰富的糖原、脂滴和色素等包含物。糖原是血糖的贮备形式，受胰岛素和胰高血糖素的调节，进食后增多，饥饿时减少。正常时脂滴少，某些肝病时可以增多。色素有胆色素、含铁血黄素和脂褐素，脂褐素随着年龄增长而增多。

2. 肝血窦（hepatic sinusoid）　位于肝板之间，腔大而不规则，相互吻合成网；血窦壁由内皮细胞围成，窦腔内有肝巨噬细胞和大颗粒淋巴细胞。血窦通透性很高，除血细胞和乳糜微粒外，血浆的各种成分均可自由出入。含有胃肠吸收的大量营养物质的门静脉血和含氧的肝动脉血，分别经小叶间动、静脉注入肝血窦，而后汇入中央静脉，故而肝血窦内为混合血。

（1）内皮细胞　细胞扁而薄，含核的部分略厚，凸向窦腔。电镜下，内皮细胞间常有 0.1～0.5μm 的细胞间隙，有的可达 1μm；不含核的部分有大量大小不等的窗孔（直径 0.1～2μm，无隔膜）；内皮外无基膜，仅有少量的网状纤维。

（2）肝巨噬细胞　又称**库普弗细胞**（Kupffer cell）（图 9-26、图 9-27），其形态不规则，表面有大量皱褶、微绒毛，以许多板状和丝状伪足附着在内皮上，或穿过内皮窗孔和细胞间隙伸入窦周隙。胞质内有发达的溶酶体，并常见有吞噬体、吞饮泡和残余体；细胞核较大。肝巨噬细胞由血液的单核细胞分化而来，是体内最大的巨噬细胞群体。具有变形运动和活跃的吞噬能力，在清除从肝门静脉入肝的病原微生物、异物，清除衰老的血细胞，监视肿瘤，调节机体免疫应答等方面发挥着重要的作用。

图 9-27　肝巨噬细胞（台盼蓝注射，高倍）

（3）大颗粒淋巴细胞（large granular lymphocyte）　是肝特有的 NK 细胞，附着在肝血窦内皮或肝巨噬细胞上。细胞近圆形，表面有伪足样突起，突起可穿过内皮的窗孔或间隙进入窦周隙，与肝细胞表面的微绒毛相接触。胞核呈肾形，常偏于一侧。胞质内有较多的溶酶体。在抵御病毒感染，防止肝内肿瘤及其他肿瘤的肝转移等方面有重要作用。

3. 窦周隙（perisinusoidal space） 又称 Disse 间隙，为肝血窦壁与肝板之间的狭小间隙，宽约 0.4μm（图 9–26）。由于肝血窦壁通透性大，窦周隙内充满了血浆，肝细胞血窦面的大量微绒毛浸泡在血浆中，可进行充分而高效的物质交换。窦周隙内有一种形态不规则的**贮脂细胞**（fat-storing cell），又称肝星状细胞。它们有许多突起附于内皮细胞的基底面和肝细胞的表面，或伸入肝细胞之间。胞核形态不规则。胞质内含有许多脂滴，HE 染色不易鉴别，用氯化金或硝酸银浸染法或免疫组织化学法可清楚显示。贮脂细胞能摄取并贮存维生素 A，当机体需要时释放入血；贮脂细胞还具有合成胶原和基质的能力，在某些病理情况下，其合成的纤维和基质增多，与肝的纤维增生性病变有关。

4. 胆小管（bile canaliculi） 是相邻肝细胞的胆小管面的质膜局部凹陷围成的微细管道，在肝板内相互连接成网。其管径粗细较均匀，直径为 0.5 ～ 1.0μm。HE 染色不易看到，用银染法、ATP 酶组化法等特殊染色可清楚显示（图 9–28）。电镜下，肝细胞在胆小管面形成许多微绒毛，突入胆小管腔（图 9–26、图 9–29）；胆小管周围的肝细胞膜间有紧密连接、桥粒等构成连接复合体，封闭胆小管，防止胆汁外溢入血。当肝细胞发生变性、坏死，或胆道堵塞、内压增高时，胆汁经窦周隙溢入血液，导致黄疸。胆小管近中央静脉处以盲

胆小管
中央静脉

图 9–28 胆小管光镜像

（铁苏木精–苦味酸法，高倍）

端起始，其内的胆汁从肝小叶中央流向周边，汇入小叶边缘的**肝闰管**（又称 Hering 管），肝闰管在门管区汇入小叶间胆管。肝闰管由单层立方上皮组成。

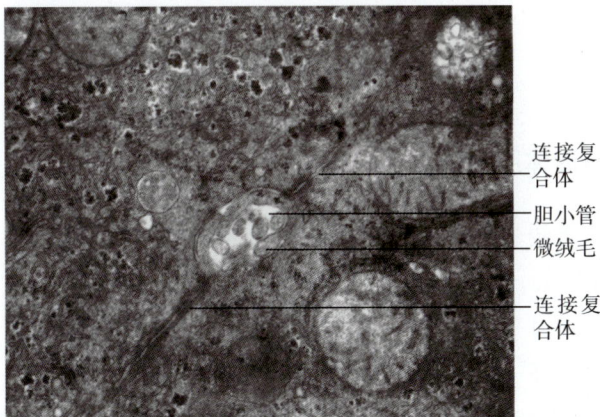

连接复合体
胆小管
微绒毛
连接复合体

图 9–29 胆小管电镜像

1
2
3

图 9–30 肝门管区光镜像（高倍）

1.小叶间动脉 2.小叶间静脉 3.小叶间胆管

（二）门管区

门管区（portal area）是相邻肝小叶之间呈三角形、椭圆形或不规则形的结缔组织小区，又称汇管区，每个肝小叶周围有 3 ～ 4 个门管区。其中有三种伴行的管道，即小叶间动脉、小叶间静脉和小叶间胆管（图 9–23、图 9–24、图 9–30）。小叶间动脉是肝动脉的分支，其管壁较厚，

腔小而规则；小叶间静脉是肝门静脉的分支，其管壁薄，腔大而不规则；小叶间胆管是肝管的属支，其管壁由单层立方上皮构成，管腔狭小。此外，在非门管区的小叶间结缔组织内还有单独走行的小叶下静脉，由中央静脉汇集而成，小叶下静脉汇集形成肝静脉，出肝后连于下腔静脉。

（三）肝内血液循环

肝具有营养性和功能性两套血供。肝固有动脉是其营养性血管，肝门静脉是其功能性血管。二者均从肝门入肝，分别分支形成小叶间动脉和小叶间静脉，其内血液均流入肝血窦，并经肝血窦从小叶周边汇入中央静脉，中央静脉再汇入小叶下静脉，小叶下静脉汇集成肝静脉出肝，汇入下腔静脉。

四、胆囊

胆囊（gall bladder）壁由黏膜、肌层和外膜三层结构组成（图 9–31）。黏膜由上皮和固有层构成，形成许多高而分支的皱襞。上皮为单层柱状上皮，细胞游离面有大量微绒毛，核位于基底部，核上区胞质内线粒体、高尔基复合体、粗面内质网较丰富，顶部胞质有少量的黏原颗粒。上皮细胞的主要功能为吸收，也有一定的分泌作用。固有层较薄，富含血管和淋巴管，但无腺体。肌层为平滑肌，胆囊底部的肌层较厚，颈部次之，体部则最薄。肌纤维呈纵行或螺旋状排列，肌束间有较多弹性纤维。外膜较厚，大多为浆膜。胆囊有贮存和浓缩胆汁的功能，其容量约为 40 ～ 70mL。

图 9–31　胆囊光镜像（低倍）
1.外膜　2.肌层　3.黏膜　4.上皮

视　窗

肝的再生与活体肝移植

正常成年哺乳动物的肝细胞极少增殖，更新缓慢，所以肝可以保持相对恒定的重量和体积。但在肝脏受损（化学性损伤或肝部分切除等），肝细胞可呈现特殊的增殖现象，从而进行损伤修复。实验显示大鼠切除 70% 的肝叶后，经 1 至 2 周剩余的肝叶就可恢复原有肝重量和功能；人的肝脏部分切除后，体积、重量也可以在 1 年内基本恢复。肝脏再生是由各种肝内细胞（包括肝细胞、巨噬细胞、肝血窦内皮细胞、肝星状细胞等）和肝外器官共同参与的一个复杂过程，体内多种细胞因子和生长因子也通过不同机制参与其调控。其中肝细胞以其强大的自我复制能力在肝再生过程中发挥主导和关键作用。肝的这一特殊增殖特性，为活体肝移植提供了可能性。

活体肝移植是指将健康供体的肝脏部分切下，移植到终末期肝病患者体内的移植手术。该手术方法对缓解肝源不足、减少尸体肝源配型不和的移植后排异反应等有着积极的意义。但在活体肝移植中，供者手术并发症发生率为 15% ～ 30%，并有约 0.5% 的供者死亡。发生并发症的供者大多为右半肝移植，死亡原因主要为肝衰竭。保留足够大的剩余肝、避免长时间血流中断和流入血管损伤及出血等是减少供者并发症的外科手段。进一步明确肝再生过程中肝脏内不同细胞的作用及其机制，促进肝细胞再生，是促进肝移植供、受体术后恢复的理论依据。

第十章

呼吸系统

呼吸系统（respiratory system）由鼻、咽、喉、气管、主支气管和肺组成。从鼻到肺内的终末细支气管为导气部，是气体进出的通道；从肺内吸性细支气管至肺泡为呼吸部，是气体交换的部位。呼吸系统的主要功能是进行气体交换，此外鼻黏膜具有嗅觉功能，鼻和喉还与发音有关。

第一节 鼻 腔

鼻腔的内表面为黏膜，由上皮和固有层构成。黏膜深部与软骨、骨或骨骼肌相连。依据鼻黏膜的部位和功能分为前庭部、呼吸部和嗅部。

一、前庭部

前庭部（vestibular region）为邻近外鼻孔的部分。前部被覆角化的复层扁平上皮，近鼻孔处与皮肤相移行，后部被覆未角化的复层扁平上皮，固有层为致密结缔组织，其深部与软骨膜相连，内有皮脂腺和汗腺，并富有鼻毛，可阻挡空气中的尘埃等异物。

二、呼吸部

呼吸部（respiratory region）占鼻黏膜的大部分，包括中鼻甲、下鼻甲、鼻道及鼻中隔中下部的黏膜，因富有血管而呈粉红色。呼吸部黏膜被覆假复层纤毛柱状上皮，杯状细胞较多。固有层含有大量腺体和丰富的静脉丛及淋巴组织。腺分泌物与杯状细胞分泌物共同形成一层黏液覆盖于纤毛上。呼吸部黏膜具有温暖、湿化空气的作用，纤毛向咽部摆动，将黏附有尘埃等异物的黏液推向咽部而咳出。

三、嗅部

嗅部（olfactory region）位于上鼻甲和与其相对的鼻中隔部分及鼻腔顶部。活体时黏膜呈棕黄色，由嗅上皮和固有层组成。

（一）嗅上皮

为假复层柱状上皮，由嗅细胞、支持细胞和基细胞组成（图10-1）。

1. 嗅细胞（olfactory cell） 为双极神经元。细胞呈长梭形，细胞核位于细胞中央，着色较浅；树突细长，伸至上皮表面，其末端膨大呈球状，为嗅泡，从嗅泡呈放射状发出10～30根嗅毛，平铺在上皮表面的浆液层内，嗅毛为嗅觉感受器，其细胞膜内有多种受体，分别感受不同化学物质的刺激；轴突细长，穿过基膜，在固有层内形成无髓神经纤维束，被嗅鞘细胞包裹，组成嗅神经。嗅细胞可接收化学刺激，传导神经冲动，传入中枢，产生嗅觉。

2. 支持细胞（supporting cell）　数量最多。细胞呈高柱状，细胞核位于细胞上部，胞质内含黄色色素颗粒。细胞顶部宽大，基部较细，游离面有微绒毛，侧面与相邻的嗅细胞之间有连接复合体。支持细胞具有支持、保护和分隔嗅细胞的功能，相当于神经胶质细胞。

3. 基细胞（basal cell）　为干细胞。细胞呈锥形，胞体较小，位于上皮深部。可增殖分化为嗅细胞和支持细胞。

（二）固有层

固有层为薄层结缔组织，富含血管、淋巴管和神经，并有许多浆液性嗅腺，分泌的浆液可溶解空气中的化学物质，刺激嗅毛，引起嗅冲动，还可清洗上皮表面，保持嗅细胞感受刺激的敏感性。

图 10-1　嗅黏膜上皮细胞超微结构模式图

第二节　喉

喉上接咽，下连气管，既是气体通道，也是发音器官。喉以软骨为支架，各软骨之间以韧带与肌肉或关节相连。喉腔的内表面被覆黏膜，喉黏膜由上皮和固有层组成，在会厌、喉前庭和声襞等处为复层扁平上皮，其余部分为假复层纤毛柱状上皮，有杯状细胞。固有层为结缔组织，声襞的固有层分为三层：浅层是疏松结缔组织，炎症时易发生水肿；中层以弹性组织为主；深层以胶原纤维为主。中层和深层共同构成声韧带，为致密的板层结构。固有层深部的骨骼肌为声带肌。喉黏膜的深部依次为黏膜下层和外膜，均为疏松结缔组织。

第三节　气管和主支气管

气管与主支气管以气管杈为界，气管杈以上为气管，以下至肺门为左、右主支气管。

一、气管

管壁由内向外依次分为黏膜、黏膜下层和外膜三层（图 10-2）。

（一）黏膜

由上皮和固有层组成，上皮与固有层之间有明显的基膜。

图 10-2　气管光镜像（低倍）

1.上皮　2.混合腺　3.透明软骨

1. 上皮　为假复层纤毛柱状上皮，由纤毛细胞、杯状细胞、基细胞、刷细胞和小颗粒细胞组成（图10-3）。

（1）纤毛细胞（ciliated cell）数量最多。呈柱状，游离面有纤毛，纤毛向咽部快速摆动，将黏液及附着其上的尘埃、细菌等推向咽部，经咳嗽反射咳出，可净化吸入的空气。长期吸烟、患有慢性支气管炎或吸入有害气体时，可使纤毛减少、变形、膨胀，甚至消失。

（2）杯状细胞（goblet cell）呈高脚杯状，基底部狭窄，顶部膨大。其分泌的黏蛋白与混合腺的分泌物在上皮表面构成黏液性屏障，可黏附空气中的异物颗粒，溶解吸入的二氧化硫等有毒气体。

基细胞　纤毛细胞　小颗粒细胞　杯状细胞　刷细胞

图 10-3　气管黏膜上皮超微结构模式图

（3）基细胞（basal cell）呈锥体形，位于上皮基底部，为干细胞，可增殖分化为上皮中其他各类细胞。

（4）刷细胞（brush cell）呈柱状，游离面有排列整齐的微绒毛，形如刷状。其可能为一种化学感受器，具有感受刺激的作用。

（5）小颗粒细胞（small granule cell）属于弥散性神经内分泌细胞，数量少，呈锥体形，单个或成团分布于上皮深部，胞质内有致密核心颗粒，颗粒内含有 5- 羟色胺等物质，可调节呼吸道平滑肌的收缩和腺体的分泌。

2. 固有层　为结缔组织，内有弹性纤维、淋巴组织、浆细胞和肥大细胞等。浆细胞与上皮细胞联合分泌 sIgA，具有局部免疫防御功能。

（二）黏膜下层

为疏松结缔组织，与固有层之间无明显界限。内含较多的混合腺、神经、血管和淋巴管等。

（三）外膜

主要由 16～20 个"C"形透明软骨环构成。前壁由软骨环和膜状韧带共同构成管壁的支架；后壁为膜壁，封闭软骨环的缺口处，内含弹性纤维、平滑肌束。咳嗽反射时平滑肌收缩，使气管腔缩小，利于清除痰液。

二、主支气管

主支气管管壁的结构与气管相似，但随着管腔变小，软骨环逐渐变为不规则软骨碎片，平滑肌逐渐增多并呈螺旋形排列。

第四节　肺

肺表面被覆浆膜（胸膜脏层）。肺组织分实质和间质两部分。肺实质指肺内支气管的各级分支及其终末端的大量肺泡（图10-4、图10-5）；肺间质指肺内的结缔组织，内含血管、淋巴管和神经等，还有较多的弹性纤维和巨噬细胞。

主支气管入肺门后反复分支，形如树枝状，故称**支气管树**（bronchial tree）。其中，自叶支气管到终末细支气管称肺导气部，与气管和主支气管统称下呼吸道；呼吸性细支气管以下各段均出现了肺泡，具有气体交换功能，称肺呼吸部。每一细支气管连同其各级分支和肺泡共同构成锥体形的**肺小叶**（pulmonary lobule）。每叶肺有 50 ～ 80 个肺小叶（图 10-6），它们是肺的基本结构单位。临床上常见累及若干肺小叶的炎症，称小叶性肺炎。

图 10-4　肺结构模式图

图 10-5　肺光镜像（低倍）

1. 呼吸性细支气管　2. 肺泡管　3. 肺泡囊　4. 软骨片

图 10-6　肺小叶模式图

一、肺导气部

主要包括叶支气管、段支气管、小支气管、细支气管和终末细支气管。肺导气部的各段管道仍由黏膜、黏膜下层和外膜组成。但随着管道不断分支，管径逐渐变小，管壁逐渐变薄，结构渐趋简单（表 10-1）。

表 10-1　肺导气部各段结构特征比较

段名	叶支气管、段支气管	小支气管	细支气管	终末细支气管
上皮类型	假复层纤毛柱状	假复层纤毛柱状	单层纤毛柱状	单层柱状
杯状细胞	多	渐少	极少	无
腺体	较少	渐消失	基本消失	无
软骨组织	不规则碎片	片状、渐少	基本消失	无
平滑肌	分散	渐多	明显增多	环行

1. 叶支气管至小支气管 管壁结构与主支气管相似，分为黏膜、黏膜下层和外膜三层。但随着管径渐细，管壁三层结构分界渐不明显。上皮仍为假复层纤毛柱状上皮，杯状细胞、腺体和软骨片均逐渐减少，平滑肌逐渐增多，出现少量环行平滑肌束（图10-4、图10-5）。

2. 细支气管（bronchiole） 管径约为1mm。上皮渐变为单层纤毛柱状上皮，杯状细胞、腺体和软骨片极少甚至消失。环行平滑肌更加明显，因此黏膜常形成皱襞（图10-5）。

3. 终末细支气管（terminal bronchiole）
管径约为0.5mm。上皮为单层柱状上皮，杯状细胞、腺体和软骨片完全消失，因出现完整的环行平滑肌层，黏膜皱襞更明显。电镜下，终末细支气管的上皮主要由纤毛细胞和分泌细胞构成。分泌细胞又称**克拉拉细胞**（Clara cell），其数量多，呈高柱状，胞核卵圆形，位于细胞中部，顶部胞质含有分泌颗粒，使细胞顶部凸向管腔（图10-7）。其分泌物中含有蛋白水解酶和黏液溶解酶，可分解管腔内的细胞碎片，降低黏液黏稠度，保持气道通畅。Clara细胞含氧化酶系，可对吸入的毒物及某些药物进行生物转化和解毒，并有分裂增殖潜能。

图10-7 终末细支气管上皮细胞超微结构模式图

细支气管和终末细支气管管壁中的环行平滑肌均可在自主神经的支配下收缩和舒张，调节进入肺泡的气流量。哮喘发作时，此处的平滑肌持续性收缩痉挛，导致气道变小而致呼吸困难。

二、肺呼吸部

包括呼吸性细支气管、肺泡管、肺泡囊和肺泡，各段均有能进行气体交换的功能。

（一）呼吸性细支气管

呼吸性细支气管（respiratory bronchiole）为终末细支气管的分支。其管壁因出现少量肺泡开口而不完整。上皮为单层立方上皮，主要为Clara细胞和少量纤毛细胞，上皮外有少量环行平滑肌。在肺泡开口处，单层立方上皮移行为单层扁平上皮（图10-8）。

（二）肺泡管

肺泡管（alveolar duct）是两个相邻的肺泡之间的部分，因管壁上有很多肺泡的开口，管壁结构很少，仅在切片上呈现一系列相邻肺泡开口之间的结节状膨大，膨大表面被覆单层立方上皮或扁平上皮，内为结缔组织和平滑肌组织（图10-8）。

图10-8 肺呼吸部光镜像（低倍）
1.呼吸性细支气管 2.肺泡囊 3.肺泡 4.肺内血管

（三）肺泡囊

每个肺泡管可分支形成 2～3 个**肺泡囊**（alveolar sac）。囊壁为肺泡，相邻肺泡之间无平滑肌，只有少量结缔组织，故切片中无结节状膨大（图 10-4、图 10-8、图 10-9）。

（四）肺泡

肺泡（pulmonary alveoli）是支气管树的终末部分，为半球形的囊泡，直径约 0.2mm，开口于肺泡囊、肺泡管或呼吸性细支气管，是肺进行气体交换的部位。成人肺约有 3 亿～4 亿个肺泡，总表面积可达 140m^2。肺泡壁很薄，由单层肺泡上皮和基膜组成。相邻肺泡之间有少量结缔组织，富含毛细血管和弹性纤维，称肺泡隔（图 10-9，图 10-10）。

1. 肺泡上皮　由 Ⅰ 型肺泡细胞和 Ⅱ 型肺泡细胞构成。

（1）Ⅰ 型肺泡细胞（type Ⅰ alveolar cell）覆盖肺泡约 95% 的表面积。细胞扁平状，含核的部分较厚，突向肺泡腔，无核部分胞质很薄，约 0.2μm 厚，参与构成气 – 血屏障，有利于进行气体交换（图 10-9）。电镜下，胞质内可见较多的吞饮小泡，小泡内有微小粉尘和表面活性物质，细胞可将它们转运到间质内清除（图 10-10）。Ⅰ 型肺泡细胞损伤后由 Ⅱ 型肺泡细胞增殖分化补充。

（2）Ⅱ 型肺泡细胞（type Ⅱ alveolar cell）位于 Ⅰ 型肺泡细胞之间，数量较 Ⅰ 型肺泡细胞多，但仅覆盖肺泡约 5% 的表面积。细胞呈立方形或圆形，胞核圆形，胞质着色浅，呈泡沫状（图 10-9）。电镜下，细胞游离面有短小的微绒毛，胞质可见较多呈球形的**板层小体**（lamellar body），直径 0.2～1μm，内有同心圆或平行排列的板层结构，含磷脂、蛋白质和糖胺多糖等（图 10-11）。板层小体内分泌物释入肺泡腔内，在肺泡上皮表面铺展成一层薄膜，称**表面活性物质**（surfactant），可降低肺泡表面张力，起到稳定肺泡大小的作用。

图 10-9　肺泡囊与肺泡光镜图（高倍）
1. 肺泡囊　2. Ⅰ 型肺泡细胞　3. Ⅱ 型肺泡细胞

肺巨噬细胞
Ⅰ 型肺泡细胞
毛细血管
基膜
肺泡孔
弹性纤维
肺巨噬细胞（尘细胞）
Ⅱ 型肺泡细胞
成纤维细胞

图 10-10　肺泡超微结构模式图

表面活性物质层
板层小体
Ⅱ 型肺泡细胞
Ⅰ 型肺泡细胞
毛细血管内皮
基膜

图 10-11　Ⅱ 型肺泡细胞超微结构模式图

呼气时肺泡缩小，表面活性物质密度增加，降低了肺泡表面张力，肺泡回缩力降低，防止肺泡塌陷；吸气时肺泡扩大，表面活性物质密度减小，肺泡回缩力增大，可防止肺泡的过度膨大。某些新生儿因Ⅱ型肺泡细胞发育不全，缺乏肺泡表面活性物质，肺泡的回缩力增大，肺泡难以扩张，导致呼吸困难，发生新生儿呼吸窘迫综合征。

2. 肺泡隔（alveolar septum） 为相邻肺泡间的薄层结缔组织，属肺间质的一部分，内有成纤维细胞、肺巨噬细胞、浆细胞、肥大细胞、淋巴管、神经纤维及密集的连续毛细血管和丰富的弹性纤维。其中的毛细血管网与肺泡壁Ⅰ型肺泡细胞相贴，共同构成气-血屏障，有利于气体交换。弹性纤维则起到回缩肺泡的作用，若因弹性纤维退化性变或者被破坏，使肺泡不能回缩，可导致肺气肿，影响肺的换气功能。

肺巨噬细胞（pulmonary macrophage）来源于血液中的单核细胞，广泛分布于肺间质内，但以细支气管以下的管道周围及肺泡隔内较多，有的可游走进入肺泡腔内。肺巨噬细胞具有活跃的吞噬功能，能吞噬清除进入肺泡和肺间质的尘埃和细菌等异物。吞噬尘埃颗粒后的巨噬细胞称为**尘细胞**（dust cell）。若心衰导致肺淤血，进入肺间质的红细胞可被肺巨噬细胞吞噬，此时的肺巨噬细胞因含大量含铁血黄素颗粒而被称为**心力衰竭细胞**（heart failure cell）。

3. 肺泡孔（alveolar pore） 是相邻肺泡间气体流通的小孔，直径 $10 \sim 15\mu m$，一个肺泡壁上可有一个或数个，可均衡肺泡间气体含量，当某个终末细支气管或呼吸性细支气管阻塞时，肺泡孔起侧支通气作用。但在肺部感染时，肺泡孔也成为炎症扩散的通道。

4. 气-血屏障（blood-air barrier） 是肺泡内气体与血液内气体进行交换所经过的结构，包括肺泡表面活性物质层、Ⅰ型肺泡细胞与基膜、薄层结缔组织、毛细血管基膜与内皮，有的部位两层基膜间无结缔组织，基膜融合。此结构厚 $0.2 \sim 0.5\mu m$，有利于气体的交换（图10-10）。

三、肺的血管

肺有两套血管，一套是完成气体交换功能的肺动脉和肺静脉；另一套是营养肺和支气管并运走其代谢产物的支气管动脉和支气管静脉。①肺动脉和肺静脉：为肺的功能血管。肺动脉入肺后不断分支并与各级支气管伴行直至肺泡周围，在肺泡隔内形成密集的毛细血管网，气体交换就在毛细血管网和肺泡间进行，然后毛细血管逐渐汇集成肺静脉出肺门。②支气管动脉和支气管静脉：前者为肺的营养血管。支气管动脉的分支随支气管的分支入肺，沿支气管树分支形成毛细血管，营养支气管和肺，其中毛细血管的血液一部分回流入支气管静脉，一部分与肺动脉的毛细血管网吻合，血液汇入肺静脉。

视　窗

PM2.5 对人类健康的影响

PM2.5 是指大气中直径 $\leqslant 2.5\mu m$ 的颗粒物，也称可入肺颗粒物。人体的生理结构决定了对 PM2.5 无过滤、阻拦能力，因此细颗粒物造成的灰霾天气对人体健康的危害甚至比沙尘暴更大。由于粒径 $>10\mu m$ 的颗粒物，会被挡在鼻外；粒径在 $2.5 \sim 10\mu m$ 之间的颗粒物，入上呼吸道后，部分可随痰液等排出体外，另外也会被鼻毛阻挡；但粒径 $<2.5\mu m$ 的细颗粒物，直径相当于人类头发的 1/10，其粒径小，富含大量有毒有害物质，还可成为病毒和细菌的载体，且在大气中的停留时间长、输送距离远，被吸入人体后会影响肺的气体交换，引发或加重呼吸系统疾病，甚至引起充血性心力衰竭和冠心病等，对人体危害很大。

第十一章
泌尿系统

扫一扫，查阅本章数字资源，含PPT、音视频、图片等

泌尿系统（urinary system）包括肾、输尿管、膀胱和尿道。肾是人体主要的排泄器官，以形成尿液的方式排出体内各种水溶性的代谢终产物、多余的水分、无机盐、药物及有害物质等，调节水盐代谢和电解质平衡。此外，肾还能产生多种激素和生物活性物质。

第一节　肾

肾表面有致密结缔组织构成的被膜。肾实质分为皮质和髓质（图 11-1）。皮质主要位于肾外周部，髓质大部分位于深部。髓质由 10 ～ 18 个**肾锥体**（renal pyramid）组成。肾锥体尖端钝圆，突入肾小盏内，称肾乳头，每个肾乳头上有 10 ～ 25 个乳头孔。肾锥体的底与皮质相接，从肾锥体底呈辐射状伸向皮质的条纹状结构称**髓放线**（medullary ray）。髓放线之间的肾皮质称**皮质迷路**（cortical labyrinth）。每一条髓放线及其周围的皮质迷路组成一个**肾小叶**（renal lobule）。每个肾锥体与相连的皮质组成一个**肾叶**（renal lobe）。肾锥体之间的皮质部分称**肾柱**（renal column）。

图 11-1　肾冠状剖面模式图

肾实质主要由大量**泌尿小管**（uriniferous tubule）组成。泌尿小管包括肾单位和集合管两部分，其间有少量结缔组织、血管和神经等，称肾间质。每个肾单位包括一个肾小体和一条与之相连的肾小管。肾小管汇入集合管，肾小体与肾小管的弯曲部分位于皮质迷路和肾柱内，肾小管的直行部分和集合管位于髓放线和肾锥体内。

一、肾单位

肾单位（nephron）是尿液形成的结构和功能单位，由肾小体和肾小管构成（表 11–1）。每个肾约有100万～200万个肾单位，肾单位平均长50～70mm。根据肾小体在皮质的位置不同，肾单位可分为浅表肾单位与髓旁肾单位两种（图 11–2）。肾小体分布于皮质浅层和中层的称浅表肾单位，约占总数的 85%，在尿液形成中起重要作用；肾小体分布于皮质深层的称髓旁肾单位，约占总数的 15%，对尿液的浓缩具有重要的生理意义。

表 11–1   肾单位的组成

肾单位	肾小体	血管球	
		肾小囊	
	肾小管	近端小管	近曲小管
			近直小管
		细段	髓襻
		远端小管	远直小管
			远曲小管

图 11–2   肾单位模式图

（标注：小叶间动脉、弓形集合小管、近曲小管、远曲小管、近端小管直部、远端小管直部、直小动脉、细段、出球微动脉、入球微动脉、球后毛细血管、弓形动脉、直集合小管）

（一）肾小体

肾小体（renal corpuscle）呈圆球形，直径 150～250μm，是肾单位的起始部。肾小体由血管球和肾小囊组成。肾小体有两个极，微动脉出入的一端称**血管极**（vascular pole），另一端与近端小管相连称**尿极**（urinary pole）（图 11–3、图 11–4）。

1. 血管球（glomerulus） 为肾小囊内一团盘曲的毛细血管，入球微动脉从血管极进入肾小囊后，先分成 4～5 个分支，然后每支再分出许多小支，形成襻状毛细血管网，最后汇集成一条出球微动脉，从血管极离开肾小囊（图 11–3、图 11–5）。因此，血管球是一种独特的动脉性毛细血管网。入球微动脉的管径较出球微动脉粗，故血管球内毛细血管的血压较高。毛细血管为有孔型，孔径 50～100nm，多无隔膜封闭。内皮细胞游离面的细胞衣富含带负电荷的唾液酸糖蛋白，

图 11-3 肾小体及球旁复合体立体模式图

致密斑
远曲小管
球外系膜细胞
入球微动脉
出球微动脉
球旁细胞
血管极
足细胞
肾小囊壁层
肾小囊腔
尿极
刷状缘
近曲小管

图 11-4 肾小体剖面模式图

肾小囊壁层
血管极
肾小囊脏层
毛细血管内皮
球内系膜细胞
血管球基膜
系膜基质
足细胞
肾小囊腔
尿极

对血液中的物质有选择性通透作用。

血管系膜（mesangium）又称**球内系膜**（intraglomerular mesangium），位于血管球毛细血管之间，主要由**球内系膜细胞**（intraglomerular mesangial cell）和系膜基质组成。球内系膜细胞形态不规则，细胞突起可伸至内皮与基膜之间；核染色深；胞质内含发达的粗面内质网、高尔基复合体和溶酶体；细胞突起内有微丝、微管和中间丝。球内系膜细胞能合成基膜和系膜基质的成分，参与基膜的更新和修复；吞噬和降解沉积在基膜上的免疫复合物，以维持基膜的通透性。系膜基质填充于球内系膜细胞之间，在血管球内起支持和通透作用。

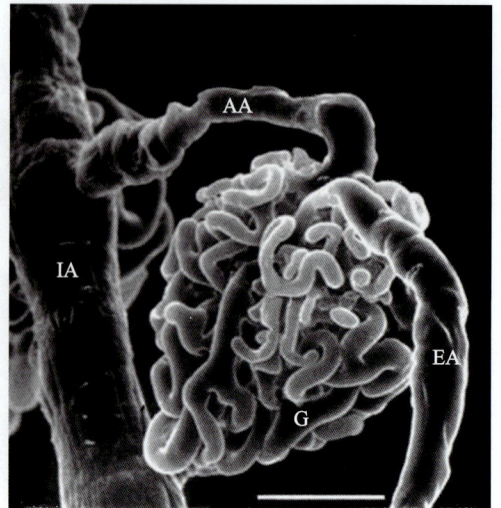

图 11-5 肾皮质血管铸型扫描电镜像

AA.入球微动脉　　EA.出球微动脉

IA.小叶间动脉　　G.血管球

2. 肾小囊（renal capsule） 为肾小管起始部膨大凹陷而成的双层盲囊。肾小囊壁由内、外两层组成，外层是单层扁平上皮，又称肾小囊壁层，在肾小体尿极处与肾小管上皮相连续，在血管极向内返折为肾小囊内层，又称肾小囊脏层，两层上皮间的腔隙为肾小囊腔，与近曲小管相通。脏层细胞特化成**足细胞**（podocyte）（图 11-6），扫描电镜下可见足细胞从胞体伸出几个粗大的初级突起，每个初级突起又发出许多指状的次级突起，有的次级突起还可发出少量的三级突起（图 11-7）。相邻足细胞的次级突起呈抱指状相互嵌合，形成栅栏状，紧贴在血管球基膜外表。相邻突起之间有宽约 25nm 的间隙，称**裂孔**（slit pore），裂孔上覆有 4 ～ 6nm 厚的**裂孔膜**（slit diaphragm）。突起内有许多微丝，微丝收缩可改变裂孔的大小，影响血管球的滤过率。

3. 血管球基膜（glomerulus basement membrane） 是位于血管球毛细血管内皮与足细胞突起及裂孔膜之间的膜状结构，成人厚约 330nm，婴幼儿厚约 110nm。在血管系膜侧基膜缺如，内皮直接与系膜相邻接（图 11-4）。电镜下血管球基膜分为三层，内、外层薄而稀疏，中层厚而致密。（图 11-8）。血管球基膜主要由Ⅳ型胶原蛋白、蛋白多糖和层粘连蛋白等组成，在血液滤过中起关键作用。

图 11-6 肾小体足细胞与毛细血管立体模式图

图 11-7　足细胞冷冻割断扫描电镜像

PB.足细胞胞体　PP.初级突起　PS.次级突起

RBC.红细胞

图 11-8　肾小体电镜像

EN.内皮　GB.血管球基膜　L1.肾小囊腔

L2.毛细血管腔　PO.足细胞　RBC.红细胞

4.滤过膜（filtration membrane）　为肾小体的滤过结构，当血液流经血管球毛细血管时，由于血管内血压较高，血浆中的部分成分经有孔内皮、毛细血管基膜、足细胞裂孔膜滤入肾小囊腔，血浆所经过的这三层结构称滤过膜或**滤过屏障**（filtration barrier）（图 11-8）。滤入肾小囊腔的滤液称**原尿**（primary urine），原尿除不含大分子蛋白质外，其余成分与血浆基本相似。滤过膜对水和电解质及小分子物质有高度通透性，而对血浆蛋白及一些大分子物质通透性极低。一般情况下，相对分子质量在 70kD 以下、直径 4nm 以下的物质可通过滤过膜，如葡萄糖、多肽、尿素、电解质、水等。成人一昼夜可形成原尿约 180L。若滤过膜受损，则大分子蛋白质甚至血细胞可经滤过膜漏出，形成蛋白尿或血尿。

（二）肾小管

肾小管（renal tubule）由单层上皮细胞及其基膜共同组成。肾小管全长约 31mm，依其结构和功能及分布的差异，可分为近端小管、细段和远端小管三部分，近端小管和远端小管又可分别分为曲部和直部两部分。近端小管直部、细段和远端小管直部形成一个"U"形襻，称**髓襻**（medullary loop），髓襻的下行支和上行支分别称降支和升支。近端小管曲部和肾小囊相续，远端小管曲部连接集合管（图 11-9）。肾小管具有重吸收、分泌和排泄等作用。

1.近端小管（proximal tubule）　是肾小管中最粗、最长的一段，管径 50～60μm，长约 14mm，约占肾小管总长的一半。

近端小管曲部简称**近曲小管**（proximal convoluted tubule），与肾小囊壁层上皮相续，管腔相对小而不规则，上皮细胞为锥形或立方形，胞体较大，细胞界限不清；核圆形靠近基底部；可见胞质嗜酸性强，细胞游离面有刷状缘，基部有纵纹（图 11-9、图 11-11）。电镜下，可见刷状缘由密集排列的微绒毛组成，将游离面表面积扩大约 36 倍，有利于重吸收（图 11-9）；细胞基底面有发达的质膜内褶，内褶间的胞质内有许多纵行排列的杆状线粒体；细胞的侧面有许多侧突，相邻细胞的侧突相互嵌合，故光镜下细胞界限不清（图 11-9、图 11-10）。细胞基部质膜上

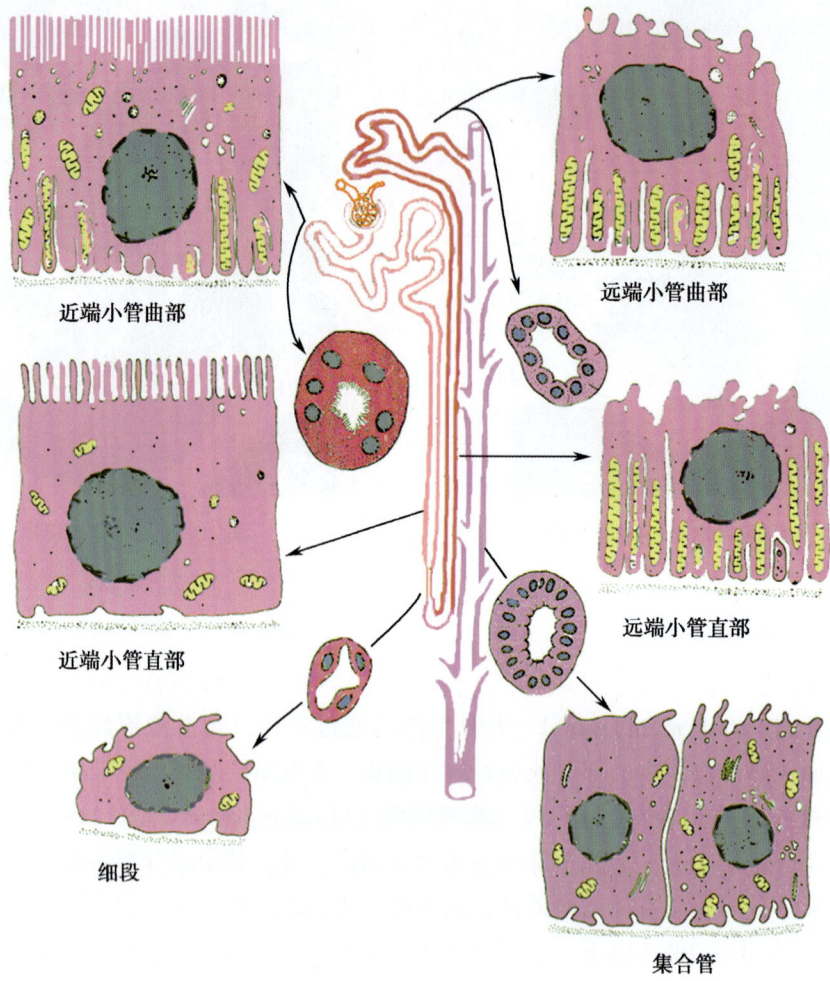

图 11-9 泌尿小管各段上皮细胞结构模式图

近端小管曲部

近端小管直部

细段

远端小管曲部

远端小管直部

集合管

微绒毛

侧突

质膜内褶

图 11-10 近曲小管上皮细胞超微结构立体模式图

图 11-11 致密斑、肾小管曲部光镜像（高倍）

△远端小管曲部 ☆近端小管曲部 ←致密斑

还有丰富的 Na^+-K^+-ATP 酶（钠泵），可将细胞内 Na^+ 泵至小管外肾间质中，完成 Na^+、K^+ 的主动运输。

近端小管直部简称**近直小管**（proximal straight tubule），其结构与曲部相似，但细胞略矮，微绒毛稍短，侧突和质膜内褶等结构均不如曲部发达。

近端小管的结构特点使其具有极强的重吸收功能，原尿中几乎全部氨基酸、葡萄糖、多肽和小分子蛋白质、维生素和 85% 的水分及无机盐离子等均在此段内进行重吸收。此外，近端小管还向腔内分泌 H^+、NH_3、肌酐、马尿酸等代谢产物；还能转运和排出血液中的一些外来物质如酚红、青霉素等。临床上利用酚红排泄试验检测近端小管的功能状态。

2. 细段（thin segment） 管径最细，约为 12μm，位于髓放线及肾锥体内。浅表肾单位的细段较短，参与组成髓襻降支；髓旁肾单位的细段较长，由降支再反折上行，参与构成升支。细段管壁为单层扁平上皮，细胞含核部分突向管腔，胞质染色浅，细胞游离面仅有少量短小的微绒毛。由于细段的管壁薄，有利于水和离子通透。

3. 远端小管（distal tubule） 远端小管的管径较近端小管细，30～45μm，管腔相对大而规则。管壁上皮细胞呈立方形，界限清楚；胞质呈弱酸性，着色较浅；核圆形、位于细胞中央或近管腔面，细胞基部纵纹明显，游离面无刷状缘（图 11-9、图 11-11）。

远端小管直部简称**远直小管**（distal straight tubule），其上皮细胞的基部质膜内褶很发达，褶深可达细胞顶部，褶间胞质内有纵行排列的大而长的线粒体（图 11-9）。基部质膜上有丰富的 Na^+-K^+-ATP 酶，能主动向间质转运 Na^+，使间质呈高渗，在浓缩尿液的过程中起重要作用。

远端小管曲部简称**远曲小管**（distal convoluted tubule），其超微结构与直部相似，微绒毛数量增加，但质膜内褶和线粒体不如直部发达。远曲小管细胞能重吸收 H_2O、Na^+，排出 K^+、H^+、NH_3 等，对维持体液的电解质及酸碱平衡起重要作用。它的功能活动受醛固酮和抗利尿激素的调节。醛固酮能促进此段吸收 Na^+ 和排出 K^+；抗利尿激素能促进此段对水的重吸收，使尿液浓缩，尿量减少。

二、集合管

集合管（collecting tubule）全长 20～38mm，可分为**弓形集合管**（arched collecting tubule）、

直集合管（straight collecting tubule）和**乳头管**（papillary duct）三段。弓形集合管呈弓形，一端与远曲小管相连，另一端连接直集合管。直集合管在髓放线和肾锥体内下行，至肾乳头改称乳头管，开口于肾小盏。集合管下行时沿途有许多远曲小管汇入，集合管管径由细（直径约40μm）逐渐变粗（直径200～300μm），管壁由单层立方上皮逐渐移行为单层柱状上皮，至乳头管为高柱状上皮。集合管管壁细胞界限清楚，胞质色淡，核圆、居细胞中央或靠近基底部。集合管具有重吸收 H_2O、Na^+，排 K^+ 的功能，使原尿进一步浓缩，受醛固酮和抗利尿激素的调节；还可受心钠素的作用，减少对水的重吸收而增多尿量（图11-12）。

图11-12　集合管光镜像（低倍）
C.集合管　D.远端小管直部　TS.细段

肾小体形成的原尿，经肾小管各段及集合管后，原尿中约99%的水、绝大部分营养物质和无机盐被管壁上皮重吸收，经球后毛细血管网进入血液，部分离子也在此进行交换；肾小管上皮细胞还主动分泌和排出机体的部分代谢产物。最后形成的浓缩液体称终尿，经乳头孔排入肾小盏。成人每天产生终尿1～2L，仅占原尿的1%左右。肾在泌尿过程中不仅排出机体的代谢产物，重吸收机体所需的营养物质，而且对维持机体水盐平衡和内环境的稳定起重要作用。

三、球旁复合体

球旁复合体（juxtaglomerular complex）又称**肾小球旁器**（juxtaglomerular apparatus），位于肾小体血管极处的三角形区域，由球旁细胞、致密斑和球外系膜细胞组成。致密斑为三角区的底，入球微动脉和出球微动脉为三角区两边，球外系膜细胞位于三角区中心。球旁复合体具有调节机体血压、水分及电解质平衡的作用（图11-3、图11-13）。

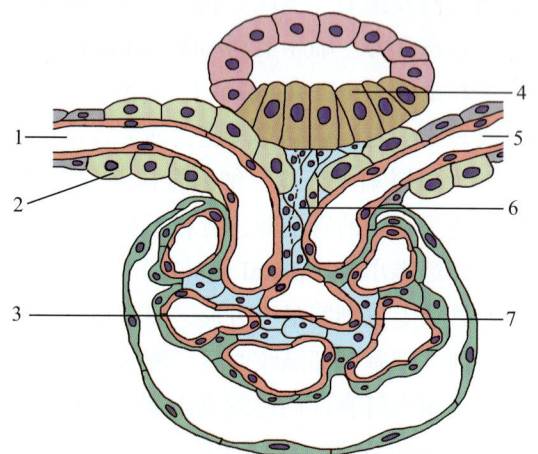

图11-13　球旁复合体模式图
1.入球微动脉　2.球旁细胞　3.毛细血管　4.致密斑
5.出球微动脉　6.球外系膜细胞　7.球内系膜细胞

1. 球旁细胞（juxtaglomerular cell） 主要由入球微动脉行至血管极处，其管壁中的平滑肌细胞转变为上皮样细胞而成。细胞体积大，呈立方形或多边形，核大，胞质弱嗜碱性。电镜观察，胞质内粗面内质网和核糖体丰富，高尔基复合体发达，肌丝少，有大量均质状分泌颗粒，内含肾素，可以通过胞吐方式释放到周围间质中。**肾素**（renin）是一种蛋白水解酶，能使血浆中的血管紧张素原变成血管紧张素Ⅰ，后者在肺血管内皮细胞分泌的转换酶作用下转变为血管紧张素Ⅱ，两者均可使血管平滑肌收缩而升高血压，增强滤过作用。血管紧张素还可刺激肾上腺皮质分泌醛固酮，促进肾远曲小管和集合管吸收 H_2O、Na^+，同时排出 K^+，使血容量增加，血压升高。

2. 致密斑（macula densa） 为远曲小管近血管极一侧的细胞，呈高柱状，排列紧密，形成一直径 40 ~ 70μm 的椭圆形隆起，由 20 ~ 30 个细胞组成，光镜下细胞着色浅，核椭圆形近细胞顶部。致密斑处的基膜常不完整，细胞基部有细小的突起，与邻近的球旁细胞和球外系膜细胞相连接。致密斑是一种离子感受器，可感受远端小管内滤液中 Na^+ 浓度的变化，并将信息传递给球旁细胞，改变肾素的分泌水平，从而调节远端小管和集合管对 Na^+ 的重吸收。

3. 球外系膜细胞（extraglomerular mesangial cell） 又称**极垫细胞**（polar cushion cell），与球内系膜细胞相延续且形态相似，球外系膜细胞与球旁细胞及球内系膜细胞之间有缝隙连接，可能与球旁复合体功能活动中信息传递有关。

四、肾间质

肾间质为肾内的少量结缔组织，内含血管、神经等，从皮质到乳头间质成分渐增多。肾间质内的**间质细胞**（interstitial cell）主要为成纤维细胞、巨噬细胞和载脂间质细胞。载脂间质细胞呈星形，有许多长突起，细胞内有特征性的嗜锇性脂滴颗粒，该细胞可合成间质内的纤维和基质，产生前列腺素。此外，间质细胞还产生促红细胞生成素，刺激骨髓中红细胞生成。

五、肾的血液循环

肾血液循环与肾功能密切相关。肾动脉入肾门后分成几支叶间动脉，行走于肾锥体之间。叶间动脉在肾锥体底处分支为弓形动脉，位于皮质和髓质之间（图 11-2）。弓形动脉发出若干小叶间动脉，呈放射状行走于皮质迷路内。小叶间动脉分支发出入球微动脉进入肾小体，形成血管球。浅表肾单位的出球微动脉离开肾小体后又分支形成球后毛细血管网，分布于肾近曲小管和远曲小管周围。毛细血管网依次汇合成小叶间静脉、弓形静脉和叶间静脉，与相应动脉伴行，最后形成肾静脉经肾门出肾。髓旁肾单位的出球微动脉不仅形成球后毛细血管网，还发出分支形成直小动脉直行于髓质，又返折为直小静脉，形成"U"形血管襻与髓襻伴行，直小静脉汇入小叶间静脉或弓形静脉（表 11-2）。

表 11-2 肾的血液循环

肾血液循环有如下特点：①肾动脉直接来自腹主动脉，血压较高，血流量大，肾脏每分钟血流量约 1200mL，相当于心输出量的 1/4 ～ 1/3，每 4 ～ 5 分钟人体内血液全部流经肾内被滤过一遍，其中 90% 进入肾皮质。②肾小体入球微动脉的管径大于出球微动脉，血管球的血压较高，有利于滤过。③形成两次毛细血管网，血管球为动脉性毛细血管网，起滤过作用，球后毛细血管网缠绕在泌尿小管周围，起营养及回收重吸收物质的作用。④直小血管在髓质内形成许多"U"形血管襻，并与髓襻伴行，有利于肾小管和集合管的重吸收和尿液的进一步浓缩。

六、肾的淋巴管和神经

肾有肾实质内淋巴丛和被膜淋巴丛。肾实质内的毛细淋巴管分布于肾单位周围，沿血管逐级汇成小叶间淋巴管、弓形淋巴管和叶间淋巴管，经肾门淋巴管出肾。被膜内的毛细淋巴管汇合成被膜下淋巴管，还可与肾内淋巴丛吻合，或汇入邻近器官的淋巴管。

肾的神经来自肾丛，包括交感神经和副交感神经，主要为交感神经，神经纤维从肾门入肾，分布于肾血管、肾间质、皮质迷路和球旁复合体。

七、肾的非泌尿功能

肾能产生多种激素或生物活性物质，主要有前列腺素、肾素 – 血管紧张素系统、激肽释放酶 – 激肽系统、促红细胞生成素、肾髓质血管降压脂等，这些激素在调节肾脏功能活动及机体的其他生理功能中具有重要意义。肾小管上皮还具有维生素 D_3 的第二次羟化功能，进而促进小肠对钙的重吸收和磷的转运，同时促进肾小管对钙、磷的重吸收和促进骨组织的重建。

第二节　排尿管道

进入肾小盏的终尿经肾大盏、肾盂、输尿管输送到膀胱，再经尿道排出体外。排尿管道各段的结构大致相同，均由黏膜、肌层和外膜构成。从肾盏到膀胱，管壁的三层结构逐渐变厚。

1. 黏膜　均由变移上皮和固有层结缔组织构成。从肾盏到膀胱，上皮细胞由 2 ～ 3 层增厚为 8 ～ 10 层。

2. 肌层　肾盏为少量环行平滑肌，输尿管上段为内纵、外环两层平滑肌，至输尿管下段及膀胱为内纵、中环和外纵三层平滑肌。

3. 外膜　仅膀胱顶部为浆膜，其余均为纤维膜。

视　窗

肾脏移植新突破

目前，肾移植面临着供体严重不足和移植后排斥反应两大难题。近年来，医学研究者试图通过重建肾和患者的免疫系统以解决这两大难题，并取得了一定成效。

2013 年，器官再生专家 Harald C. Ott 带领其团队，采用表面活性剂去除大鼠的肾脏细胞，只留下结缔组织支架，然后接种该人脐静脉细胞（用于形成血管）和新生大鼠的肾脏细胞（产生其他组织）以构成整个器官。该生物工程植入大鼠后，过滤大鼠的血液并产生了尿液。假设可以通过患者自身的肾支架进行再生，按照患者自身的需求重建肾，供体器官短缺和免疫排斥的问题便可以得到有效解决。虽然生物工程重建的肾用于人类器官移植还有很长的路要走，但 Ott 团队的工作为了解肾发育和修复提供了很好的思路和平台。

　　自 50 年前出现世界上首例移植手术起，科学家就不断寻找能"哄骗"机体接受外来器官而不排异的方法。最常用的方法是使用免疫抑制，但免疫抑制在治疗的同时增加了肿瘤的发病率，并可能引发肾功能衰竭及其他多种问题。近年来，研究者开发出一种新技术，在器官移植手术前几天通过静脉给药来抑制患者的免疫系统，而移植后再给患者输入供体的骨髓，重建一个全新的免疫系统，允许新的免疫细胞生长而不攻击移植的器官。相信随着医学技术和生物技术的发展，重建肾和免疫系统能更好地应用于临床，为更多的肾移植患者带来福音。

第十二章

皮　肤

皮肤（skin）被覆于身体表面，是人体最大的器官，约占成人体重的16%，面积随身高、体重的不同差异较大，总面积1.2～2.2m^2，厚度0.5～4mm，并随发育、年龄和局部特化而不同。皮肤由表皮和真皮构成，借皮下组织与深部组织相连（图12-1、图12-2）。皮肤内有毛、皮脂腺、汗腺和指（趾）甲等由表皮衍生而来的皮肤附属器。皮肤与外界直接接触，对人体有重要的屏障保护作用。皮肤及其附属器还具有分泌、排泄、吸收、调节体温和参与免疫应答等功能。此外，皮肤内有丰富的神经末梢，具有痛、温、触和压觉的感知功能。

角质层
汗腺导管
透明层
颗粒层
棘层
乳头层
基底层
小动脉
网织层
汗腺导管

小静脉

汗腺分泌部
神经
环层小体
皮下组织

图 12-1　手掌皮肤结构模式图

第一节 表 皮

表皮（epidermis）位于皮肤的浅层，与外界接触，由角化的复层扁平上皮构成。表皮平均厚度 0.1mm，手掌和足底最厚可达 1.5mm，眼睑处最薄约 0.04mm。表皮的细胞可分为角质形成细胞和非角质形成细胞两类。前者占表皮细胞的绝大多数，构成表皮的主体；后者数量少，分散在角质形成细胞之间。

一、表皮的分层和角化

根据角质形成细胞的分化程度及形态结构特征，可将表皮由基底面到表面分为五层：基底层、棘层、颗粒层、透明层和角质层（图 12-2）。分布在手掌和足底的表皮较厚，五层结构最典型；在颜面和腋窝等处的表皮较薄，颗粒层和透明层不明显，且角质层较薄。

图 12-2　手掌皮肤光镜图（低倍）

图 12-3　足底皮肤光镜像（低倍）

1. 基底层（stratum basale） 附着于基膜上，由一层低柱状或立方形的**基底细胞**（basal cell）构成（图 12-3）。胞核较大，圆形，HE 染色胞质呈强嗜碱性。电镜下，胞质内含丰富的游离核糖体，并且有分散或成束的角蛋白丝（又称张力丝）。基底细胞的相邻面有桥粒相连，细胞的基底面有半桥粒与基膜相连（图 12-4）。基底细胞是表皮的干细胞，具有活跃的分裂增殖能力，不断产生新的细胞并向表层迁移，以补充表层衰老脱落的细胞。因此，基底层又称**生发层**（germinal layer）。

图 12-4　角质形成细胞和黑素细胞超微结构模式图

2. 棘层（stratum spinosum） 由 4 ～ 10 层多边形细胞构成。胞体较大，核圆形胞质丰富，呈弱嗜碱性，细胞表面伸出许多细小的棘状突起，故称棘细胞（图 12-3）。电镜下，相邻细胞的突起由桥粒相连，胞质内含有许多游离核糖体，并含大量角蛋白丝，常成束分布，从核周呈放射状延伸附于桥粒上，胞质中有多个膜包被的卵圆形颗粒，内有明暗相间的平行板层，称**板层颗粒**（lamellar granule），主要含糖脂和固醇（图 12-4）。此层细胞彼此牢固相连，故有较大的张力和内聚力。

3. 颗粒层（stratum granulosum） 由 3 ～ 5 层梭形细胞构成，细胞界限清楚，胞核和细胞器渐趋退化。颗粒层细胞由棘细胞转化而成，胞质内出现许多大小不等、形态不规则的**透明角质颗粒**（keratohyalin granule），HE 染色呈强嗜碱性（图 12-2、图 12-3）。电镜下，颗粒无膜包裹，呈致密均质状，角蛋白丝常穿入透明角质颗粒中（图 12-4）。胞质中板层颗粒增多，并以胞吐方式将糖脂类物质排入细胞间隙中，有助于上皮细胞间的互相黏合，增强表皮的牢固性，又是阻止水溶性物质透过的主要屏障。

4. 透明层（stratum lucidum） 在无毛的厚表皮中易见。此层由 3～4 层扁平细胞构成，在 HE 染色切片上细胞界限不清，胞质均质透明（图 12-3），呈强嗜酸性，折光性强，胞核和细胞器已消失，其超微结构与角质层相似。透明层可以有效阻止水分子通过。

5. 角质层（stratum corneum） 为表皮的表层，由多层扁平的**角质细胞**（horny cell）构成。细胞均为完全角化的死细胞，无胞核和细胞器，胞质内充满角蛋白。HE 染色切片上，细胞呈均质状，轮廓不清（图 12-2、图 12-3），易被伊红着色。电镜下，胞质中密集的角蛋白丝与均质状物质结合形成的复合体为角蛋白。胞膜内面附有一层不溶性外皮蛋白，使胞膜厚而坚固。角质细胞互相嵌合，细胞间隙充满由板层颗粒排出的糖脂类物质。浅层细胞间桥粒已解体，细胞连接松散，脱落后形成皮屑（图 12-4）。

角质层构成皮肤重要的保护层，使皮肤能耐受摩擦，阻挡外来物质的侵害，并能防止体内水分的丢失。角质形成细胞不断更新，位于基底部的细胞不断增殖，以补充表面脱落的细胞。从表皮的基底层到角质层的结构变化，反映了角质形成细胞增殖、分化、迁移，由幼稚到成熟以至死亡和脱落的动态变化过程，同时也是逐渐形成角蛋白的角化过程，此过程称**角质形成**（keratinization）。表皮角质形成细胞不断脱落和更新的周期为 3～4 周。

二、非角质形成细胞

非角质形成细胞分散于角质形成细胞之间，数量较少，包括黑素细胞、朗格汉斯细胞和梅克尔细胞等（图 12-5）。

1. 黑素细胞（melanocyte） 是生成黑色素的细胞，多分布于基底细胞之间，胞体较大，有许多突起伸入基底层和棘层细胞之间（图 12-4、图 12-5）。该细胞 HE 染色不易辨认，银染法和多巴（DOPA）反应可显示该细胞的形态。电镜下，胞质内有丰富的游离核糖体、粗面内质网和高尔基复合体，同时还有特征性的**黑素体**（melanosome）。黑素体由高尔基复合体产生，为有膜包被的

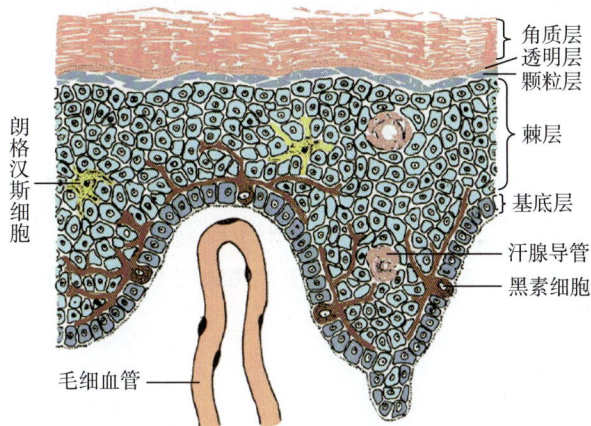

图 12-5 表皮结构模式图

椭圆形小体，内含酪氨酸酶，能将酪氨酸转化成黑色素。当黑素体内充满黑色素则称**黑素颗粒**（melanin granule）。黑素颗粒由胞体移入突起末端，进而转移到邻近的角质形成细胞内。黑色素能吸收紫外线，保护表皮深层的幼稚细胞免受辐射损伤，紫外线可刺激酪氨酸酶的活性，促进黑色素的合成。

不同人种的黑素细胞数量无明显差异。人种间肤色的差异主要取决于黑素细胞的活性、黑素颗粒的数量和大小，以及黑素颗粒在角质形成细胞内的分布和分解速度。黑种人的黑素颗粒多而大，分布于表皮全层；白种人的黑素颗粒少而小，主要分布于基底层；黄种人介于二者之间。黑素细胞的分布在同一个体的体表不同区域中也有变化，一般来说，外生殖器区域最多，其次是面部，腿部最少。

皮肤白斑时黑素细胞数量减少或缺失，白化病患者的黑素细胞数量正常，但缺乏酪氨酸酶，故不能合成黑色素。

2. 朗格汉斯细胞（Langerhans cell） 分散在表皮的棘细胞之间，是一种有树突状突起的细

胞（图 12-5）。在 HE 染色切片上细胞呈圆形，胞核着色较深，胞质很淡。电镜下，可见胞质内含较多的溶酶体和一种网球拍状的**伯贝克颗粒**（Birbeck granule），有膜包裹。朗格汉斯细胞是皮肤免疫功能的重要细胞，属抗原提呈细胞，能捕获和处理侵入皮肤的抗原，并将抗原传递给 T 细胞，参与免疫应答。在接触性过敏、抗病毒感染、排斥异体移植组织及对表皮癌变细胞的免疫监视中发挥重要作用。

3. 梅克尔细胞（Merkel cell）　大多位于表皮基底细胞之间，细胞数量很少，但指尖处分布较多。在 HE 染色切片上不易辨认。电镜下，细胞呈扁圆形，具有短指状突起伸入角质形成细胞之间，并以桥粒与之相连，胞质内有许多含致密核心的小泡，多聚集在细胞基底部。细胞基底面与感觉神经末梢紧密接触，形成类似于突触的结构。梅克尔细胞能感受触觉或其他机械刺激。

第二节　真　皮

真皮（dermis）位于表皮深面，由结缔组织构成，与表皮牢固相连。真皮深部与皮下组织连接。真皮可分为乳头层和网织层，两者之间无明显界限。身体各部位真皮的厚薄不等，一般为 1～2mm。

1. 乳头层（papillary layer）　为紧靠表皮的薄层结缔组织，纤维较细密，细胞较多。此层的结缔组织向表皮底部突出，形成许多乳头状的凸起，称**真皮乳头**（dermal papillae），使表皮与真皮的连接面增大，有利于两者牢固连接，也有利于表皮从真皮的组织液中获得营养（图 12-2、图 12-3）。乳头层含丰富的毛细血管和游离神经末梢，在手指掌侧面真皮乳头内有较多的触觉小体（图 12-3）。

2. 网织层（reticular layer）　为乳头层下方较厚的不规则致密结缔组织，为真皮的主要部分，与乳头层无明显的分界。网织层的胶原纤维粗大并交织成网，弹性纤维和网状纤维夹杂其间，使皮肤有较大的韧性和弹性。此层内有许多血管、神经和淋巴管，深部常见环层小体（图 12-1、图 12-2）。

第三节　皮下组织

皮下组织（hypodermis）即解剖学所称的浅筋膜，由疏松结缔组织和脂肪组织构成（图 12-1、图 12-2），将皮肤与深部组织相连。皮下组织的胶原纤维与真皮相连续，使皮肤具有一定的可动性。皮下组织内还含有较大的血管、淋巴管、神经，毛囊根部和汗腺分泌部常延伸至此层（图 12-6）。皮下组织的厚薄随个体、年龄、性别和部位而异。皮下组织还有缓冲、保暖和储存能量等作用。

第四节　皮肤的附属器

皮肤的附属器均由表皮衍生而来，主要包括毛、皮脂腺、汗腺和指（趾）甲等。

一、毛

人体除手掌、足跖、口唇、乳头、龟头等部位外，大部分皮肤均有**毛**（hair）。毛由毛干、毛根和毛球组成（图 12-6、图 12-7）。

　　毛干是露出皮肤外的部分，埋于皮肤内的称毛根，毛干和毛根由紧密排列的角化上皮细胞构成，细胞内充满角蛋白并含有数量不等的黑素颗粒。毛根包在由上皮和结缔组织构成的毛囊内。毛囊分内外两层，内层为上皮根鞘，包裹毛根，与表皮相连续，其结构与表皮相似；外层为结缔组织鞘，由致密结缔组织构成。毛根和毛囊下端合为一体，形成膨大的毛球。毛球底部凹陷，有结缔组织突入，称毛乳头，内含丰富的血管和神经，可供应毛的营养，对毛的生长有诱导作用（图 12-7、图 12-8 ）。

图 12-6　头皮光镜图（低倍）

图 12-7　皮肤附属器模式图

毛和毛囊斜行在皮肤内，在它们与皮肤表面呈钝角的一侧，有一束平滑肌连接毛囊和真皮乳头层，称立毛肌（图12-7、图12-9）。立毛肌受交感神经支配，收缩时使毛竖立并促进皮脂腺分泌。寒冷或惊恐刺激可使立毛肌收缩。

毛球是毛和毛囊的生长点，此处的上皮细胞较幼稚，称毛母质细胞，有活跃的分裂增殖能力，新细胞向上推移，形成新的毛根和上皮根鞘细胞。毛球处有黑素细胞，产生黑色素供应新生的毛根上皮细胞，毛发颜色取决于毛干内角化细胞中的黑色素含量。黑色素颗粒缺乏时，毛发呈白色。

毛具有一定的生长周期，身体各部位毛的生长周期长短不等。生长期的毛囊长，毛球和毛乳头也大，此时毛母质细胞分裂活跃，使毛生长；由生长期转入退化期，即为换毛的开始，此时毛囊变短，毛球和毛乳头萎缩变小，毛母质细胞停止分裂并发生角化，毛与毛球、毛囊连接不牢，故毛易脱落。在下一个周期开始时，毛囊底端形成新的毛球和毛乳头，开始生长新毛。新毛长入原有的毛囊内，将旧毛推出，新毛伸到皮肤外面。

图12-8　人头皮光镜图（高倍）

图12-9　人头皮皮脂腺和立毛肌光镜图（高倍）

二、皮脂腺

皮脂腺（sebaceous gland）为泡状腺，位于毛囊和立毛肌之间。导管为复层扁平上皮，多开口于毛囊上段，也可直接开口在皮肤表面（图12-7、图12-9）。腺泡周边为一层较小的干细胞，它们不断分裂增殖，部分子细胞胞质中形成的脂滴越来越多，细胞向腺泡中心移动。腺泡中心的细胞较大，呈多边形，核固缩，位胞质内充满脂滴。分泌时，整个腺细胞解体，连同脂滴一起排出，即为皮脂。皮脂腺的发育和分泌受性激素的调节，青春期分泌活跃。皮脂含多种脂肪酸，可滋润皮肤及毛，还有一定的杀菌作用。皮脂分泌过多，腺导管阻塞，易形成痤疮（粉刺）；皮脂分泌过少，皮肤与毛发干枯，失去光泽。

三、汗腺

汗腺（sweat gland）又称**外泌汗腺**（eccrine sweet gland），为一条弯曲的单管状腺，分为分泌部和导管（图12-10）。遍布于全身的皮肤内，在不同部位的皮肤内，汗腺数目有显著差别，以手掌、足底、腋窝等处最多。分泌部位于真皮深部及皮下组织内，为一段盘曲成团的管道，管腔较小，管壁由单层锥体形、立方形或矮柱状腺细胞构成，具有分泌汗液的功能。在腺细胞和基膜之间，分布有肌上皮细胞，其收缩可促进汗液的排出。导管的管壁由两层染色较深的立方细胞围成，管腔较细而直。导管经真皮进入表皮后失去管壁，呈螺旋状走行于表皮细胞间，开口于皮肤表面的汗孔（图12-1、图12-3）。腺细胞分泌的汗液除含大量水分外，还含有钠、钾、氯、乳酸盐及尿素。汗液分泌是身体散热的主要方式，对调节体温起重要作用，还能辅助某些药物排泄。

此外，在腋窝、乳晕和会阴等处分布有一种大汗腺，称**顶泌汗腺**（apocrine sweet gland）。其分泌物为较黏稠的乳状液，含蛋白质、碳水化合物和脂类等。分泌物被细菌分解后产生特别的气味，分泌过盛而致气味过浓时，则称狐臭。顶泌汗腺受性激素的影响，青春期分泌旺盛，老年时退化。

图12-10 汗腺光镜图（高倍）

导管

分泌部

四、指（趾）甲

指（趾）甲由甲体及其周围和下面的几部分组织组成。甲体是长在指（趾）末节背面的外露部分，为坚硬透明的长方形角质板，由多层连接牢固的角质细胞构成。甲体下面的组织称甲床，由未角化的复层扁平上皮和真皮组成。甲体的近端埋在皮肤所形成的深凹内，称甲根。甲体周缘的皮肤称甲襞，甲体两侧嵌在皮肤所形成的甲襞内，甲体和甲襞之间称甲沟。甲根附着处的甲床上皮称甲母质，该部位细胞增生活跃，它是甲体的生长区。指（趾）甲受损或拔除后，只要甲母质保留，甲仍能再生。

第五节　皮肤的再生与增龄变化

正常情况下皮肤表皮、真皮和皮肤附属器不断更新，此为生理性再生。皮肤受到损伤后的再生和修复，则称补偿性再生。补偿性再生过程和修复时间，因受伤的面积和深度而异。小面积的损伤，数天即能愈合，且不留瘢痕；较大而深的损伤，再生过程复杂，修复时间长，其再生过程是：损伤处发生凝血，单核细胞进入创伤组织中分化成为巨噬细胞，清除受损组织，并释放趋化物质吸引成纤维细胞和内皮细胞至创伤部位，成纤维细胞活跃地产生纤维和基质，毛细血管长入，形成新的结缔组织以修补伤口，此富含毛细血管的新生组织称肉芽组织。肉芽组织作为一种供应营养的底物，使表皮细胞在其上面生长。创伤后几小时，伤口边缘正常的表皮基底细胞即可增殖，并向创面迁移。残存的毛囊和汗腺上皮均可增殖，形成覆盖创面的上皮小岛。最后创面全被新生的表皮细胞覆盖，此表皮细胞继续增生分化形成表皮其他各层细胞，表皮下的肉芽组织渐由致密结缔组织替代。若创伤面积大而伤口又较深，表皮生长速度较受伤处结缔组织生长速度慢，新生的上皮不能覆盖伤口，则形成由致密结缔组织构成的瘢痕。临床上，常用植皮的方法来促进创面的修复。

随着年龄的增长，皮肤的结构和形状有很大的变化：新生儿的皮肤很薄，表皮的角质层也较薄，真皮内毛细血管网丰富，皮肤呈红色。青春期后，在性激素的作用下，皮肤的结构和生理活动达到成熟。老年人皮肤呈现衰老变化，表皮变薄，真皮乳头变低，网状纤维消失，弹性纤维逐渐失去弹性，甚至裂成片段，皮肤逐渐变松变薄，以致出现皱纹；汗腺和皮脂腺萎缩，毛孔开大，皮肤干枯；皮肤组织中自由基等累积，出现老年性色素斑（老年斑）。

视　窗

面肤是五脏之镜

中医学认为，人体是一个有机整体，以五脏为中心，配以六腑。五脏，即心、肝、脾、肺、肾，它们虽然深居胸腹之中，却能将所制造的各种物质源源不断地供给头面。面部皮肤靠脏腑之气血濡养，通过面部皮肤的改变可以测知脏腑的功能状态。

心有推动血液在脉管内运行的作用，《黄帝内经》曰"心主血脉，其华在面"。心气充沛，血液充盈，则面部红润而有光泽。若心血亏少，则面色淡白；若心血暴脱，则面色苍白；若心血瘀阻，则面色青紫。

肝有贮藏血液和调节血量的作用，因此肝有"人身血库"之称。若肝有病，失去藏血功能，就会出现面部皮肤偏青色而枯槁。若肝疏泄功能失常，表现在面部皮肤则会呈现青色或黄褐斑。

中医称脾为"后天之本""气血生化之源"。只有脾的功能正常，皮肤才能有充分的营养而健康，面部红润，容光焕发。若脾气虚弱，气血不充，则会出现精神萎靡，面色萎黄，或面如土色，暗淡无光，皮肤干燥不润泽，或面部出现皱纹，肌肉松弛。

肺主气，古人云"肺主一身之皮毛"。人的皮肤和毛发的荣枯与肺的功能有直接关系。若肺气虚弱，则皮毛憔悴枯槁，而其因肌肤不固使面部皮肤易遭受外邪六淫入侵，致面部易染诸疮之疾。

古人称肾为"先天之本"。肾功能正常，则面部皮肤有弹性。若肾气虚损，则体内水液代谢失去平衡，在面部则表现为眼睑浮肿、松弛，皮肤无光泽，因此人面部的早衰与肾关系十分密切。

第一节　眼

眼是视觉器官,主要由眼球及其附属结构构成。眼球近似球形,由眼球壁和内容物组成(图13-1、图13-2)。眼附属结构包括眼睑、泪器和眼外肌。在此仅介绍眼球的内容。

图 13-1　眼球结构模式图

图 13-2　眼球前半部切面模式图(图 13-1 方框部分放大)

一、眼球壁

眼球壁由外向内依次为纤维膜、血管膜和视网膜三层（图 13-1、图 13-3）。

（一）纤维膜

纤维膜主要由致密结缔组织构成，前 1/6 为角膜，后 5/6 为巩膜，两者之间的过渡区域为角膜缘。

1. 角膜（cornea） 为无色透明的圆盘状结构，略向前方突出。角膜中央较薄，平均 0.5mm，周边部较厚，平均 1.0mm。角膜不含血管，其营养由角膜缘血管和房水供应。角膜组织结构由前至后分为 5 层（图 13-4）。

图 13-3　眼球壁光镜图（低倍）

图 13-4　角膜光镜图（低倍）

（1）角膜上皮（corneal epithelium） 为未角化的复层扁平上皮，由 5～6 层排列整齐的细胞构成。角膜表层为扁平细胞，故表面光滑。基底层细胞排列整齐，无乳头，无色素，其再生能力强，损伤后容易修复。上皮内有丰富的游离感觉神经末梢，因此角膜感觉敏锐。

（2）前界层（anterior limiting lamina） 为不含细胞的均质状薄膜，由基质和胶原原纤维构成，此层损伤后不能再生。

（3）角膜基质（corneal stroma） 约占整个角膜厚度的 90%，主要由大量的胶原原纤维平行排列，形成与表面平行的胶原板层结构。邻层之间的纤维排列方向相互垂直。每层之间有少量的成纤维细胞和基质，基质中含较多的水分。上述结构特点是角膜透明的重要原因。当角膜损伤波及此层，易形成不透明的瘢痕，影响视力。

（4）后界层（posterior limiting lamina） 结构与前界层类似，但更薄。损伤后可由角膜内皮再生。

（5）角膜内皮（corneal endothelium） 为单层扁平上皮，细胞间有紧密连接。参与后界层的形成与更新。

2. 巩膜（sclera） 呈乳白色，不透明，由致密结缔组织构成，质地坚韧，为眼球壁的重要保护层（图 13-3、图 13-5）。与角膜交界处向前内侧伸出一环嵴状突起，称**巩膜距（sclera spur）**，是小梁网和睫状肌的附着部位。巩膜距的前外侧有一环行的管道，称**巩膜静脉窦**（scleral venous sinus），管壁由内皮、不连续的基膜和薄层结缔组织构成。巩膜静脉窦内侧为**小梁网**（trabecular meshwork），由角膜基质纤维、后界层和角膜内皮扩展形成。小梁之间的孔隙为小梁间隙，小梁间隙与巩膜静脉窦相通，为房水循环的重要结构（图 13-5）。巩膜前部的表面有球结膜覆盖，球结膜的复层扁平上皮与角膜上皮连续。

角膜与巩膜交界处的移行区（图 13-5），称**角膜缘**（corneal limbus），此处血管丰富，外伤时易出血。角膜缘上皮基底层细胞具有干细胞特征，它们不断增殖，向角膜中央方向移动，补充角膜基底层细胞。

图 13-5　巩膜 - 角膜移区光镜图（低倍）

（二）血管膜

血管膜位于纤维膜的深面，由富含血管和色素细胞的疏松结缔组织构成。从前向后依次为虹膜、睫状体和脉络膜。

1. 虹膜（iris）　角膜后方的圆盘状薄膜，周边与睫状体相连，中央为**瞳孔**（pupil）。虹膜由前向后可区分出几种构成部分（图 13-6）。前缘层，由一层不连续的成纤维细胞和色素细胞构

图 13-6　虹膜光镜图（高倍）

成。虹膜基质，较厚，为富含血管和色素细胞的疏松结缔组织，其中色素细胞的多少和所产生色素的量决定虹膜的颜色。瞳孔括约肌和瞳孔开大肌：前者位于瞳孔的边缘，呈环行排列，受副交感神经支配，收缩时使瞳孔缩小；后者位于瞳孔括约肌的外侧，呈放射状排列，受交感神经支配，收缩时使瞳孔开大。虹膜上皮，一般认为分两层，前层是肌上皮细胞，即瞳孔开大肌层，但也有观点认为包括瞳孔括约肌和瞳孔开大肌；后层细胞体积较大，呈立方状或柱状，胞质内充满色素颗粒。

2. 睫状体（ciliary body） 位于虹膜与脉络膜之间，在眼球矢状切面上呈三角形。睫状体后部平坦，前部有数十个睫状突，并借睫状小带与晶状体相连（图 13-2、图 13-5）。**睫状小带**（ciliary zonule）呈纤维状，由微原纤维借蛋白多糖黏合而成。睫状体自外向内可分为睫状肌、基质和上皮。睫状肌为平滑肌，是睫状体的主要组成成分。肌纤维方向有纵行、放射状和环行三种，均受副交感神经支配，当收缩或舒张时，可使睫状体前后移动，使睫状小带松弛或收缩，从而改变晶状体的位置和曲度以调节焦距。基质为疏松结缔组织，含丰富的血管和色素细胞；上皮由两层细胞构成，外层为立方形的色素上皮细胞，内层为立方形或矮柱状的非色素上皮细胞，可分泌房水。

3. 脉络膜（choroid） 为血管膜的后 2/3 部分，衬于巩膜内面，为富含血管和色素细胞的疏松结缔组织。与视网膜相贴的最内层为一均质透明的薄膜，称玻璃膜，由纤维和基质组成。

（三）视网膜

视网膜（retina） 位于血管膜的内面，根据有无感光作用分为盲部和视部，两者的交界处是锯齿缘（图 13-2）。盲部包括虹膜上皮和睫状体上皮，视网膜一般常指视部而言。视网膜主要由四层细胞构成，由外向内依次是色素上皮层、视细胞层、双极细胞层和节细胞层（图 13-7）。

A. 光镜图（高倍）　　　　　　　　　　　　B. 结构模式图

图 13-7　视网膜

1. 色素上皮层 由单层立方的**色素上皮细胞**（pigment epithelial cell）构成，上皮基底面紧贴玻璃膜。顶部有许多细长的突起伸入视细胞的外节之间，但与其并不连接。细胞的主要特点是胞质内含许多粗大的黑素颗粒和吞噬体。黑素颗粒可吸收紫外线，以保护视细胞的感光部分不被强光破坏；吞噬体内常见被吞入的视细胞膜盘。色素上皮细胞还具有储存维生素 A 的功能。

2. 视细胞层　视细胞（visual cell）又称**感光细胞**（photoreceptor cell），为视觉传导通路的第一级神经元。细胞分为胞体、外突（即树突）和内突（即轴突）三部分。胞体是细胞核所在部位，略显膨大。外突中段有一缩窄将其分为内节和外节，内节是合成蛋白质的部位，有丰富的线粒体、粗面内质网和高尔基复合体；外节为感光部位，含有大量平行排列的**扁平状膜盘**（membranous disc），由外节基部一侧的胞膜向胞质内陷形成，膜中含有能感光的镶嵌蛋白质。内突末端主要与双极细胞形成突触联系。根据外突形状和感光性质不同，视细胞分为视杆细胞和视锥细胞两种。

（1）视杆细胞（rod cell）　数量较多，胞体细长，核小，染色深，外突呈杆状（视杆），内突末端膨大呈小球状。外节中的膜盘与表面细胞膜分离，形成独立的膜盘，膜盘由基部不断产生，并逐渐推移至外节顶端，而顶端衰老的膜盘不断脱落，被色素上皮细胞吞噬。膜盘的感光蛋白称**视紫红质**（rhodopsin），感受弱光。视紫红质由 11- 顺视黄醛和视蛋白构成。维生素 A 是合成 11- 顺视黄醛的原料。当人体维生素 A 不足时，视紫红质缺乏，导致弱光下视力减退，称夜盲症。

（2）视锥细胞（cone cell）　数量较少，外形较视杆细胞粗壮，核较大，染色较浅，外突呈圆锥形（视锥），内突末端膨大呈足状，可与一个或多个双极细胞形成突触。视锥外节的膜盘大部分与细胞膜不分离，顶端膜盘也不脱落，只是感光物质不断更新。其感光物质称**视色素**（visual pigment），感受强光和颜色。视色素也由 11- 顺视黄醛和视蛋白构成，但视蛋白的结构与视杆细胞的不同。人类有三种视锥细胞，分别含有红敏色素、绿敏色素和蓝敏色素。若缺少感红光（或绿光）的视锥细胞，则不能分辨红（或绿）色，为红（或绿）色盲。

3. 双极细胞层　双极细胞（bipolar cell）为视觉传导通路的第二级神经元，是连接视细胞和节细胞的纵向中间神经元，其树突与视细胞的内突形成突触，轴突与节细胞形成突触。大多数双极细胞可与多个视细胞和节细胞形成突触联系；少数双极细胞只与一个视锥细胞和一个节细胞联系，这种双极细胞称侏儒双极细胞，它们多位于视网膜中央凹边缘。

此层内还有三种中间神经元，即水平细胞、无长突细胞和网间细胞。它们发出突起与邻近细胞之间形成广泛的突触联系，构成局部环路，参与视觉信号的传导和调控。

4. 节细胞层　节细胞（ganglion cell）为视觉传导通路的第三级神经元，是具有长轴突的多极神经元。大多为单层排列，其树突主要与双极细胞形成突触。多数节细胞胞体较大，与多个双极细胞形成突触联系；少数为胞体较小的侏儒节细胞，只与一个侏儒双极细胞形成突触。节细胞的轴突粗细不等，向眼球后极汇聚形成视神经穿出巩膜。

神经胶质细胞：主要是**放射状胶质细胞**（radial neuroglial cell），又称**米勒细胞**（Müller cell）。细胞呈柱状，其胞核位于双极细胞层，胞体贯穿除色素上皮外的视网膜全层，沿途向侧面发出许多放射状突起，充填于神经元之间。米勒细胞具有营养、支持、绝缘和保护作用。

黄斑（macula lutea）是视网膜后极的一浅黄色区域，正对视轴处，中央有一小的浅凹，直径 1 ～ 3mm，称**中央凹**（central fovea）（图 13-8）。中央凹是视网膜最薄的部分，厚度仅 0.1 mm，只有色素上皮细胞和视锥细胞。视锥细胞与侏儒双极细胞、侏儒节细胞之间形成一对一的联系，能精确传导视觉信息。此处的双极细胞和节细胞均斜向外周排列，故光线可直接落在视锥细胞上。因此，中央凹是视觉最敏锐的部位。

视神经乳头（papilla of optic nerve）又称**视盘**（optic disc）。视神经乳头位于黄斑的鼻侧，是

视神经穿出眼球的部位，此处无感光细胞，故又称盲点（图13-8）。

A.黄斑中央凹（低倍）　　　　　　B.视神经乳头

图13-8　黄斑中央凹和视神经乳头光镜图

二、眼球内容物

包括房水、晶状体和玻璃体，均无色透明，与角膜共同组成眼的屈光介质。

（一）晶状体

晶状体（lens）为具有弹性的双凸透明体，由睫状小带悬于睫状体上。晶状体表面包有薄层晶状体囊，囊壁由基膜和胶原原纤维构成。晶状体的前表面有一层立方形细胞构成的晶状体上皮。赤道部上皮保持分裂能力，在向赤道部中心移行过程中，上皮渐变为柱状，最后分化为**晶状体纤维**（lens fiber），构成晶状体的实质。实质中心部的纤维衰老变硬，胞核消失，含水量减少，形成晶状体核。晶状体内无血管和神经，由房水供给营养。老年人晶状体弹性减退，透明度降低，甚至混浊，形成老年性白内障。

（二）玻璃体

玻璃体（vitreous body）位于晶状体、睫状体与视网膜之间，外包透明的玻璃体膜，内为无色透明的胶状体，水分约占99%，还含有胶原原纤维、玻璃蛋白、透明质酸和少量细胞。

（三）房水

房水（aqueous humor）为无色透明的液体，充满于眼房内，由睫状体的血管渗出和非色素上皮细胞分泌而成。房水从后房经瞳孔至前房，继而在前房角经小梁间隙进入巩膜静脉窦，最终回流入血液循环。房水具有屈光、营养晶状体和角膜以及维持眼压的作用。房水的产生和回流保持动态平衡，若回流受阻，引起眼压增高，可能会导致青光眼。

第二节　耳

耳由外耳、中耳和内耳组成。外耳和中耳收集并传导声波，内耳感受听觉和位觉。

一、外耳

外耳由耳郭、外耳道和鼓膜构成。耳郭以弹性软骨为支架，外包被薄层皮肤。外耳道的皮肤内有耵聍腺，结构类似大汗腺，腺体分泌物和脱落的上皮细胞混合形成耵聍。**鼓膜**（tympanic membrane）为椭圆形的半透明薄膜，分隔外耳道与中耳。鼓膜外表面为复层扁平上皮，中间为薄层结缔组织，内表面为单层立方上皮。

二、中耳

中耳包括鼓室、咽鼓管等。鼓室腔面和三块听小骨表面覆有薄层黏膜。咽鼓管近鼓室段的黏膜上皮为单层柱状，近鼻咽段为假复层纤毛柱状上皮，固有层内有混合腺。

三、内耳

内耳位于颞骨岩部，由**骨迷路**（osseous labyrinth）和**膜迷路**（membranous labyrinth）组成。骨迷路由前至后依次分为耳蜗、前庭和骨半规管，它们互相通连，腔面覆以骨膜。膜迷路悬系在骨迷路内，形态与骨迷路相似，也相应地分为三部分，即膜蜗管、膜前庭（椭圆囊、球囊）和膜半规管，三者也相互通连。膜迷路管壁的黏膜由单层扁平上皮和固有层构成，某些部位的黏膜增厚，上皮细胞特化形成听觉或位觉感受器，即椭圆囊斑、球囊斑、壶腹嵴和螺旋器（图 13-9）。

膜迷路腔内充满内淋巴，膜迷路与骨迷路之间的腔隙充满外淋巴，内外淋巴互不相通。内淋巴由膜蜗管的血管纹产生，外淋巴主要由骨膜内毛细血管的血液渗出产生，内、外淋巴有营养内耳和传递声波等作用。

图 13-9 左耳膜迷路模式图（示感觉器位置）

（一）膜蜗管及螺旋器

膜蜗管的横切面呈三角形，有上、外侧、下三个壁。上壁为前庭膜，与前庭阶相隔；外侧壁为**螺旋韧带**（spiral ligament），由增厚的骨膜形成，表面为复层柱状上皮，上皮内含有毛细血管，称**血管纹**（stria vascularis），与内淋巴的产生有关；下壁由骨螺旋板和基底膜共同构成，与鼓室阶相邻。**骨螺旋板**（osseous spiral lamina）是蜗轴的骨组织向外侧延伸而成，基底膜为薄层结缔组织膜，内侧与骨螺旋板相连，外侧与螺旋韧带相连。基底膜的上皮增厚形成**螺旋器**（spiral organ）。骨螺旋板起始处的骨膜增厚，突入膜蜗管形成螺旋缘，螺旋缘向蜗管中出一薄板状的胶质性**盖膜**（tectorial membrane），覆盖于螺旋器上方。螺旋器又称**柯蒂氏器**（organ of Corti），为听觉感受器，由支持细胞和毛细胞构成（图 13-10、图 13-11）。

耳蜗神经节
(位于窝轴内)

前庭阶
膜蜗管
鼓室阶

前庭膜
血管纹
螺旋韧带
盖膜
外毛细胞
内毛细胞
骨螺旋板
膜螺旋板（基底膜）
耳蜗神经节

A. 耳蜗垂直切面光镜图

B. 膜蜗管及螺旋器光镜图

图 13-10　豚鼠耳蜗

外毛细胞
内毛细胞
内隧道
突触
外指细胞
神经纤维　内指细胞　内柱细胞　外柱细胞

图 13-11　螺旋器毛细胞与支持细胞关系模式图

1.支持细胞　支持细胞形态多样，种类较多，主要有**柱细胞**（pillar cell）和**指细胞**（phalangeal cell）。柱细胞基部较宽，中部细长，排列为内外两行，分别称为内柱细胞和外柱细胞。内、外柱细胞在基底部和顶部彼此连接，细胞中部分离，围成一条三角形的**内隧道**（inner tunnel）。柱细胞起支持作用。指细胞分为内指细胞和外指细胞。内指细胞位于内柱细胞内侧，有1列；外指细胞位于外柱细胞外侧，有 3～4 列。指细胞呈杯状，顶部伸出一细长的指状突起，指状突起抵达螺旋器的游离面呈膜状。指细胞具有支托毛细胞的作用。

2.毛细胞（hair cell）　为感觉性的上皮细胞，与指细胞对应，分别位于内外指细胞的胞体上。内毛细胞呈烧瓶形，游离面的微绒毛粗长，称**静纤毛**（stereocilia），呈 "V" 形排列。外毛细胞呈高柱状，细胞顶部的静纤毛呈 "W" 形排列，外毛细胞中较高的静纤毛插入盖膜的胶质中。毛细胞底部胞质内有含神经递质的突触小泡，底部与来自耳蜗神经节细胞的树突末端形成突触。螺旋器基底膜中含有大量的胶原样细丝，称**听弦**（auditory string），听弦从蜗轴向外呈放射状排列。由于基底膜从蜗底至蜗顶逐渐增宽，听弦也随之增长，听弦越长，其直径越粗，振动频率也随之降低，故蜗底的基底膜能与高频振动发生共振，蜗顶的基底膜能与低频振动发生共振。

螺旋器为听觉感受器，声波经外耳道至鼓膜，鼓膜振动经听小骨传至前庭窗，引起前庭阶外淋巴振动，继而使前庭膜和膜蜗管的内淋巴发生振动，前庭阶外淋巴的振动也经蜗孔传到鼓室阶，使基底膜及其螺旋器也发生振动，这就使得毛细胞的静纤毛因与盖膜的位置变化而弯曲，引起毛细胞兴奋，电信号经耳蜗神经将冲动传至中枢，产生听觉。

（二）椭圆囊斑和球囊斑

椭圆囊外侧壁和球囊前壁的黏膜局部增厚，呈斑块状，分别称**椭圆囊斑**（macula utriculi）和**球囊斑**（macula sacculi），均为位觉感受器，故又称**位觉斑**（macula acustica）。位觉斑表面平坦，由支持细胞和毛细胞构成。支持细胞为高柱状，胞质顶部有分泌颗粒，分泌物在位觉斑表面形成一层胶质膜，称**位砂膜**（otolith membrane），内有细小的碳酸钙结晶，即位砂，又称耳石（图13-12）。毛细胞位于支持细胞之间，细胞的顶部有许多静纤毛，静纤毛是特殊分化的微绒毛，静纤毛一侧有一根较长的普通纤毛，特称**动纤毛**（kinocilium）。毛细胞的基底部胞质内含有突触小泡，根据与前庭神经末梢形成突触的形态特征不同分为Ⅰ型细胞和Ⅱ型细胞。Ⅰ型细胞呈烧瓶状，细胞的绝大部分被前庭神经末梢包裹，仅露出细胞顶部。神经末梢形似酒杯，故称神经杯。Ⅱ型细胞为圆柱状，细胞基部与前庭神经形成突触时无神经杯形成。

位觉斑感受身体的直线变速运动和静止状态。由于毛细胞的纤毛伸入位砂膜内，位砂的比重远大于内淋巴。在重力或直线变速运动作用下，位砂膜可发生移位，从而使纤毛弯曲。由于球囊斑和椭圆囊斑互成直角，因此无论身体处于何种位置，都会有毛细胞受到刺激而兴奋。

A. 光镜图（低倍）　　　　B. 模式图

图 13-12　位觉斑模式图

（三）壶腹嵴

膜半规管壶腹部的一侧黏膜增厚，形成圆嵴状隆起，称**壶腹嵴**（crista ampullaris）。其基本结构与位觉斑相似，上皮由支持细胞和毛细胞构成。毛细胞的动纤毛和静纤毛埋藏于胶质膜内，壶腹嵴的胶质膜较厚，形成圆顶状的壶腹帽。**壶腹帽**（cupula）由支持细胞分泌的糖蛋白形成。前庭神经中的传入神经纤维末梢分布于毛细胞的基部形成突触（图 13-13）。壶腹嵴也是位觉感受器，感受身体或头部的旋转变速运动。由于 3 个半规管互相垂直排列，因此无论身体或头部怎样旋转，都会有半规管内淋巴流动使壶腹帽偏斜，从而刺激毛细胞产生兴奋，经前庭神经传入中枢。

壶腹嵴 壶腹嵴帽

A. 光镜图（低倍）

壶腹帽

纤毛

毛细胞

支持细胞

神经纤维

结缔组织

B. 模式图

图 13-13　壶腹嵴

　　内分泌系统（endocrine system）是机体的重要调节系统，与神经系统相辅相成，共同维持内环境的稳定，调节机体的生长发育及各种代谢活动。内分泌系统由独立的内分泌腺及分布于其他器官内的散在内分泌细胞或细胞团构成。内分泌腺包括甲状腺、甲状旁腺、肾上腺、垂体和松果体等，其结构特点是：腺细胞排列成索状、团状或围成滤泡状，无导管，腺细胞周围有丰富的毛细血管。内分泌细胞的分泌物称**激素**（hormone），大多数激素通过血液循环作用于远处特定的细胞；少部分激素通过细胞外基质直接作用于邻近的细胞，称**旁分泌**（paracrine）。每种激素均作用于特定的器官或特定的细胞，分别称为该激素的**靶器官**（target organ）或**靶细胞**（target cell）。靶器官或靶细胞上均有相应激素的受体，受体和激素特异结合后，产生生理效应。

　　激素按其化学性质不同，分为含氮激素（包括氨基酸衍生物、胺类、肽类和蛋白质类激素）和类固醇激素两大类。机体绝大部分内分泌细胞为含氮激素分泌细胞，其超微结构特点与蛋白质分泌细胞相似，即胞质内含有粗面内质网、高尔基复合体和分泌颗粒。类固醇激素分泌细胞仅见于肾上腺皮质和性腺等，其超微结构特点是：胞质内含有大量滑面内质网、丰富的线粒体和较多的脂滴（激素合成的原料），无分泌颗粒。

第一节　甲状腺

　　甲状腺分左右两叶，中间以峡部相连。甲状腺外包以结缔组织构成的被膜，被膜伸入甲状腺的内部，将其分成许多大小不等、分界不明显的小叶，每个小叶内有 20 ～ 40 个甲状腺滤泡，滤泡间的结缔组织内含有滤泡旁细胞及丰富的有孔毛细血管（图 14-1、图 14-2）。

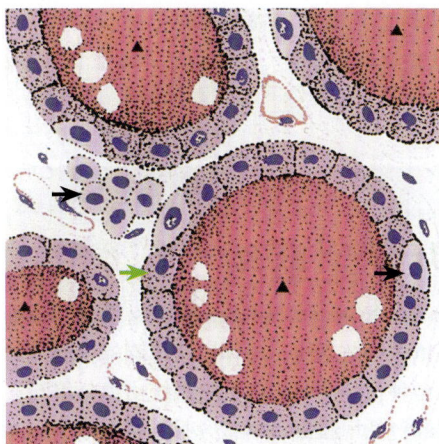

图 14-1　甲状腺结构模式图
➡ 滤泡上皮细胞　➡ 滤泡旁细胞　▲胶质

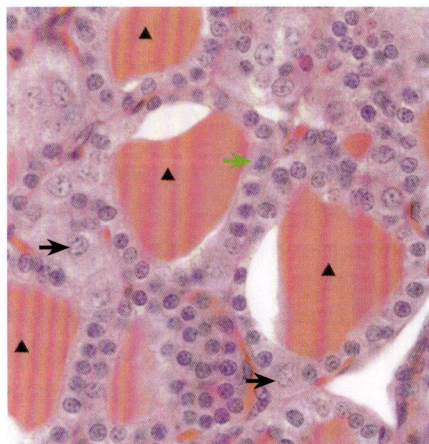

图 14-2　甲状腺光镜像（高倍）
➡ 滤泡上皮细胞　➡ 滤泡旁细胞　▲胶质

一、甲状腺滤泡

甲状腺滤泡（thyroid follicle）呈圆形、椭圆形或不规则形，大小不等，直径 20 ～ 90μm。滤泡由单层立方的滤泡上皮围成，中央为滤泡腔，其内充满**胶质**（colloid）；滤泡上皮基底面有完整的基膜。滤泡上皮由大量的**滤泡上皮细胞**（follicular epithelial cell）及少量的滤泡旁细胞构成。滤泡上皮细胞通常呈立方形；细胞核圆形，位于细胞中央；胞质弱嗜碱性。滤泡上皮细胞的形态可因甲状腺功能状态的不同而发生改变：在功能活跃时，滤泡上皮细胞增高呈低柱状，滤泡腔内胶质较少；反之，细胞变矮呈扁平状，滤泡腔内胶质较多。胶质为滤泡上皮细胞所分泌，在 HE 染色时呈均质状、嗜酸性，其化学成分为碘化甲状腺球蛋白。胶质的边缘常存在不着色的空泡，通常认为是滤泡上皮细胞吞饮胶质所致。电镜下，滤泡上皮细胞的游离面有少量的微绒毛，胞质内有较发达的粗面内质网和游离核糖体，高尔基复合体位于核上方，溶酶体散在于胞质内（图14-3），顶部胞质内有电子密度中等、体积较小的分泌颗粒，还有从滤泡腔经胞吞作用摄入的低电子密度的胶质小泡。

图 14-3　滤泡上皮细胞的超微结构及甲状腺素形成过程示意图

滤泡上皮细胞合成和分泌**甲状腺激素**（thyroid hormone），其形成过程经过合成、贮存、碘化、重吸收、分解和释放等步骤。首先，滤泡上皮细胞从血液中摄取氨基酸，在粗面内质网合成甲状腺球蛋白的前体，而后在高尔基复合体加糖并浓缩形成甲状腺球蛋白，形成分泌颗粒并以胞吐方式释放到滤泡腔内贮存；滤泡上皮细胞从血液中摄取 I⁻，经过氧化物酶的活化后进入滤泡腔，在滤泡腔内与甲状腺球蛋白结合形成碘化甲状腺球蛋白；滤泡上皮细胞在腺垂体分泌的促甲状腺激素的作用下，以胞吞的方式重吸收碘化甲状腺球蛋白，形成胶质小泡；胶质小泡与溶酶体融合，小泡内碘化甲状腺球蛋白被蛋白水解酶分解，形成大量的四碘甲状腺原氨酸（T_4）和少量的三碘甲状腺原氨酸（T_3），其中 T_4 称为甲状腺素；T_3 和 T_4 于细胞基底部释放入毛细血管内（图14-3）。

甲状腺激素能促进机体的新陈代谢，促进生长发育，提高神经兴奋性，尤其对婴幼儿的骨骼发育及神经系统发育有着显著的影响。当婴幼儿甲状腺功能低下时，不仅身材矮小，而且脑发育障碍，导致呆小症。

二、滤泡旁细胞

滤泡旁细胞（parafollicular cell）数量少，位于甲状腺滤泡之间及滤泡上皮细胞之间（图 14-1、图 14-2）。细胞较大，为圆形或多边形，HE 染色时胞质着色较浅。镀银染色时可见胞质内含有嗜银颗粒（图 14-4）。分泌颗粒内含**降钙素**（calcitonin）。降钙素是一种多肽，能够促进成骨细胞活动，使骨盐沉积于类骨质，并抑制肾小管重吸收和胃肠道吸收 Ca^{2+}，使血钙浓度降低。降钙素水平低下会导致骨质疏松症。

图 14-4　甲状腺光镜像（镀银染色　高倍）
➡ 滤泡旁细胞

第二节　甲状旁腺

甲状旁腺位于甲状腺侧叶的后面，亦可包埋于甲状腺实质内或在甲状腺鞘之外。一般有上下两对，呈扁椭圆形，表面包有结缔组织构成的被膜，腺细胞排列成索团状，其间有少量的结缔组织及丰富的有孔毛细血管。腺细胞分为主细胞和嗜酸性细胞（图 14-5、图 14-6）。

图 14-5　甲状旁腺结构模式图
➡ 主细胞　➡ 嗜酸性细胞

图 14-6　甲状旁腺光镜像（高倍）
➡ 主细胞　➡ 嗜酸性细胞

一、主细胞

主细胞（chief cell）数量较多，呈多边形或圆形，核圆，位于细胞中央，HE 染色时胞质着色很浅。主细胞合成分泌**甲状旁腺激素**（parathyroid hormone），其功能主要是促进破骨细胞溶解骨盐，并促进肠吸收和肾小管重吸收 Ca^{2+}，从而使血钙升高。在甲状旁腺激素和降钙素的共同调节下，维持血钙的平衡。

二、嗜酸性细胞

嗜酸性细胞数量较少，单个或成群分布于主细胞之间。嗜酸性细胞比主细胞大，核较小，染色较深，在胞质内有很多嗜酸性颗粒。嗜酸性细胞功能不明。

第三节　肾上腺

肾上腺位于肾的上方，其表面包以结缔组织构成的被膜，少量结缔组织伴随血管和神经进入肾上腺实质内，腺实质由周边的皮质和中央的髓质构成。

一、皮质

皮质占肾上腺的大部分，腺细胞之间有少量的结缔组织和丰富的窦状毛细血管，依据腺细胞的形态结构和排列特点，将皮质由外向内分为三个带：球状带、束状带和网状带（图14-7）。

图14-7　肾上腺结构模式图

（一）球状带

球状带（zona glomerulosa）位于被膜下方，细胞聚集成许多球团状，细胞较小，呈锥形或矮柱状；核小、染色深；胞质较少，含少量脂滴。球状带细胞分泌**盐皮质激素**（mineralocorticoid），主要为**醛固酮**（aldosterone）。盐皮质激素能促进肾远曲小管和集合管重吸收 Na^+ 和排出 K^+，同时刺激胃黏膜等吸收 Na^+，使血 Na^+ 浓度升高，K^+ 浓度降低，维持血容量。

（二）束状带

束状带（zona fasciculata）位于球状带内侧，细胞排列成单行或双行的细胞索；细胞较大，呈多边形；胞核圆形，较大，着色较浅；胞质内含大量脂滴，染色浅。束状带细胞分泌**糖皮质激素**（glucocorticoid），主要为**皮质醇**（cortisol）。糖皮质激素可促进蛋白质和脂肪分解并转变为糖，且具有抑制免疫应答和抗炎症等作用。

（三）网状带

网状带（zona reticularis）位于皮质的最内层，细胞排列成不规则的索状并相互吻合成网；细胞较小；核小，染色深；胞质嗜酸性，内含较多的脂褐素和少量脂滴。网状带细胞主要分泌雄激素、少量的雌激素和糖皮质激素。

二、髓质

髓质主要由大量的髓质细胞构成，细胞间有丰富的窦状毛细血管及少量的结缔组织，此外含有少量散在分布的交感神经节细胞，髓质中央有中央静脉。髓质细胞呈多边形，排列成索状或团状，如用铬盐处理标本，胞质内可见黄褐色的嗜铬颗粒，因此髓质细胞又称**嗜铬细胞**（chromaffin cell）（图 14-7）。

电镜下，可见嗜铬细胞内含有大量的分泌颗粒，该颗粒有膜包裹。依据分泌颗粒形态将嗜铬细胞分为两种：肾上腺素细胞，颗粒较小，电子密度较低，颗粒内充满**肾上腺素**（adrenaline）；去甲肾上腺素细胞，颗粒较大，电子密度较高，颗粒内含**去甲肾上腺素**（noradrenaline）。肾上腺素和去甲肾上腺素均为儿茶酚胺类物质，其分泌受交感神经节前纤维支配。肾上腺素使心率加快，心脏和骨骼肌的血管扩张；去甲肾上腺素促使小动脉收缩从而使血压升高，心脏、脑和骨骼肌内的血流加速。

第四节　垂　体

垂体呈椭圆形，重约 0.5g，位于颅底蝶鞍的垂体窝内。垂体表面包以结缔组织被膜，实质由腺垂体和神经垂体两部分构成。神经垂体分为神经部和漏斗两部分，漏斗与下丘脑相连，包括正中隆起和漏斗柄。腺垂体分为远侧部、中间部和结节部三部分，中间部位于远侧部和神经部之间，结节部包绕漏斗。腺垂体的远侧部与结节部合称垂体前叶，腺垂体的中间部和神经垂体的神经部合称垂体后叶（图 14-8）。

图 14-8　垂体结构模式图

一、腺垂体

（一）远侧部

远侧部（pars distalis）占腺垂体的大部分。腺细胞排列成团索状，少数围成滤泡状，细胞间有丰富的窦状毛细血管和少量的结缔组织。在 HE 染色切片中，根据腺细胞染色特点，将其分为嫌色细胞和嗜色细胞，后者又分为嗜酸性细胞和嗜碱性细胞两种（图 14-9），均具有含氮激素分泌细胞的特点。

1. 嗜酸性细胞（acidophilic cell）   嗜酸性细胞数量较多，呈圆形或卵圆形，胞质嗜酸性。嗜酸性细胞分为两种。

（1）**生长激素细胞**（somatotroph，STH cell）   生长激素细胞数量较多，分泌**生长激素**（growth hormone，GH 或 somatotropin，STH）。该激素可促进机体代谢及生长，尤其是刺激骺软骨生长，从而使骨增长。在幼年时期若生长激素分泌不足可致侏儒症，分泌过多则引起巨人症；在成年时期生长激素分泌过多则引起肢端肥大症。

图 14-9   腺垂体远侧部（高倍）

➡ 嗜酸性细胞   ➡ 嗜碱性细胞   ➡ 嫌色细胞

（2）**催乳激素细胞**（mammotroph）   男女两性的垂体均有催乳激素细胞，但女性较多，在分娩前期和哺乳期，细胞分泌功能旺盛。该细胞分泌的**催乳激素**（prolactin，PRL）可促进乳腺的发育和乳汁的分泌。

2. 嗜碱性细胞（basophilic cell）   嗜碱性细胞数量较少，细胞呈椭圆形或多边形，胞质嗜碱性。嗜碱性细胞分为三种。

（1）促甲状腺激素细胞（thyrotropic cell）   促甲状腺激素细胞分泌**促甲状腺激素**（thyrotropin，TSH），该激素能促进甲状腺激素的形成和释放。

（2）促肾上腺皮质激素细胞（corticotropic cell）   促肾上腺皮质激素细胞分泌**促肾上腺皮质激素**（corticotropin，ACTH），该激素能促进肾上腺皮质束状带细胞分泌糖皮质激素。

（3）促性腺激素细胞（gonadotropic cell）   促性腺激素细胞分泌**卵泡刺激素**（follicle-stimulating hormone，FSH）和**黄体生成素**（luteinizing hormone，LH）。应用电镜免疫组织化学技术，发现这两种激素可共存于同一细胞内。卵泡刺激素在女性促进卵泡的发育，在男性则刺激生精小管的支持细胞合成分泌雄激素结合蛋白；黄体生成素在女性促进排卵和黄体的形成，在男性则刺激睾丸间质细胞合成分泌雄激素，故又称**间质细胞刺激素**（interstitial cell stimulating hormone，ICSH）。

3. 嫌色细胞   嫌色细胞数量最多，体积小，胞质少，染色浅，在光镜下细胞界限不清。在电镜下可见胞质内含少量分泌颗粒，因此，嫌色细胞可能是脱颗粒后的嗜色细胞，或为发育早期的嗜色细胞。

（二）中间部

中间部（pars intermedia）位于远侧部和神经部之间的狭长区域，占垂体体积的 2%。有些腺细胞围成滤泡状，滤泡腔内含有胶质，滤泡上皮由单层立方或柱状上皮围成，其功能未明。滤泡周围有嗜碱性细胞和嫌色细胞，嗜碱性细胞分泌**黑素细胞刺激素**（melanocyte stimulating hormone，MSH），该激素作用于皮肤的黑素细胞，促进黑色素的合成和扩散，使皮肤颜色变深。

（三）结节部

结节部（pars tuberalis）包绕神经垂体的漏斗，在漏斗的前方较厚，后方较薄或缺如。结节部含丰富的纵行毛细血管，腺细胞较小，沿血管呈索状排列，主要含嫌色细胞，也可见少量的嗜酸性细胞和嗜碱性细胞。

（四）下丘脑与腺垂体的关系

1. 腺垂体的血管分布及垂体门脉系统　腺垂体血液主要由大脑基底动脉环发出的垂体上动脉供应。垂体上动脉从结节部上端进入神经垂体的漏斗，在此处分支吻合为毛细血管网，称第一级毛细血管网；第一级毛细血管网汇集成数条垂体门微静脉，下行至结节部下端，并进入腺垂体远侧部，再次分支吻合形成第二级毛细血管网。第一级毛细血管网、垂体门微静脉和第二级毛细血管网共同组成**垂体门脉系统**（hypophyseal portal system）。第二级毛细血管网最后汇集成小静脉和垂体周围的静脉窦相连（图14-10）。

图14-10　垂体的血管分布及其与下丘脑的关系

2. 下丘脑的神经内分泌细胞及其对腺垂体的调节　下丘脑弓状核等神经核内的神经元具有内分泌功能，称神经内分泌细胞。弓状核神经内分泌细胞的轴突进入神经垂体的漏斗，构成下丘脑腺垂体束，其分泌的激素沿着轴突运输到神经垂体的漏斗，并在此处释放到第一级毛细血管网，而后通过垂体门微静脉、第二级毛细血管网到达腺垂体的远侧部并在此释放，分别作用于远侧部的腺细胞。其中对腺细胞分泌起促进作用的激素称**释放激素**（releasing hormone，RH），对腺细胞分泌起抑制作用的激素称**释放抑制激素**（release inhibiting hormone，RIH）。目前已知的释放激素有：**生长激素释放激素**（GRH）、**催乳激素释放激素**（PRH）、**促甲状腺激素释放激素**（TRH）、**促肾上腺皮质激素释放激素**（CRH）、**促性腺激素释放激素**（GnRH）和**黑素细胞刺激素释放激素**（MSRH）等。释放抑制激素有：生长激素释放抑制激素（又称生长抑素，SOM）、催乳激素释放抑制激素（PIH）、黑素细胞刺激素释放抑制激素（MSIH）。下丘脑通过释放激素和释放抑制激素，调节腺垂体内各种腺细胞的分泌活动，而腺垂体分泌的各种激素又分别作用于不同的靶器官或靶细胞，而靶器官或靶细胞的分泌物也会反馈作用于腺垂体甚至下丘脑，从而影响其分泌活动。如此，神经系统和内分泌系统统一起来，共同调节机体正常的生理活动（图14-10、图14-11）。

图 14-11   下丘脑与垂体激素对靶器官作用示意图

二、神经垂体及其与下丘脑的关系

神经垂体与下丘脑直接相连，两者是结构与功能的统一体。神经垂体主要由无髓神经纤维和神经胶质细胞构成，并含有较丰富的有孔毛细血管（图14-12）。下丘脑前区有两个神经核团，分别称视上核和室旁核，内含大型神经内分泌细胞的胞体，其轴突下行，经神经垂体漏斗进入神经部，组成下丘脑神经垂体束，此即为神经垂体内无髓神经纤维的主要来源。这些神经内分泌细胞除具有一般神经元的结构外，胞质内还含有分泌颗粒，分泌颗粒沿轴突运输至神经部，在轴突沿途和轴突终末分泌颗粒常聚集成团，使轴突呈串珠状膨大，在光镜下呈大小不等的嗜酸性团块，称**赫令体**（Herring body）。神经垂体内的神经胶质细胞又称**垂体细胞**（pituicyte），其形状和大小不一，有的胞质内含较多的脂滴和脂褐素（图14-12）。垂体细胞具有支持和营养神经纤维的作用。

视上核和室旁核的神经内分泌细胞合成**抗利尿激素**（antidiuretic hormone，ADH）和**催产素**（oxytocin）。抗利尿激素主要促进肾远曲小管和集合管重吸收水，使尿液浓缩。抗利尿激素若分泌减少，会导致尿崩症，若分泌超过生理剂量，可引起小动脉平滑肌收缩，血压升高，故又称**加压素**（vasopressin）。催产素可引起子宫平滑肌收缩，并促进乳腺分泌乳汁。视上核和室旁核的神经内分泌细胞胞体内的分泌颗粒沿轴突运输至神经部贮存，进而在该处释放入毛细血管（图14-10、图14-11）。

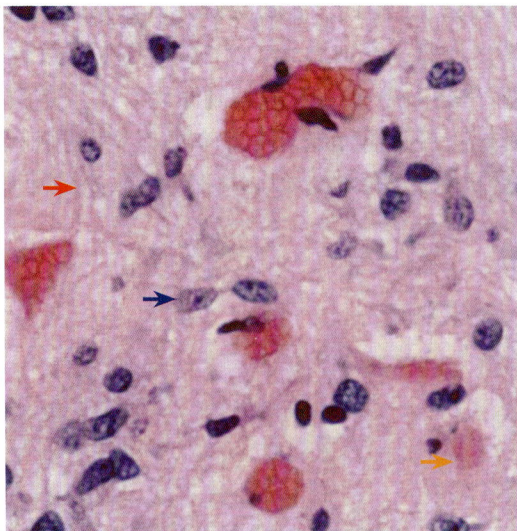

图14-12 神经垂体神经部光镜像（高倍）
➡️ 无髓神经纤维 ➡️ 垂体细胞 ➡️ 赫令体

第五节 松果体

松果体又称脑上腺，呈扁椭圆形，以细柄连于第三脑室顶。腺实质主要由松果体细胞、神经胶质细胞和无髓神经纤维等构成。**松果体细胞**（pinealocyte）与神经内分泌细胞类似，胞体呈圆形或不规则形；核大；胞质少，呈弱嗜碱性。在镀银染色标本中，可见细胞伸出许多突起，短而小的突起终止于细胞之间，长而粗的突起多终止于血管周隙（图14-13）。在电镜下，松果体细胞具有含氮激素分泌细胞的特点。松果体细胞分泌**褪黑素**（melatonin），参与调节机体的昼夜生物节律、睡眠、情绪、性成熟等生理活动。

图14-13 松果体结构模式图（镀银染色）
➡️ 松果体细胞

第六节 弥散神经内分泌系统

除了上述的内分泌腺外，机体其他器官内还有大量的内分泌细胞。这些内分泌细胞分泌的激素在调节机体生理活动中起重要的作用。1963年Pearse根据这些内分泌细胞都能合成和分泌胺，而且细胞是通过摄取胺前体（氨基酸）经脱羧后产生胺的，故将这些细胞统称**摄取胺前体脱羧细胞**（amine precursor uptake and decarboxylation cell，简称APUD细胞）。

随着对APUD细胞研究的不断深入，发现许多APUD细胞不仅产生胺，而且还产生肽，有些细胞则只产生肽；并且发现有些神经元也具有与APUD细胞相似的功能。因此，将这些具有内分泌功能的神经元和APUD细胞统称**弥散神经内分泌系统**（diffuse neuroendocrine system，DNES）。因此，DNES是在APUD细胞基础上的进一步发展和扩充。DNES将神经系统和内分泌系统联系起来，共同调节机体的生理活动。

视　窗

神经－内分泌－免疫网络与肾虚证

　　现代医学研究表明，神经、内分泌系统与免疫系统之间具有广泛而密切的网络联系，神经－内分泌系统对免疫系统的调控主要通过神经递质、神经肽、激素与免疫组织或器官上存在的相应受体结合等途径实现对免疫功能的调节；免疫系统则通过免疫应答反应所产生的各种生物活性分子实现对神经－内分泌的反馈调节。细胞因子可影响中枢神经系统产生的神经递质、神经肽、神经生长因子，以及影响下丘脑－垂体－靶腺轴等，还参与并诱发脑内的自身免疫反应。三个系统间的相互联系主要通过神经递质、神经肽、激素及免疫分子等，构成机体内多维立体网络调控，以从整体水平上维持机体的正常生理功能。

　　随着对中医肾本质研究的不断深入，已表明中医肾阳虚证不仅有下丘脑－垂体及其所属三个靶器官（肾上腺、甲状腺、性腺）轴上不同环节、不同程度的功能紊乱，同时还存在免疫功能的低下，并推论其主要发病环节在下丘脑。有研究表明，肾阳虚证与神经内分泌免疫网络有内在联系。补肾中药能改善和提高神经－内分泌－免疫功能，具有多环节多途径的调节作用。

扫一扫，查阅本章数字资源，含PPT、音视频、图片等

男性生殖系统（male reproductive system）包括睾丸、生殖管道、附属腺及外生殖器。睾丸产生精子，分泌雄激素。生殖管道由附睾、输精管、射精管和男尿道组成，具有促进精子成熟及营养、贮存和运输精子的作用。附属腺包括精囊、前列腺和尿道球腺，附属腺与生殖管道的分泌物共同构成精浆，精浆与精子共同组成精液。

第一节 睾 丸

睾丸是成对的实质性器官，表面被覆以浆膜，即鞘膜脏层，深部为致密结缔组织构成的**白膜**（tunica albuginea）。白膜在睾丸后缘中部增厚形成**睾丸纵隔**（mediastinum testis）。纵隔结缔组织发出许多睾丸小隔，呈放射状伸入睾丸实质，将睾丸实质分成约250个锥形的睾丸小叶，每个小叶内有1至4条弯曲细长的生精小管，生精小管在接近睾丸纵隔处移行为短而直的直精小管。直精小管进入睾丸纵隔相互吻合形成睾丸网。生精小管之间的组织称睾丸间质（图15-1）。

图 15-1 睾丸与附睾结构模式图

一、生精小管

生精小管（seminiferous tubule）长 30 ～ 70cm，直径 150 ～ 250μm，管壁由 60 ～ 80μm 厚的**生精上皮**（spermatogenic epithelium）构成。生精上皮是一种特殊的复层上皮，由 1 层支持细胞和 5 ～ 8 层生精细胞组成。生精上皮外基膜明显，基膜外有胶原纤维和梭形的**肌样细胞**（myoid cell）。肌样细胞收缩时有助于精子排出（图 15-2、图 15-3、图 15-4、图 15-7）。

生精小管的结构具有明显的年龄变化。青春期以前生精小管较细，管腔不明显，管壁较薄，生精上皮只有精原细胞及支持细胞。青春期以后生精小管变粗，管腔明显，管壁增厚，生精上皮可见由精原细胞分裂分化而来的各级生精细胞，具有生精能力。老年期生精小管趋于萎缩，但仍有精子产生。

图 15-2　生精小管及睾丸间质模式图（低倍）

精原细胞
初级精母细胞
次级精母细胞
睾丸间质细胞
肌样细胞
支持细胞
精子

图 15-3　生精小管与睾丸间质（左为低倍镜，右为高倍镜）

1. 被膜　2. 生精小管　3. 睾丸间质细胞　4. 精原细胞　5. 初级精母细胞　6. 精子细胞　7. 早期精子形成　8. 支持细胞

图 15-4　生精小管及睾丸间质模式图（高倍）

（一）支持细胞

支持细胞（sustentacular cell） 又称 Sertoli 细胞。成人支持细胞不再分裂，数量恒定，每个生精小管的横切面上约有 8～11 个支持细胞。支持细胞呈不规则长锥体形，其基底部紧贴基膜，顶部伸达管腔面。因其侧面和管腔面有许多不规则凹陷，且镶嵌着各级生精细胞，故光镜下细胞轮廓不清。细胞质弱嗜酸性，核近似卵圆形、三角形或不规则形，染色质稀疏，着色浅，核仁明显（图 15-2、图 15-3、图 15-4、图 15-17）。电镜下，内质网与高尔基复合体发达，线粒体、溶酶体、糖原和脂滴较多，微丝和微管丰富。相邻支持细胞侧面近基底部的侧突形成紧密连接，将相邻支持细胞之间的空隙分成**基底室**（basal compartment）和**近腔室**（adluminal compartment）两部分（图 15-5）。基底室位于生精上皮基膜和支持细胞紧密连接之间，容纳精原细胞；近腔室位于支持细胞紧密连接以上，与生精小管管腔相通，内有各级精母细胞、精子细胞和精子。

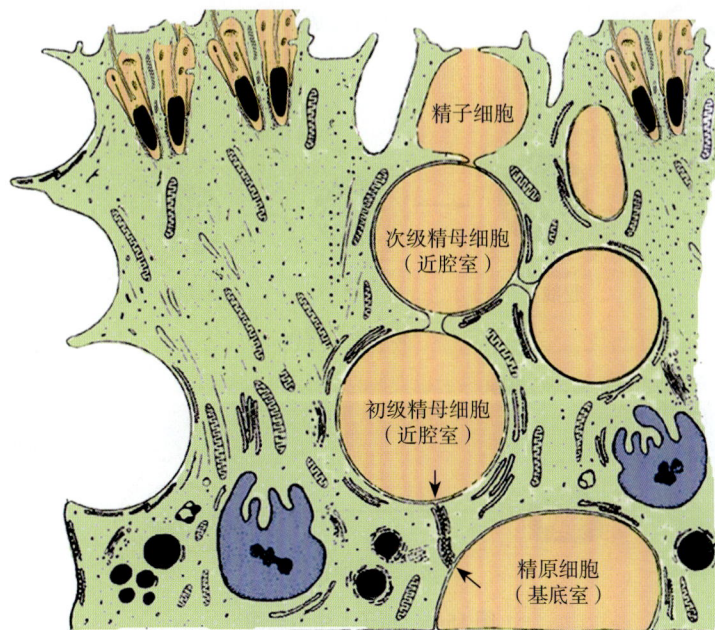

图 15-5　支持细胞超微结构模式图

↓示紧密连接

生精小管与睾丸间质内的毛细血管之间存在着**血-睾屏障**（blood-testis barrier）。其组成包括毛细血管内皮及其基膜、结缔组织、生精上皮的基膜和支持细胞间的紧密连接（图15-4），其中紧密连接的屏障作用最为重要。

支持细胞的功能：①对生精细胞起支持和营养作用。②微丝和微管的收缩可促使不断成熟的生精细胞向腔面移动，并释放入管腔。③分泌少量液体进入生精小管管腔，成为睾丸液，有助于精子的运送。④吞噬和消化精子形成期脱落的残余胞质。⑤在卵泡刺激素和雄激素的作用下，合成和分泌**雄激素结合蛋白**（androgen binding protein，ABP），ABP可与雄激素结合，以保持生精小管内有较高的雄激素水平，促进精子发生。⑥分泌**抑制素**（inhibin），释放入血，可反馈性地抑制垂体分泌卵泡刺激素。⑦相邻细胞间形成的紧密连接参与构成的血-睾屏障，可防止某些物质进入生精上皮，形成并维持有利于精子发生的微环境，还能阻止精子抗原外逸，从而避免引发自身免疫反应。

（二）生精细胞和精子发生

自生精上皮基底部至腔面，依次有精原细胞、初级精母细胞、次级精母细胞、精子细胞和精子，统称**生精细胞**（spermatogenic cell）（图15-2、图15-3、图15-4）。从精原细胞到形成精子的连续增殖分化过程称**精子发生**（spermatogenesis）（图15-6），相继经历精原细胞增殖期、精母细胞减数分裂期和精子形成期3个阶段，约需64±4.5天。

图15-6　精子发生示意图

1. 精原细胞增殖期　青春期以前，**精原细胞**（spermatogonium）是生精上皮唯一可见的最幼稚的生精细胞，位于基底室，紧贴基膜，圆形或卵圆形，直径约12μm，核圆，染色较深，胞质内除核糖体外，细胞器不发达。精原细胞分为 A、B 两型。A 型精原细胞核卵圆形，染色质细小，染色深，核中央常见淡染区；或染色质细密，染色浅。A 型精原细胞是生精细胞中的干细胞，不断地分裂增殖，一部分子细胞继续作为干细胞，另一部分分化为 B 型精原细胞。B 型精原细胞核圆形，核膜上附有较粗的染色质颗粒，核仁位于中央。B 型精原细胞经过数次分裂后，分化为初级精母细胞。

2. 精母细胞减数分裂期　精母细胞位于生精上皮中层，分为初级精母细胞和次级精母细胞。

（1）初级精母细胞（primary spermatocyte）　位于精原细胞的近腔侧，体积最大，直径约 18μm，圆形，核大而圆，核染色质呈细网或粗网状，核型为 46，XY。初级精母细胞经过 DNA 复制后（4n DNA），进行第一次减数分裂，形成两个次级精母细胞。由于第一次减数分裂的分裂前期历时较长，故在生精小管切片中可见到不同分裂时期的初级精母细胞。

（2）次级精母细胞（secondary spermatocyte）　一般位于初级精母细胞的近腔侧，直径约 12μm，由初级精母细胞减数分裂而来，核圆形，染色较深，核型为 23，X 或 23，Y（2n DNA）。次级精母细胞迅速进入第二次减数分裂，形成 2 个精子细胞。由于次级精母细胞存在时间短，切片上不易见到。

减数分裂（meiosis）又称成熟分裂，仅见于生殖细胞的发育过程中。精母细胞经历 2 次减数分裂形成 4 个单倍体精子细胞。

3. 精子形成期　精子细胞经过复杂的形态演变，形成精子。

（1）精子细胞（spermatid）　位于近腔面，体积小，直径约 8μm，由次级精母细胞减数分裂而来，核圆，染色质细密，染色较深，核型为 23，X，或 23，Y（1n DNA）（图 15-2～图 15-5、图 15-7）。

图 15-7　生精小管及间质细胞（HE 染色，油镜）

1. 精原细胞　2. 初级精母细胞　3. 次级精母细胞　4. 精子细胞　5. 早期精子形成　6. 精子
7. 支持细胞　8. 睾丸间质细胞　9. 肌样细胞

精子细胞不再分裂，经过复杂的形态演变，由圆球形逐渐演变为蝌蚪状的精子，这一过程称**精子形成**（spermiogenesis）。此过程包括：①核染色质高度浓缩，核变长并移向细胞一侧，成为精子头部的主要结构；②高尔基复合体融合为双层扁囊，覆盖于核前 2/3，形成顶体；③中心体迁移到顶体的对侧，其中一个中心粒的微管延长，形成轴丝，成为精子尾部的主要结构；④线粒体汇聚于轴丝近核段周围，盘绕成螺旋状线粒体鞘；⑤其余的胞质集聚尾侧，形成残余胞质，最后脱落（图15-8）。

图 15-8 精子形成和精子超微结构示意图

（2）精子（spermatozoon） 形似蝌蚪，长约60μm，分头、尾两部（图15-8、图15-9）。精子头正面观呈卵圆形，侧面观呈梨形，长4～5μm。头部有一个高度浓缩的细胞核，核的前2/3有顶体覆盖。顶体（acrosome）是特殊的溶酶体，内含多种水解酶，如顶体素、透明质酸酶等，在受精过程中发挥重要作用。精子尾部是精子的运动装置，可分为颈段、中段、主段和末段四部分。构成尾部全长的轴心是轴丝，由9+2排列的微管组成。颈部很短，主要是中心粒。中段的轴丝外有9根纵行外周致密纤维，外侧再包有线粒体鞘。主段最长，外周有纤维鞘。末段短，其内仅有轴丝。

图 15-9 精液涂片（HE 染色，油镜）
1.精子尾部 2.精子头部 ↓顶体

在精子发生过程中，一个精原细胞增殖分化所产生的各级生精细胞，其胞质并未完全分开，有胞质桥（intercellular cytoplasmic bridge）相连，形成同步发育的同源细胞群（图15-4）。但从不同生精小管之间及同一生精小管全长来看，精子发生是不同步的，故生精小管可持续不断地产生精子。在睾丸切片中，一个生精小管的断面可见不同发育阶段的生精细胞组合。

精子的发生与形成须在低于体温2～3℃的环境中进行，所以隐睾患者常因生精障碍而导致不育。在精子发生和形成过程中，经常会形成一些畸形精子，约占20%～40%，原因不明。

二、睾丸间质

睾丸间质为生精小管之间富含血管和淋巴管的疏松结缔组织，其内含有**睾丸间质细胞**

（testicular interstitial cell），又称 Leydig 细胞（图 15-2 ～图 15-4、图 15-7）。细胞呈圆形或多边形，成群分布，直径 15 ～ 20μm，核圆，居中或偏位，核仁明显，胞质嗜酸性。电镜下有丰富的管状嵴线粒体和滑面内质网，此外还含有脂滴、色素颗粒和蛋白质结晶等。从青春期开始，睾丸间质细胞在黄体生成素的刺激下分泌**雄激素**（androgen），以促进精子发生和男性生殖器官发育，维持第二性征和性功能。

三、直精小管和睾丸网

生精小管近睾丸纵隔处移行为短而细的直行管道，称**直精小管**（tubulus rectus），管壁上皮为单层立方或矮柱状，无生精细胞。直精小管进入睾丸纵隔后分支吻合成为**睾丸网**（rete testis）。睾丸网由单层立方上皮组成，管腔大而不规则（图 15-10）。精子经直精小管和睾丸网出睾丸。

图 15-10　直精小管和睾丸网模式图

四、睾丸功能的内分泌调节

下丘脑弓状核分泌**促性腺激素释放激素**（GnRH），促进腺垂体远侧部促性腺激素细胞分泌卵泡刺激素（FSH）和黄体生成素（LH）。FSH 能促进精原细胞分裂和发育，刺激支持细胞合成分泌雄激素结合蛋白。LH 能促进睾丸间质细胞分泌雄激素，以刺激精子的发生。支持细胞分泌的抑制素和间质细胞分泌的雄激素，又可反馈抑制下丘脑 GnRH 和腺垂体 FSH 及 LH 的分泌（图 15-11）。

图 15-11　睾丸功能内分泌调节示意图

第二节　生殖管道

男性生殖管道包括附睾、输精管、射精管和尿道，为精子的成熟、贮存和运输提供有利的环境。

一、附睾

附睾位于睾丸的后外侧，分头、体、尾三部。附睾头部主要由睾丸输出小管盘曲组成，体部和尾部由附睾管盘曲组成（图 15-1、图 15-12）。

图 15-12　附睾光镜图（HE 染色，左为低倍镜，右为高倍镜）
1. 睾丸输出小管　2. 附睾管

1. 输出小管（efferent duct）　是与睾丸网连接的 8 ～ 12 根弯曲小管，上皮由高柱状纤毛细胞及低柱状细胞相间排列构成，管腔不规则，上皮基膜外有少量环行平滑肌。上皮纤毛的摆动和平滑肌的收缩推动精子向附睾管运行。两种上皮细胞均有吸收和分泌作用。

2. 附睾管（epididymal duct）　为一条长 4 ～ 6m 并高度盘曲的管道，远端延续为输精管，其管腔规则，充满精子和分泌物。上皮为假复层纤毛柱状，由主细胞和基细胞组成，主细胞游离面有排列成簇的静纤毛。上皮基膜外侧有薄层平滑肌围绕，管壁外为富含血管的疏松结缔组织。上皮细胞兼有分泌与吸收功能，分泌肉毒碱、甘油磷酸胆碱和唾液酸等，以促进精子成熟和增强精子的运动能力。**血 - 附睾屏障**（blood-epididymis barrier）位于主细胞近腔面的紧密连接处，能保护成熟中的精子不受外界干扰，并将精子与免疫系统隔离。

精子在附睾内停留 8 ～ 17 天，并经历一系列成熟变化，才能获得运动能力，达到功能上的成熟。附睾的功能异常也会影响精子的成熟，导致不育。

二、输精管

输精管是壁厚腔小的肌性管道（图 15-13），长 45 ～ 60cm，管壁由黏膜、肌层和外膜组成。黏膜表面为较薄的假复层柱状上皮，固有层结缔组织中弹性纤维丰富。肌层厚，由内纵、中环和外纵的平滑肌纤维组成。在射精时，肌层强力收缩，将精子快速排出。外膜为疏松结缔组织。

图 15-13　输精管（低倍，HE 染色）

1. 黏膜上皮　2. 内纵行平滑肌　3. 中环行平滑　4. 外纵行平滑肌　5. 外膜

第三节　附属腺

附属腺及生殖管道的分泌物和精子共同组成**精液**（semen）。以世界卫生组织标准，正常成年男子每次射精量不少于 2mL，每毫升精液中的精子数不少于 2000 万个。

一、前列腺

前列腺是最大的男性附属腺，上宽下尖呈栗形，环绕于尿道起始段。腺的被膜与支架组织均由富含弹性纤维和平滑肌纤维的结缔组织组成。腺实质主要由 30 ～ 50 个大小不等的复管泡状腺组成，位于尿道周围。腺实质分三个带：尿道周带（又称黏膜腺）、内带（又称黏膜下腺）和外带（又称主腺）（图 15-14）。腺分泌部由单层立方、单层柱状及假复层柱状上皮构成，故腺腔很不规则。腔内可见分泌物浓缩形成的圆形嗜酸性板层状小体，称**前列腺凝固体**（prostatic concretion），随年龄的增长而增多，甚至钙化成为前列腺结石（图 15-15）。

图 15-14　前列腺分部示意图

图 15-15 前列腺（HE 染色，左为低倍镜，右为高倍镜）

1.上皮 2.腺腔 3.前列腺凝固体 4.小梁

从青春期开始，前列腺在雄激素的刺激下分泌活动增强，分泌物为稀薄的乳白色液体，富含酸性磷酸酶和纤维蛋白溶酶，还有柠檬酸、精胺和锌等物质。老年人前列腺逐渐萎缩，但有些老年人的前列腺常呈增生肥大（多发生在黏膜腺和黏膜下腺），压迫尿道，造成排尿困难。慢性前列腺炎常由于纤维蛋白溶酶异常而致射精后精液不液化，影响精子的运动及受精能力。

二、精囊

为一对长椭圆形盘曲的囊状器官，管壁由内向外分为黏膜、肌层和外膜三层。黏膜向腔内突起形成高大的皱襞，黏膜表面是假复层柱状上皮，胞质内含有许多分泌颗粒和黄色的脂色素。黏膜外有薄的平滑肌层和结缔组织外膜。在雄激素刺激下，精囊分泌弱碱性的淡黄色液体，内含果糖、前列腺素等成分。果糖为精子的运动提供能量。精液中的蛋白质主要来自精囊（图 15-16）。

图 15-16 精囊（HE 染色，低倍镜）

1.腺腔 2.黏膜皱襞

三、尿道球腺

为一对豌豆状、直径 3～5mm 的复管泡状腺。上皮为单层立方或单层柱状，上皮细胞内富含黏原颗粒。腺体分泌黏液于射精前排出，能够润滑尿道，内含半乳糖、唾液酸、ATP 酶等。腺间质中含有平滑肌和骨骼肌纤维。

第四节 阴 茎

阴茎主要由两条位于背侧的阴茎海绵体、一条位于腹侧的尿道海绵体及海绵体周围的纤维结缔组织和皮肤构成。由致密结缔组织构成的海绵体白膜向海绵体内发出小梁，内含平滑肌、弹性纤维和血管等。海绵体主要由含有大量血窦的海绵状组织构成。阴茎深动脉的分支螺旋动脉穿行于小梁中，与血窦通连；静脉多位于海绵体周边部白膜下方。一般情况下，流入血窦的血液很少，血窦呈裂隙状，海绵体柔软。当大量血液经螺旋动脉流入血窦，血窦充血而胀大，白膜下的静脉受压，血液回流一时受阻，海绵体变硬，阴茎增大勃起，故海绵体内富含血窦的海绵状组织又称勃起组织（图 15-17）。

图 15-17 阴茎横断面模式图

第十六章
女性生殖系统

女性生殖系统（female reproductive system）包括卵巢、输卵管、子宫、阴道和外生殖器。卵巢产生卵细胞，分泌女性激素；输卵管是输送卵子的管道和受精的部位；子宫是产生月经和孕育胎儿的器官。乳腺可分泌乳汁，哺育婴儿，通常列入本章叙述。女性生殖器官具有明显的年龄性变化。10岁前生殖器官发育迟缓，10岁后逐渐发育。至青春期11～18岁生殖器官迅速发育，第二性征出现，月经来潮，如此持续约30年。在45～55岁进入更年期，以后进入绝经期，生殖功能逐渐减退，生殖器官逐渐萎缩。

第一节　卵　巢

卵巢呈扁椭圆形，一侧为卵巢门，借卵巢系膜与子宫阔韧带相连，血管、淋巴管和神经经卵巢门出入。卵巢表面为单层扁平或立方的表面上皮，上皮下方为薄层致密结缔组织构成的白膜。卵巢实质分为外周的皮质和中央的髓质。皮质含不同发育阶段的卵泡、闭锁卵泡、黄体和白体等，这些结构之间有特殊的结缔组织，主要由低分化梭形的**基质细胞**（stromal cell）、网状纤维及散在的平滑肌纤维构成。髓质为疏松结缔组织，与皮质间无明显的界限，内含许多迂曲的血管、淋巴管及神经并延至卵巢门（图16-1）。卵巢门处的结缔组织中有少量**门细胞**（hilus cell），其结构和功能类似睾丸间质细胞，可分泌雄激素。妊娠或绝经期，门细胞特别显著，如果门细胞增生或发生肿瘤时，患者常伴有男性化症状。

图 16-1　卵巢结构模式图

卵巢发育有明显的年龄变化，幼年时的卵巢小，表面光滑；绝经期后，卵巢不再排卵，卵巢内结缔组织增生，体积变小，表面常凹凸不平。卵泡发育与子宫内膜呈明显周期性变化。

一、卵泡的发育与成熟

卵泡（ovarian follicle）由中央的一个**卵母细胞**（oocyte）和周围的多个**卵泡细胞**（follicular cell）组成（图 16-2）。卵泡发育从胚胎时期已经开始，第 5 个月胚胎的双侧卵巢有原始卵泡近 700 万个，以后逐渐减少，新生儿有 70 万～200 万个，青春期时仅存 4 万个左右，至 40～50 岁时仅剩几百个。自青春期开始，在垂体分泌的卵泡刺激素（FSH）和黄体生成素（LH）作用下，卵泡开始陆续发育。一个卵泡从发育到成熟约需 85 天。

通常，每个月经周期只有 1 个卵泡发育成熟并排卵，而且左右卵巢交替排卵。女性一生排卵 400～500 个，余者相继退化。卵泡的发育是一个连续的过程，一般可分为原始卵泡、生长卵泡（初级卵泡和次级卵泡）和成熟卵泡三个阶段。

（一）原始卵泡

原始卵泡（primordial follicle）位于皮质浅部，体积小，数量多，由一个**初级卵母细胞**（primary oocyte）和周围一层扁平的卵泡细胞构成（图 16-2、图 16-3）。初级卵母细胞较大，圆形，直径 30～40μm，核大而圆，呈空泡状，染色质稀疏，核仁明显，胞质嗜酸性。电镜观察，核孔明显，胞质中有较多线粒体、板层状排列的滑面内质网和高尔基复合体等。初级卵母细胞是在胚胎时期由**卵原细胞**（oogonium）分裂分化形成，随后进行第一次减数分裂并长期（12～50

图 16-2　原始卵泡和初级卵泡结构模式图

图 16-3　原始卵泡和初级卵泡光镜像（高倍）

年不等）停滞于分裂前期，直至排卵前才完成分裂或以退化告终。卵泡细胞较小，扁平形，核扁圆色深。与结缔组织之间有基膜。卵泡细胞具有支持和营养卵母细胞的作用。

（二）生长卵泡

青春期开始，原始卵泡生长发育变为**生长卵泡**（growing follicle），卵泡逐渐移向皮质深部，主要变化是卵母细胞增大，卵泡细胞和卵泡周围结缔组织增生。根据其是否出现卵泡腔，生长卵泡又可分为初级卵泡和次级卵泡两个阶段（图16-1）。

1. 初级卵泡（primary follicle） 从青春期开始，在 FSH 的作用下，原始卵泡陆续发育为初级卵泡。初级卵母细胞增大，核渐呈泡状，核仁深染，细胞质内核糖体、粗面内质网和高尔基复合体增多；在靠近质膜的胞质中出现电子密度高的溶酶体，称**皮质颗粒**（cortical granule），内含的酶类将在受精过程中发挥重要作用。卵泡细胞增生，由扁平变为立方形或柱状，由单层变为多层（5～6层）。最内层的卵泡细胞为柱状，呈放射状排列，称**放射冠**（corona radiata）。在初级卵母细胞与卵泡细胞之间出现一层均质、折光性强、富含糖蛋白的嗜酸性薄膜状结构，称**透明带**（zona

图16-4 初级卵母细胞和卵泡细胞超微结构模式图

pellucida），是由初级卵母细胞和卵泡细胞共同分泌形成（图16-3、图16-4）。电镜下，初级卵母细胞的微绒毛和卵泡细胞的突起伸入透明带内，在微绒毛与突起之间可见桥粒和缝隙连接（图16-4）。卵泡细胞通过缝隙连接向卵母细胞传递营养及与卵母细胞发育有关的信息分子。另外，透明带上有糖蛋白分子构成的精子受体，对精子和卵细胞之间的相互识别和特异性结合起着重要作用。与此同时，初级卵泡周围的结缔组织增生，包绕卵泡，形成**卵泡膜**（follicular theca）（图16-2），与卵泡细胞之间隔以基膜。随着初级卵泡体积增大，卵泡逐渐向卵巢皮质深部移动。

2. 次级卵泡（secondary follicle） 由初级卵泡继续发育形成（图16-5）。卵泡体积更大，卵泡细胞增至6～12层，在卵泡细胞之间出现大小不等的腔隙，继而逐渐融合成一个大腔，称**卵泡腔**（follicular antrum），腔内充满由卵泡细胞分泌的液体和卵泡外面毛细血管渗出液共同组成的卵泡液。卵泡液含有营养成分、促性腺激素、雌激素和多种生物活性物质，与卵泡的发育有关。随着卵泡液增多，卵泡腔扩大，初级卵母细胞、透明带、放射冠及部分卵泡细胞突向卵泡腔，形成**卵丘**（cumulus oophorus）。卵泡腔周围的数层卵泡细胞形成卵泡壁，称**颗粒层**（stratum granulosum），卵泡细胞改称颗粒

图16-5 次级卵泡光镜像（低倍）

细胞（granular cell）（图 16-5）。在次级卵泡生长过程中，卵泡膜分化为内、外两层。内层有较多的多边形或梭形的**膜细胞**（theca cell）和丰富的毛细血管，膜细胞具有类固醇激素分泌细胞的特征；外层细胞和血管少，有环行排列的胶原纤维和平滑肌纤维。膜细胞合成雄激素，雄激素透过基膜，在颗粒细胞内转化为雌激素。雌激素少量进入卵泡液，大部分进入血液循环，作用于子宫等靶器官。

（三）成熟卵泡

在 FSH 和 LH 的共同作用下，次级卵泡发育为**成熟卵泡**（mature follicle）（图 16-6）。初级卵母细胞直径可达 125 ～ 150μm。卵泡由于卵泡液急剧增多而体积显著增大，直径可超过 2cm，并向卵巢表面突出；卵泡壁越来越薄，仅 2 ～ 3 层颗粒细胞。在排卵前 36 ～ 48 小时，初级卵母细胞完成第一次减数分裂，产生一个**次级卵母细胞**（secondary oocyte）和一个**第一极体**（first polar body），第一极体位于次级卵母细胞与透明带之间的卵周隙内。次级卵母细胞迅速进入第二次减数分裂，并停滞于分裂中期。

图 16-6　接近成熟卵泡光镜像（低倍）

二、排卵

　　成熟卵泡破裂，次级卵母细胞、透明带和放射冠随卵泡液从卵巢排出的过程称**排卵**（ovulation）。排卵前，卵泡液剧增，使白膜和卵泡壁变薄缺血，形成半透明的**卵泡小斑**（follicular stigma）；卵丘与卵泡壁分离，漂浮在卵泡液中。排卵时，小斑处的组织被蛋白水解酶和胶原酶分解而破裂，卵泡膜外层的平滑肌纤维收缩，于是次级卵母细胞连同放射冠、透明带和卵泡液排出，并被输卵管伞端摄入（图 16-7）。次级卵母细胞于排卵后 24 小时内若未受精，则退化消失；若受精，则继续完成第二次减数分裂，形成单倍体（23，X）的**卵细胞**（ovum）和一个**第二极体**（secondary polar body）。排卵时间一般在月经周期的第 14 天左右。

图 16-7　成熟卵泡排卵模式图

三、黄体形成和演变

排卵后，残留的卵泡壁塌陷，卵泡膜的结缔组织和毛细血管伸入颗粒层，在 LH 的作用下，颗粒细胞和卵泡膜内层的膜细胞体积增大，逐渐演化成富含血管的内分泌细胞团，新鲜时呈黄色，故称**黄体**（corpus luteum）（图 16-8）。颗粒细胞分化为**颗粒黄体细胞**（granular lutein cell），其数量多，体积大，染色浅，位于黄体中央，分泌**孕激素**（progesterone）和松弛素。膜细胞演化为**膜黄体细胞**（theca lutein cell），其数量少，体积小，胞质和核染色较深，主要位于黄体周边，与颗粒黄体细胞协同作用，分泌**雌激素**（estrogen）。两种黄体细胞胞质中都有丰富的滑面内质网、管状嵴线粒体和脂滴。黄体的发育取决于卵细胞是否受精。若排出的卵没有受精，黄体维持 12～14 天后退化，称月经黄体。若受精，在胎盘分泌的绒毛膜促性腺激素的作用下，黄体继续发育，直径可达 4～5cm，称妊娠黄体。妊娠黄体除分泌大量的孕激素和雌激素外，还分泌**松弛素**（relaxin），这些激素促使子宫内膜增生，子宫平滑肌松弛，以维持妊娠。妊娠黄体可存在 6 个月或更长时间，然后退化，其内分泌功能被胎盘细胞取代。两种黄体最终都退化消失，逐渐被增生的结缔组织取代，成为瘢痕样的**白体**（corpus albicans）（图 16-9）。

图 16-8　黄体光镜像（高倍）

粒黄体细胞

膜黄体细胞

毛细血管

图 16-9　白体光镜像（低倍）

四、闭锁卵泡与间质腺

从胎儿时期至出生后，乃至整个生殖期，绝大多数卵泡不能发育成熟，它们在发育的各个阶段停止生长并退化，退化的卵泡称**闭锁卵泡**（atretic follicle）（图 16-1）。卵泡闭锁是一种细胞凋亡过程。原始卵泡和初级卵泡退化时，卵母细胞形态变为不规则，卵泡细胞变小而分散，最后变性消失。次级卵泡和成熟卵泡闭锁时，卵母细胞死亡消失，透明带皱缩，卵泡细胞不退化，卵泡壁塌陷，卵泡膜的血管和结缔组织伸入颗粒层及卵丘，膜细胞增大，形成多边形上皮样细胞，胞质中充满脂滴，形似黄体细胞，并被结缔组织和血管分隔成分散的细胞团索，称**间质腺**（interstitial gland），能分泌雌激素。

第二节 输卵管

输卵管分漏斗部、壶腹部、峡部和子宫部，管壁由内向外依次为黏膜、肌层和浆膜（图 16-10）。输卵管是运送生殖细胞的管道和卵受精的场所，对精子的获能、受精卵的正常卵裂和生存都有重要作用。

1. 黏膜 由单层柱状上皮和固有层构成。黏膜向管腔突出，形成纵行、有分支的皱襞，于壶腹部最发达，高且多分支，致使管腔不规则，此处为受精发生的部位。上皮由纤毛细胞和分泌细胞组成。纤毛细胞的纤毛向子宫方向摆动，有助于卵子或受精卵运行，并阻止细菌进入腹腔。分泌细胞的分泌物构成输卵管液，可营养卵子和辅助卵子的运行。当精子进入输卵管后，受纤毛摆动造成的阻力影

黏膜
肌层
浆膜

图 16-10 输卵管结构模式图

响，只有少数运动能力强的精子才能到达壶腹部与卵细胞相遇。输卵管上皮的结构变化与月经周期有关，两种细胞均在卵巢排卵前后最为活跃，表现为纤毛细胞变高，纤毛增多，分泌细胞分泌功能旺盛。在月经期和妊娠期，上皮细胞矮小。固有层为薄层的结缔组织，含有丰富的毛细血管和散在的平滑肌纤维。

2. 肌层 以峡部最厚，由内环行与外纵行的两层平滑肌构成。
3. 浆膜 由间皮和富有血管的疏松结缔组织构成。

第三节 子 宫

子宫为腔小壁厚的肌性器官，分底部、体部和颈部。子宫壁由内向外分为内膜、肌层和外膜（图 16-11）。

一、子宫底部和体部

（一）子宫内膜

子宫内膜（endometrium）由单层柱状上皮和固有层构成。上皮由分泌细胞和散在的纤毛细胞组成。内膜表面的上皮向固有层下陷形成许多**子宫腺**（uterine gland），子宫腺为单管状腺，近肌层时可有分支。固有层结缔组织较厚，含网状纤维、血管和大量低分化的梭形或星形的基质细胞，其核大而圆，胞质较少，合成和分泌胶原蛋白（图 16-11、图 16-12）。

根据功能的不同，可将子宫内膜分为**功能层**（functional layer）和**基底层**（basal layer）。功能层较厚，位于浅层，自青春期始，在卵巢激素的作用下，发生周期性剥脱出血，即**月经**（menses）。胚泡也在此层植入，妊娠后，因胚体植入而继续生长发育为蜕膜。基底层较薄，靠近肌层，此层不脱落，能增生修复功能层。

图 16-11 子宫壁结构模式图

图 16-12 子宫内膜血管与子宫腺模式图

　　子宫内膜的血管来自子宫动脉的分支。子宫动脉的分支进入肌层的中间层后呈弓形走行，向子宫内膜发出许多小动脉。在进入内膜之前，每条小动脉分为两支：一支短而直，营养基底层，称基底动脉，不受性激素的影响；另一支为主支，进入内膜后渐呈螺旋状走行，称**螺旋动脉**（spiral artery）。螺旋动脉在内膜浅部形成毛细血管网，然后汇入小静脉，经肌层汇入子宫静脉。螺旋动脉对卵巢激素极为敏感（图 16-12）。

（二）子宫肌层

　　子宫肌层（myometrium）很厚，由成束或成片的平滑肌和肌束间结缔组织组成，可分为黏膜下层、中间层和浆膜下层。黏膜下层和浆膜下层较薄，主要由纵行平滑肌束组成。中间层最厚，含有许多血管，平滑肌分为内环行与外斜行。子宫的平滑肌纤维长约 50μm。在妊娠期，平滑肌纤维受卵巢激素的作用，不仅增大（可长达 500μm），而且分裂增殖，使肌层显著增厚。结缔组织中未分化的间充质细胞也增殖分化为平滑肌纤维。分娩后，肌纤维逐渐恢复正常大小，部分肌纤维凋亡。

（三）子宫外膜

　　子宫外膜（perimetrium）除宫颈处为纤维膜外，其余部分为为浆膜。

二、子宫内膜的周期性变化

　　自青春期始，在卵巢分泌的雌激素和孕激素的周期性作用下，子宫内膜功能层发生周期性变化，即每 28 天左右发生一次内膜剥脱、出血、修复和增生，称**月经周期**（menstrual cycle）。每个月经周期是从月经的第一天起至下次月经来潮的前一天止，包括月经期、增生期和分泌期（图 16-13）。

（一）月经期

月经期（menstrual phase）为周期的第 1～4 天。排卵未受精，卵巢内月经黄体退化，雌激素和孕激素的含量骤然下降，引起螺旋动脉收缩，内膜缺血导致包括血管壁在内的各种组织细胞坏死。继而螺旋动脉又突然短暂扩张，致使内膜功能层毛细血管破裂，血液涌入内膜功能层。由于基质细胞坏死，释放溶酶体酶，萎缩坏死的子宫内膜剥脱，随血液进入子宫腔，从阴道排出。在月经期末，功能层全部脱落，基底层的子宫腺细胞迅速分裂增生，向表面铺展，修复内膜上皮，进入增生期（图 16-13）。

图 16-13 子宫内膜周期性变化模式图

（二）增生期

增生期（proliferative phase）为周期的第 5～14 天。此期卵巢内有一批卵泡正在生长，故又称卵泡期。在生长卵泡分泌的雌激素作用下，剥脱的子宫内膜由基底层增生修复，并逐渐增厚到 2～4mm。基质细胞不断分裂增生，合成基质和胶原。增生早期，子宫腺少，细而短。增生晚期，子宫腺增多，增长且更弯曲，腺腔增大，腺上皮细胞呈柱状，胞质内出现糖原，螺旋动脉也增长、弯曲（图 16-13）。至第 14 天时，卵巢内的成熟卵泡排卵，子宫内膜转入分泌期。

（三）分泌期

分泌期（secretory phase）为周期的第 15～28 天。此期与卵巢内月经黄体的发育时期一致，故分泌期又称黄体期。在黄体分泌的孕激素和雌激素作用下，子宫内膜继续增厚至 5～7mm。

子宫腺进一步变长、弯曲，腺腔扩大，糖原由腺细胞核下区转移到细胞顶部核上区，并以顶浆分泌方式排入腺腔，腺腔充满有大量糖原等营养物质的黏稠液体。固有层基质中含大量组织液而呈现水肿状态。螺旋动脉增长，更加弯曲，并伸入内膜浅层。基质细胞继续分裂增殖，胞质内充满糖原、脂滴，称前蜕膜细胞。若受精，此细胞继续发育增大变为蜕膜细胞，内膜继续增厚，发育为蜕膜。若未受精，则进入月经期（图 16-13）。

三、子宫内膜周期性变化的神经内分泌调节

下丘脑 - 垂体 - 卵巢轴可调节子宫内膜的周期性变化（图 16-14）。下丘脑神经内分泌细胞分泌的促性腺激素释放激素（GnRH）刺激腺体远侧部分泌 FSH 和 LH。FSH 可促进卵泡生长、成熟并分泌大量雌激素，雌激素可使子宫内膜由月经期转入增生期。当血中的雌激素达到一定浓度时，又反馈作用于下丘脑和垂体，抑制 FSH 的分泌，促进 LH 的分泌。在排卵前期，血液 LH 骤然增加，在 LH 和 FSH 的协同作用下，卵巢排卵并形成黄体。黄体产生孕激素和雌激素，使子宫内膜进入分泌期。当血中的孕激素增加到一定水平时，又反馈作用于下丘脑和垂体，抑制 LH 的释放，于是黄体退化，血中孕激素和雌激素水平下降，子宫内膜进入月经期。血中雌激素、孕激素的水平下降，又反馈性地促使下丘脑和垂体释放 FSH，卵泡又开始生长发育。上述变化周而复始。

图 16-14 子宫内膜周期性变化的神经内分泌调节示意图

四、子宫颈

子宫颈壁由内向外分为黏膜、肌层和外膜。黏膜表面有许多高而分支的皱襞，相邻皱襞间形成腺样隐窝。黏膜由上皮和固有层构成。上皮为单层柱状上皮，由分泌细胞、纤毛细胞和**储备细胞**（reserve cell）组成。分泌细胞最多，内含许多黏原颗粒。排卵时，雌激素使该细胞分泌增多，分泌物稀薄，有利于精子通过；黄体形成时，在孕激素作用下，细胞分泌减少，分泌物黏稠，精子难以通过；妊娠时，分泌物更黏稠，形成阻止精子和微生物进入子宫的屏障。纤毛细胞较少，游离面有纤毛，向阴道方向摆动，有利于分泌物排出。储备细胞为干细胞，较小，圆形或椭圆形，位于上皮深部，有增殖修复作用。在慢性炎症时，储备细胞可增殖化生为复层扁平上皮，在增殖过程中也可发生癌变。在宫颈外口处，柱状上皮与复层扁平上皮移行（图 16-15），分界清晰，是宫颈癌的好发部位。肌层平滑肌较少，结缔组织较多。子宫颈外膜为纤维膜。

图 16-15 子宫颈与阴道交界部结构模式图

第四节 阴 道

阴道壁由黏膜、肌层和外膜构成。黏膜形成许多环行皱襞，由上皮和固有层构成（图 16-15）。上皮为未角化的复层扁平上皮，一般情况下表层细胞内虽含有透明角质颗粒，但不出现角化。在雌激素作用下，上皮细胞中出现许多糖原。细胞脱落后糖原被阴道内的乳酸杆菌分解为乳酸，使阴道分泌物呈酸性而抑制微生物生长。阴道上皮受卵巢激素的影响而有周期性变化，增生期上皮变厚，角化细胞多；分泌期脱落上皮细胞增加，角化上皮细胞减少。黏膜固有层含有丰富的毛细血管和弹性纤维。肌层较薄，为左、右螺旋相互交织成格子状的平滑肌束，使阴道壁易于扩张。阴道外口为环行骨骼肌形成的尿道阴道括约肌。外膜是富含弹性纤维的致密结缔组织。

第五节 乳 腺

女性乳腺（mammary gland）于青春期受卵巢激素的影响开始发育，其结构因年龄和生理状态不同而有差异。性成熟期未孕女性的乳腺无分泌功能，称静止期乳腺；妊娠期与哺乳期的乳腺有泌乳活动，称活动期乳腺。

一、乳腺的一般结构

乳腺由腺泡、导管和结缔组织构成。乳腺被结缔组织分隔为 15～25 个腺叶，每个腺叶又分为若干小叶，每个小叶为一个复管泡状腺。腺泡上皮为单层立方或柱状，腺腔很小，腺上皮和基膜之间有肌上皮细胞。导管包括小叶内导管、小叶间导管和总导管（输乳管），它们分别由单层立方或柱状上皮、复层柱状上皮和复层扁平上皮构成。总导管开口于乳头。

二、静止期乳腺

腺体不发达，仅有少量腺泡和导管，脂肪组织和结缔组织丰富（图16-16）。在月经周期的分泌期，腺泡和导管略有增生，乳腺可略有增大。

图 16-16　静止期乳腺结构模式图

三、活动期乳腺

妊娠期乳腺在雌激素、孕激素和催乳素的作用下，腺泡和导管迅速增生，腺泡增大，结缔组织和脂肪组织减少，出现较多巨噬细胞和浆细胞（图16-17）。妊娠后期，在催乳激素的刺激下，腺泡开始分泌，分泌物含有脂滴、乳蛋白、乳糖和浆细胞与腺上皮细胞联合产生的sIgA，称初

图 16-17　妊娠期乳腺结构模式图（左上示初乳中的脂滴和初乳小体）

乳。初乳中常含有吞噬脂肪的巨噬细胞，称初乳小体。哺乳期乳腺中的腺体更加发达，结缔组织更少。在不同的小叶内，合成与分泌活动交替进行，因此可见分泌前的腺泡上皮为高柱状，分泌后的腺泡上皮呈立方或扁平状，腺腔内充满乳汁。停止哺乳后，催乳激素水平下降，腺泡逐渐退化，乳腺又恢复静止期的结构。绝经后，雌激素和孕激素水平下降，乳腺萎缩退化。

视　窗

女性免疫性不孕症

免疫性不孕症是指因免疫性因素而导致的不孕，约占不孕症患者中的 10%～30%。其中，导致女性不孕症的抗体有抗精子抗体、抗心磷脂抗体、抗卵巢抗体、抗透明带抗体、抗滋养细胞膜抗体、抗绒毛膜促性腺激素抗体等，临床上最多见的为抗精子抗体所导致的免疫性不孕症。

在女性产生抗精子抗体的原因较多，生殖道感染、月经期性生活及生殖道损伤导致黏膜免疫防御机制削弱等，导致精子抗原被宫颈上皮或子宫内膜免疫细胞识别，引起生殖道局部或全身免疫反应而产生抗精子抗体。

抗精子抗体可清除女性生殖道精子、降低精子的活力、阻止精子穿透宫颈黏液；干扰精子获能、顶体反应和受精；影响受精卵着床和胚胎发育。

治疗抗精子抗体引起的免疫性不育症，西医主要采用免疫抑制、阴茎套疗法等。近年来，运用中医药和中西医结合治疗免疫性不孕症取得了较大进展。通过辨证施治，扶正祛邪，提高和改善机体的免疫功能，清除已形成的抗体并抑制新的抗体产生，修复被破坏的生殖道屏障，与现代医学治疗本病的抗感染和免疫抑制原则相吻合。

下篇
胚胎学

第十七章
胚胎学绪论

扫一扫，查阅本章数字资源，含PPT、音视频、图片等

一、人体发生概述

在已知地球生物中，人类经过漫长的生物进化，成为结构及功能最复杂、进化程度最高的有机体。物种历经几十亿年的生物进化演变成现代人，这一发生过程称**系统发生**（phylogenesis）。人体起源于一个细胞——受精卵，其基因组按一定时 – 空程序选择性表达，调控人体发生发育过程。受精卵经细胞分裂与分化、增殖与凋亡等复杂的生物学过程，最终发育为由 230 多种形态结构各异、生理功能不同的细胞按一定规律排列组合，共计 1800 万亿个细胞组成的复杂生命体。人体胚胎的这一发生过程，称**个体发生**（ontogenesis）。

研究生物个体发生和发育规律的科学，称**胚胎学**（embryology）。在人类个体发生的过程中，曾出现卵黄囊、尿囊、脊索、鳃弓、尾等结构，这些结构有或无生理功能，并且在发育过程中，有的及时退化消失，有的演变或留有遗迹，这均是生物进化过程在胚胎发育中的重演。

二、胚胎学的研究内容及意义

人体胚胎学（human embryology）是研究人体出生前发生、发育过程及其规律的一门科学。在胚胎发育过程中，若受到某些遗传因素、环境因素的干扰，可出现各种先天性畸形，先天性畸形的发生及防治措施也是胚胎学的研究内容之一。人体胚胎学的研究内容包括生殖细胞发生、受精、卵裂、植入、胚层的形成与分化、胚胎发育、胚胎与母体的关系、器官与系统的发生及其功能建立、先天性畸形等。

人体胚胎的发生发育是一连续复杂的动态发育过程，历时 38 周左右（约 266 天）。通常将人体胚胎发育分为三个时期：①**胚前期**（preembryonic period）：指受精卵形成到胚胎发育的第 2 周末。②**胚期**（embryonic period）：指从胚胎发育的第 3 周到第 8 周末。这两个时期包括受精卵形成、卵裂，胚泡形成、植入，三胚层形成与分化、胎盘与胎膜形成等过程。人体由一个细胞（受精卵）开始，经迅速分裂分化发育为各器官、系统、外形都初具雏形的"袖珍人"，此发育阶段统称为**胚**（embryo）。③**胎期**（fetal period）：指胚胎发育的第 9 周至胎儿出生。此期内胎儿（fetus）各器官与系统在胚的基础上进一步发育完善，并逐渐出现不同程度的功能活动，体积、重量均明显增加。胚胎发育是一个复杂、有序的动态变化过程，胚前期和胚期以质变为主，胎期以量变为主。胚期为各器官原基形成时期，是胚胎发育的关键时期，对内、外环境因素的变化十分敏感，决定着胚胎的分化发育方向，是胚胎学研究和学习的重点（图 17-1）。

人体生命过程可分为出生前和出生后两个阶段，即出生前在母体内生长发育阶段和出生后生长发育、成熟直至衰老死亡阶段。出生后阶段包括婴儿期、儿童期、少年期、青年期、成年期和

图 17-1　胚胎发育阶段示意图

老年期六个时期。研究人体出生前和出生后生命全过程的科学，称**人体发育学**（development of human）。

随着生命科学的腾飞，胚胎学的研究逐步深入，并衍生出以下分支学科。

1. 描述胚胎学（descriptive embryology）　主要应用组织学与解剖学等技术方法，如光镜技术、电镜技术，研究胚胎发育过程中的形态发生和演变过程及其演变规律，是胚胎学的基本研究内容，也是重要的分支学科。

2. 比较胚胎学（comparative embryology）　研究不同种系（包括人类）的胚胎发育，比较生物演变及生物进化过程及规律，有助于深入理解人类胚胎的发生发育过程。

3. 实验胚胎学（experimental embryology）　将化学或物理因素刺激、基因剔除或基因导入等显微手术施加于胚胎或体外培养的胚胎组织、细胞，观察了解其对胚胎发育的影响及调控。

4. 化学胚胎学（chemical embryology）　使用化学及生物化学的技术方法，观察了解各种化学物质在胚胎发育过程中的变化及其代谢过程。

5. 分子胚胎学（molecular embryology）　利用分子生物学的技术和方法（包括基因剔除或基因导入等），观察了解胚胎发生发育过程中基因选择性表达（如时间顺序、空间分布、调控等）程序，研究基因表达产物在胚胎发生发育过程中的作用，阐明胚胎发育的分子机制。分子胚胎学是胚胎学研究的前沿领域和热点内容。

6. 畸形学（teratology）　是研究先天性畸形的发生原因、形成机制和预防措施的科学。在胚胎发育过程中，可因遗传因素、有害环境因素的不利影响，导致胚胎发育异常，出现各种先天性畸形。因此，为提高生存质量，了解先天性畸形的发生及防治措施是十分必要的。畸形学是胚胎学的重要分支之一。

7. 生殖工程（reproductive engineering）　指采用人工方法介入早期生殖过程，影响新个体的产生，以获得人们所期望的新生命体。与生殖工程学相关的辅助生殖技术主要有人工授精、早期胚胎培养与胚胎移植、配子和胚胎的低温冷冻保存、卵质内单精子注射等。生殖工程学可完善人类自身的生育过程，筛选优质胚胎，提高人口质量，是胚胎学中又一新兴学科，属应用研究领域。而试管婴儿、克隆动物（如克隆羊、猴、牛）均为该领域引起轰动的研究成果。随着人体发育过程中各种作用机制的逐步揭晓，胚胎学正在拓展形成一门新的医学基础学科——**发育生物学**（developmental biology）。

三、胚胎学的发展史

（一）国外医学

人类对胚胎发生发育过程的认识是从迷信、种种臆测逐渐转向对实物的观察和研究的。科学技术的发展，尤其是 17 世纪光学显微镜的问世，扩大了人们的视野，使肉眼看不到的结构呈现在眼前。随着胚胎学研究手段和技术方法不断改进，从 20 世纪 50 年代开始，现代胚胎学逐渐发展起来。

公元前 4 世纪，古希腊学者亚里士多德（Aristotle）通过对胚胎发育的观察，对鸡胚的发育做出了某些正确的描述，并推测人体胚胎起源于精液与月经血的混合物。1651 年，英国学者哈维（Harvey）在《论动物的生殖》中描述了多种鸟类及哺乳类动物胚胎的生长发育过程，并提出假设：一切生命皆来自卵。

17 世纪，荷兰学者列文虎克（Leeuwenhoek）与格拉夫（Graaf）在光学显微镜下，分别发现了精子和卵泡；意大利学者马尔比基（Malpighi）观察到鸡胚的体节、神经管及卵黄血管，并将精子和卵子与生殖和胚胎发育联系在一起。因受当时研究条件的限制，对精子和卵子的作用缺乏真正的了解，臆测精子或卵子内生存有一微小的胚胎个体，并逐渐生长成为胎儿，这就是胚胎学发展史上的"精原论"和"卵原论"。虽然两种观点之间存在分歧，但均认为精子或卵子内生存有一微小的胚胎雏形，后人将其归属于"预成论"或"先成论"。以后又提出了"套装论"，认为精子或卵子内生存的微小个体中，还套存有下一代更微小的个体，如此代代相套，层出不穷。

18 世纪中期，德国学者沃尔夫（Wolff）提出了"渐成论"，认为精子与卵子中没有预先形成的胚胎结构，胚胎的四肢及其他各器官结构均经历了从无到有、从简单到复杂的渐变过程。"渐成论"是胚胎学发展史上的一个里程碑。

19 世纪初期，爱沙尼亚学者贝尔（Baer）在《论动物的发育》中提出了"胚层学说"（Germ layer theory），指出人和各种脊椎动物的早期胚胎发育十分相似，随着胚胎的进一步发育才逐渐出现纲、目、科、属、种的特征（即贝尔定律），认为对不同动物的胚胎发育进行比较，较成体的比较更能说明动物间的亲缘关系。贝尔的"胚层学说"彻底推翻了"预成论"，创立了比较胚胎学，被人们称为"近代胚胎学之父"。

19 世纪中期，德国学者雷马克（Remark）在沃尔夫和贝尔的研究基础上结合自己的观察，提出了胚胎发育的"三胚层学说"（1855 年），标志着描述胚胎学的开端。1859 年英国学者达尔文在《物种起源》中指出，不同动物的胚胎早期发育相似，表明物种起源的共同性；后期发育相异，则由各种动物所处环境的不同引起。达尔文强力地支持了贝尔定律，并首次将胚胎学与进化论联系在一起。到 60 年代，德国学者穆勒（Muller）和海尔克（Haeckel）提出"个体发生是种系发生的重演"的学说，简称"重演论"。该学说基本符合事实，但鉴于胚胎发育时期短暂，无法全部重演祖先的进化过程。

19 世纪末期，开始了对胚胎发育机理的探讨。德国学者斯佩曼（Spemann）采用显微操作技术，对两栖动物胚进行了分离、切割、移植、重建等实验研究，并提出了"诱导学说"，认为胚胎的某些组织（诱导者）能对邻近组织（反应者）的分化起诱导作用，由此奠定了实验胚胎学的基础，并因此荣获诺贝尔生理学或医学奖（1935 年）。其后著名的学说有：细胞分化决定、胚区定位、胚胎场与梯度等。另外，某些学者还研究了胚胎发育过程中组织细胞内化学物质的变化及其与胚胎形态演变的关系，由此形成化学胚胎学。英国学者李约瑟（Needham）1931 年整理出版了《化学胚胎学》。

20世纪50年代，现代胚胎学逐渐发展起来，分子胚胎学和生殖工程学为其理论和技术方法进步的两大标志。DNA结构的阐明及中心法则的确立，诞生了分子生物学。用其观点和方法研究胚胎发育过程，便产生了分子胚胎学。分子胚胎学研究胚胎发育的遗传程序，主要选用生命周期短、便于操作的果蝇。现已发现一些重要的调节基因群，其中同源异形基因已在人及多种脊椎动物胚胎中发现，统称同源框基因。1995年，因对果蝇发育基因的研究，Nt/uisslein-Volhard等三人被授予诺贝尔奖，这是胚胎学研究领域的又一次辉煌。

随着胚胎学研究领域的不断发展，人们开始利用其理论和技术去改善和调控人类的生殖过程，形成了各种形式的辅助生殖技术，建立了生殖工程学。1978年，诞生了第一例"试管婴儿"；1997年，克隆羊"多莉"的诞生震惊了世界，成为该领域引以为荣的轰动性研究成果。

（二）祖国医学

祖国医学对胚胎发育方面的研究记载很多，其观察之细微，描述之生动，足以与现代人体胚胎学相媲美。马王堆三号汉墓出土帛书中的《胎产书》，著成于两千数百年前的先秦时期，较详细地记录了胎儿在母体中的发育情况。北齐时代（公元550年～577年）医家徐之才记载了胚胎逐月生长发育的情况，隋代《诸病源候论》、唐代《千金要方》皆循此说。如唐代大医家孙思邈在《千金要方》中云："一月始胚，二月始膏，三月始胞，四月形体成，五月能动，六月诸骨具，七月毛发生，八月脏腑具，九月谷气入胃，十月百神备则生矣。"孙思邈尚有"妊娠三月为定形"之论。《校注妇人良方》注释中引"五脏论"曰："一月如露珠，二月如桃花，三月男女分，四月形象具，五月筋骨成，六月毛发生，七月并其魂，八月游其魄，九月三动身，十月受气足。"藏医学中的《罗本口哈汤》对人体胚胎发育有了更进一步的认识。1704年在桑吉嘉措主持下绘制的成套藏医彩色挂图中，非常形象地画出了人体胚胎发育过程中，有重演生物进化过程（如鱼类、两栖类、哺乳类）的现象出现。

进入20世纪20年代，朱洗（1899—1962）在受精方面，童第周（1902—1979）在卵质与核的关系、胚胎轴性、胚层间的相互作用方面，张汇泉（1899—1986）在畸形学领域，均做出了贡献。张觉民等学者在辅助生育技术方面有深入研究。20世纪80年代第一部描述中国人胚胎生长、发育及形态变化的专著《中国人胚胎发育时序与畸形预防》问世。

四、胚胎学的意义及在医学中的地位

胚胎学是重要的医学基础课程，是一门充满奥秘的科学，具有深奥的理论知识和重要的临床应用价值。

人体胚胎学阐明了人体如何由一个简单的细胞（受精卵）发育演变为复杂的新个体。它告知我们：在受精卵基因严格有序的表达及调控下，胚胎发育按照精密的时间顺序，呈现精确的三维结构变化规律。胚胎的发生过程是各种发育相关基因程序性时–空表达的结果；而基因的程序性表达又受调节基因的调控及环境因素的影响。学习胚胎学有助于训练和培养学习者的立体构象和空间思维能力。

学习胚胎学可使人们运用辩证唯物论的观点去认识人体胚胎的发生发育过程，了解人胚的外形及各系统、器官、组织、细胞的发生演化过程；帮助医生正确诊断和治疗疾病；掌握人体出生前的演变规律，对今后的学习和研究工作大有裨益。

胚胎学与解剖学、组织学、病理学、生理学、遗传学、细胞生物学、分子生物学等密切相关，具有重要的理论意义。通过学习可进一步深刻理解解剖学中器官的形态结构、位置、毗邻关系等的建立，理解组织学中干细胞的特性，理解各器官的发生来源（不同胚层），理解病理学中恶性肿瘤为何要依据其细胞的胚层来源进行分类等。胚胎学同时又为妇产科学、儿科学、小儿外科学、矫形外科学、男科学、生殖工程学、肿瘤学等学科的某些疾病诊断和治疗提供依据，具有重要的临床意义和应用价值。

五、胚胎学的学习方法

胚胎学与解剖学、组织学同属于形态学范畴，但胚胎学的每一部分研究内容均在短暂的瞬间发生剧烈而复杂的变化，即始终处于动态变化中，这是胚胎学的显著特征。因而在学习时，既要了解胚胎在某一时期的形态结构（三维结构）变化，又要掌握这些结构在胚胎不同时期的演变规律及来龙去脉。掌握胚胎发育的时间概念与空间概念（时-空关系），是胚胎学学习的要点。

学习胚胎学应注意：①平面结构与立体结构的关系；②静态结构与动态变化的关系；③时间与空间的关系；④发生发展与进化的关系；⑤结构与功能的关系；⑥各学科间知识的相互渗透与融合；⑦要善于思考、善于比较、善于分析、善于综合；⑧要结合教材的内容观察图谱、胚胎标本、模型、切片等，启动形象思维，将二维结构图、三维结构图还原为人胚的动态发育过程，深刻理解，融会贯通。

先天性畸形是人体胚胎学的重要研究内容，学习时一方面要了解其发生原因和防治措施，另一方面要对照正常胚胎的发育，剖析异常发育所导致的先天性畸形。

视　窗

中医学对胚与胎的认识

中外古人曾对新生命的诞生有着种种臆测，如"预成论"或"先成论"、"套装论"、上帝造人、天仙投胎、魂魄在世等。中医学针对胚胎发育、胎儿生长及胎教等方面有诸多论述。国外医学研究胚胎学虽然比较早，但最初是在动物胚胎（如鸡胚）上进行研究的。

北齐时代（公元550年～577年）医家徐之才，针对胚胎逐月生长发育的情况记载："一月名始胚，二月名始膏，三月名始胎，四月成血脉，五月成其气……十月五脏俱备，六腑齐通，纳天地气于丹田，故使关节、人神皆备，但俟时而生。"这与现代人体胚胎学描述的"第八周末，胚胎初具人形"，以及"前八周的胚体，通称为胚；八周之后即称之谓胎"相吻合。在中医学的概念里，人胚是由一团简单的物质，逐步发育起来的；气与血在胚胎中是先后形成的，气血是人胚中重要的构成部分。而某些外国学者曾认为，人体胚胎从一出现就是个微缩个体，逐月增长体积增大而形成胎儿。可见中医学千百年前对胚和胎、对胎儿在母体中的发育情况即有深刻的认识，也体现了我们祖先对人体胚胎发育的朴素的唯物主义世界观。

胚胎学总论主要涉及人体胚胎的发生和早期发育，并简要介绍各期胚胎的外形特征、胚胎龄的推算，双胎、多胎和连体双胎等。

第一节　生殖细胞和受精

一、生殖细胞的发生和成熟

生殖细胞（germ cell）包括精子和卵子，统称**配子**（gamete）。精子和卵子均为单倍体细胞（详见第十五章、第十六章），二者的发生和成熟是胚胎发生的先决条件。

睾丸生精小管的一个初级精母细胞，经两次减数分裂最终演变为四个精子（图18-1）。此时的精子，尚无定向运动能力和受精能力。精子进入附睾，在附睾上皮分泌物及雄激素构成的微环境中，经历一系列成熟变化，具备了定向运动能力及使精子受精的潜力，但尚不具备穿越卵子周围放射冠和透明带的能力，因精液中的糖蛋白覆盖于精子的表面，抑制精子头部释放顶体酶。当精子通过子宫、输卵管时，精子头部的糖蛋白被去除，精子获得了使卵子受精的能力，此过程称**获能**（capacitation）。精子的获能过程开始于子宫，完成于输卵管，使精子成为结构和功能上均成熟的雄性配子。

卵细胞发生于卵巢中的卵泡，由一个初级卵母细胞经两次减数分裂产生1个大而圆的卵子和3个极体（图18-1）。卵子成熟于受精过程，包括细胞核的成熟和细胞质的成熟。排卵后，次级卵母细胞在输卵管壶腹部与精子相遇，且在精子穿入的激发下，完成第二次减数分裂，形成卵子（核型为23，X），同时，激活了卵子的合成和代谢活动。

二、受精

精子与卵子结合成为受精卵的过程，称**受精**（fertilization）。受精为人体胚胎发生发育的起始点。人卵受精发生在输卵管壶腹部。精子在女性生殖管道内的受精能力可维持1天左右。卵子若未受精，则在排卵后12～24小时退化。

（一）受精过程

受精是一个严格有序的生理过程（图18-1、图18-2）。正常成年男子每次射出精液不少于2mL，每毫升精液中不少于2000万个精子，其中仅有300～500个优势精子能够到达输卵管壶腹部，最终只有1个精子与卵子结合形成受精卵。

图 18-1 生殖细胞的发生与受精

受精过程为：①顶体反应。获能后的精子到达放射冠周围时，顶体前膜与精子头部的细胞膜发生间断性融合，随之破裂形成许多小孔，释放出顶体酶分解卵细胞周围的放射冠，使精子与透明带直接接触。到达透明带的精子，与透明带上的受体（ZP3）结合，再次释放顶体酶，分解穿越透明带进入卵周隙，使精子头部与卵子的细胞膜相贴。精子穿越放射冠和透明带的过程称**顶体反应**（acrosome reaction）。②精卵细胞膜融合。精子头部侧面的细胞膜与卵细胞膜紧贴并融合，随之精子的胞核及胞质进入卵细胞内。③透明带反应。精卵细胞膜的融合，激发卵细胞胞质内的皮质颗粒释放酶类入卵周隙，使透明带上的 ZP3 受体结构改变，不能再与其余精子结合，此过程称**透明带反应**（zona reaction）。因该反应可阻止其他精子穿越透明带进入卵内，保证了单精受精。④受精卵形成。精子的穿入激发次级卵母细胞完成第二次减数分裂，形成一个成熟的卵子和一个第二极体。成熟的卵子、精子细胞核膨大，形成**雌原核**（female pronucleus）和**雄原核**（male pronucleus）。雌原核、雄原核向细胞中部靠拢并融合，染色体混合，即形成二倍体的**受精卵**（fertilized ovum），又称**合子**（zygote）（图 18-2）。

图 18-2   顶体反应与受精示意图

（二）受精的条件

正常发育成熟的精子与卵子必须在限定的时间内相遇是受精的基本条件。

通常情况下，正常成年男子每毫升精液的精子数不少于 2000 万个。若每毫升精液的精子数量少于 500 万，几乎不能受精；若精液中双尾、双头、小头、大头等畸形精子的数量超过 20% ～ 30%；无活动能力或活动力差的精子超过 30%；卵巢不排卵或卵子发育不正常，均可影响受精。

临床上使用的子宫帽、避孕套、避孕药、"安全期"避孕、输卵管与输精管黏堵或结扎等避孕或绝育措施，其作用机理均为影响、干扰受精过程。

（三）受精的意义

受精标志着新生命的开始，它使新陈代谢缓慢的卵子转入代谢旺盛的受精卵阶段，使之不断分裂、分化，发育为新生个体。受精保证了物种的延续性，使来自父母双方的各 23 条染色体相混合形成受精卵，恢复二倍体核型。生殖细胞的成熟分裂及受精，使双亲遗传基因随机组合，新生命既继承双亲的遗传特性，又具有其本人特有的遗传性状。受精决定性别（图 18-1），精子带有的性染色体决定新个体的遗传性别。带有 Y 染色体的精子与卵子结合，发育为男性；带有 X 染色体的精子与卵子结合，则发育为女性。

第二节　人胚早期发生

一、卵裂、胚泡形成和植入

（一）卵裂及胚泡形成

1. 卵裂（cleavage）　指受精卵的早期分裂。卵裂产生的子细胞称**卵裂球**（blastomere）。受精卵形成后，渐向子宫方向运行，同时迅速进行卵裂。随着卵裂次数的增加，透明带内的卵裂球体积渐变小，分化差异渐明显（图 18-3）。约在第 3 天，卵裂球达 12 ～ 16 个，外观似桑葚，形成一个实心胚，称**桑葚胚**（morula）。此时，该胚已运行到子宫腔（图 18-3、图 18-4）。

2. 胚泡形成　桑葚胚在子宫内继续分裂发育，当卵裂球增至 100 个左右时，细胞间出现一些小腔隙，且渐融合为一个大腔，称**胚泡腔**（blastocoele），腔内充满胚泡液。这种囊泡状的胚，称**胚泡**（blastocyst）。胚泡形成于受精后的第 4 天，且已运行到子宫腔，透明带开始变薄、溶解。胚泡壁由单层细胞构成，称**滋养层**（trophoblast），可吸收营养。胚泡腔一侧有一群大而不规则的细胞，称**内细胞群**（inner cell mass），该处的滋养层称**极端滋养层**（polar trophoblast）（图 18-3、图 18-4）。内细胞群的细胞属于胚胎干细胞。

图 18-3　卵裂及胚泡形成

（二）植入

胚泡包埋入子宫内膜的过程称**植入**（implantation），又称**着床**（imbed）。植入始于受精后第 5 ～ 6 天，完成于第 11 ～ 12 天，植入部位常在子宫体部或底部（图 18-4、图 18-6），最常见于子宫后壁中上部。

图 18-4　排卵、受精、卵裂及植入位置关系

1. 植入的过程　植入时，透明带已完全溶解消失。极端滋养层首先与子宫内膜接触，并分泌蛋白水解酶，溶蚀子宫内膜，胚泡由溶蚀处进入，渐埋入子宫内膜，溶蚀处的缺口由附近的上皮增殖修复，植入完成。同时，进入子宫内膜的滋养层细胞迅速增生、分化，形成内层的**细胞滋养层**（cytotrophoblast）和外层的**合体滋养层**（syncytiotrophoblast）。前者由单层立方形细胞构成，细胞界限清晰，并有较强的增殖能力，可不断产生新的细胞融入合体滋养层；后者细胞界限消失，呈合胞体样，并出现一些小腔，称滋养层陷窝，子宫壁小血管逐渐与其连通，充满母体血液（图 18-5）。

A.极端滋养层与子宫内膜接触　　B.子宫内膜形成缺口

C.胚泡侵入子宫内　　D.缺口处修复，植入完成

图 18-5　胚泡植入过程

处于分泌期的子宫内膜，植入后进一步增厚，腺体分泌旺盛，血液供应丰富；基质细胞体积增大，内含丰富的糖原和脂滴，称**蜕膜细胞**（decidual cell），可营养早期胚胎。子宫内膜的这一系列变化称**蜕膜反应**（decidua reaction），植入后的子宫内膜称**蜕膜**（decidua）。根据蜕膜与胚泡的位置关系，蜕膜可分为三部分：①**包蜕膜**（decidua capsularis），覆盖于胚的宫腔面的蜕膜。②**底蜕膜**（decidua basalis），又称基蜕膜，位于胚深面的蜕膜，将来发育为胎盘的母体部分。③**壁蜕膜**（decidua parietalis），指子宫其余部分的蜕膜（图18-6）。

2. 植入的条件　植入受多种因素的调控和影响，如母体内分泌状况、宫腔内环境、桑葚胚及时进入子宫腔并发育为胚泡、透明带及时消失、蛋白水解酶的分泌、子宫内膜处于分泌期等。口服避孕药、宫内避孕环等，均因人为因素干扰植入，而达到避孕的目的。

3. 异位植入　若胚泡植入在子宫以外的部位，统称**宫外孕**（ectopic pregnancy）。通常见于输卵管（约占宫外孕的80%）、肠系膜、卵巢等处（图18-7），易致胚胎早期死亡或母体大出血，甚至危及生命。若植入发生在近子宫颈内口处，并在此形成胎盘，称**前置胎盘**（placenta previa），分娩时因胎盘堵塞产道可致难产，若胎盘早期剥离可致大出血。

图18-6　胚胎与子宫蜕膜的关系

图18-7　异位植入

二、胚层的形成

（一）二胚层胚盘的形成

人胚发育的第2周，随着胚泡的植入，内细胞群增殖、分化成椭圆形细胞盘，称**胚盘**（embryonic disc）。它由两个胚层构成，又称二胚层胚盘（图18-8）。

朝向胚泡腔侧的一层立方形细胞，称**下胚层**（hypoblast）；贴近滋养层侧的一层柱状细胞，称**上胚层**（epiblast）。两个胚层紧密相贴，中间有基膜分隔。受精后第 8 天，上胚层细胞之间出现腔隙并渐扩大，称**羊膜腔**，内储羊水；其底部由上胚层构成；周围及顶部由一层扁平的羊膜细胞包绕，形成羊膜；由羊膜环绕羊膜腔形成的囊，称**羊膜囊**。第 9 天，下胚层细胞增殖迅速，其外周部分向腹侧延伸，形成一层扁平上皮且包绕成一封闭的囊，称初级卵黄囊，其顶部由下胚层构成（图 18-8）。初级卵黄囊很快退化，由次级卵黄囊即**卵黄囊**替代。

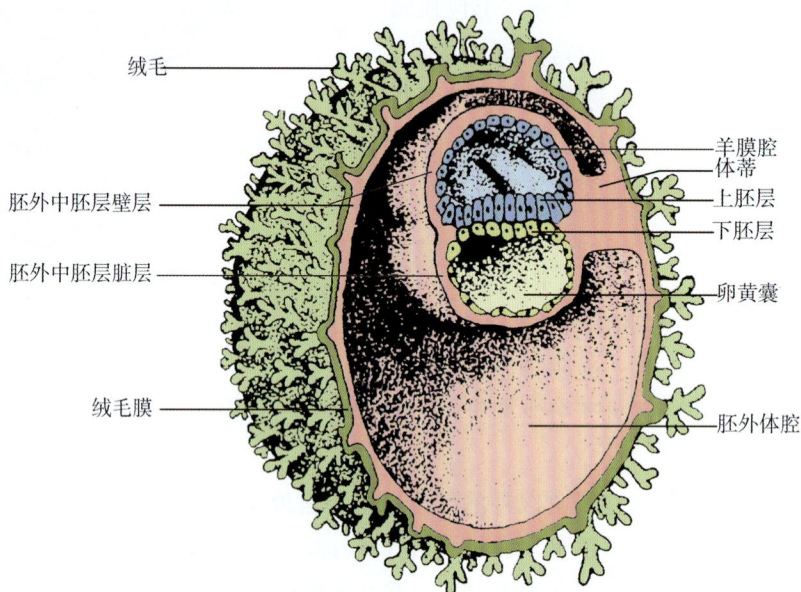

图 18-8　第 2 周初胚的立体模式图（剖面）

到第 2 周末，上下胚层紧密相贴形成的二胚层胚盘，构成人体胚胎发育的原基，且决定了胚胎的背（上胚层侧）面、腹（下胚层侧）面。胚盘以外的部分将形成胚的附属结构。

在内细胞群分化的同时，胚泡腔内渐填充有网状分布的星形细胞和细胞外基质，形成胚外中胚层。随后，胚外中胚层内出现小间隙，并渐融合形成一个大腔，称胚外体腔。此时胚外中胚层分成两部分，分别贴附于细胞滋养层内表面及羊膜和卵黄囊的外表面。由于胚外体腔的扩大，第 2 周末，羊膜与滋养层连接处的胚外中胚层渐缩窄至胚盘尾侧，缩窄的胚外中胚层组织形似蒂状，称**体蒂**（body stalk），是胚体和绒毛膜相连的唯一系带，将参与脐带的形成（图 18-8）。

（二）三胚层胚盘的形成

第 3 周初，上胚层中线处的细胞迅速增殖，形成一条纵行细胞索，称**原条**（primitive streak）；原条的头端增生膨大为结节状，称**原结**（primitive node）；原结的背侧凹陷，称**原凹**（primitive pit）；原条的背侧中线出现一浅沟，称**原沟**（primitive groove）。增殖的上胚层细胞在原沟深部的上下胚层之间向周边迁移，一部分细胞在上下胚层间形成一新的细胞层，称**胚内中胚层**（intraembryonic mesoderm），即**中胚层**（mesoderm）；另一部分细胞迁移至下胚层并逐渐置换了其内全部的细胞，新形成的细胞层，称**内胚层**（endoderm）。内胚层和中胚层形成后，上胚层改称**外胚层**（ectoderm）。至第 3 周末，均起源于上胚层的内、中、外三个胚层共同构成三胚层胚盘（图 18-9、图 18-10）。原条的出现不仅对中胚层、内胚层的形成有重要意义，而且决定了胚盘的头尾和左右，原条出现的一端为胚胎的尾端。因胚盘头尾生长速度快于左右，且头端又快于尾端，故三胚层胚盘逐渐形成头宽尾窄的鞋底形（图 18-11）。

图 18-9　第 3 周初胚的立体模式图（剖面）

绒毛
绒毛膜
胚外中胚层脏层
胚外中胚层壁层
羊膜腔
体蒂
外胚层
中胚层
内胚层
卵黄囊
胚外体腔

二胚层胚盘
原条
上胚层
下胚层
形成中的内胚层
形成中的中胚层
内胚层

图 18-10　三胚层胚盘的形成过程示意图

C切面
口咽膜
外胚层
B切面
脊索
原结
原凹
原条
泄殖腔膜
A.胚盘背面观

外胚层
中胚层
内胚层
脊索
B.胚盘正中横切面

外胚层
内胚层
脊索
中胚层
C.胚盘正中纵切面

图 18-11　中胚层及脊索的形成

　　形成原结的上胚层细胞，经原凹向头端增生迁移，在内外胚层间形成一管状结构，称**头突**（head process），以后发育为一纵行细胞索，**称脊索**（notochord）（图 18-11）。脊索为暂时性中轴器官，对神经管和椎体的发生起着重要的诱导作用。大部分脊索将退化消失，最终仅残留部分形成椎间盘内的髓核。

　　胚内中胚层在脊索头侧和原条尾侧各留下一圆形缺如，此处内外胚层紧密相贴呈膜状，分别称口咽膜和泄殖腔膜（图 18-11）。口咽膜前端的中胚层称生心区。随着胚体的生长和脊索的延伸，原条相对向尾端缩短，最后消失。若原条未完全消失，残留的原条细胞可分化形成**畸胎瘤**（teratoma），它由多种组织构成，是来源于三胚层的一种囊性肿瘤，易恶变，囊内可有毛发、皮肤、牙、软骨等结构，可发生在任何部位，常见于生殖腺、骶尾部。

三、三胚层的分化和胚体外形的建立

（一）三胚层的分化

　　1. 外胚层的分化　第 3 周，在脊索的诱导下，其背侧中线处的外胚层增厚呈板状，称**神经板**（neural plate）。构成神经板的外胚层细胞称神经外胚层，其余部分称为表面外胚层。随着脊索的生长，神经板增长为头端宽、尾端窄的板状结构。神经板中央沿长轴向中胚层方向凹陷，称**神经沟**（neural groove），其两侧隆起称**神经褶**（neural fold）。两侧神经褶在胚体中段愈合，并向头、尾段延伸，形成一中空的**神经管**（neural tube）（图 18-12、图 18-13）。神经管头、尾两端尚未闭合处分别称为前神经孔和后神经孔；至第 4 周末，前、后神经孔封闭；若未封闭，则分别形成脊柱裂和无脑畸形（图 20-1）。神经管是中枢神经系统的原基，其头端膨大，将分化为脑、松果体、神经垂体和视网膜等；其尾端较细，将分化为脊髓。

图 18-12　三胚层的分化

图 18-13　胚体外形的形成

A1. 约 20 天人胚背面观　B1. 约 23 天人胚侧面观　C1. 约 26 天人胚侧面观
D1. 约 28 天人胚侧面观　A2~D2 为 A1~D1 纵断面　A3~D3 为 A1~D1 相应横断面

在神经沟闭合为神经管的同时，神经板外侧缘的部分细胞迁移到神经管的背侧，形成一纵行排列的细胞索，该细胞索很快分为左右两条，分别列于神经管的背外侧，称**神经嵴**（neural crest）（图 18-12、图 18-13），它是周围神经系统的原基，将分化为脑神经节、脊神经节和植物神经节，并能远距离迁移到肾上腺髓质，形成嗜铬细胞。

表面外胚层将分化为表皮及皮肤附属器官、晶状体、内耳膜迷路、角膜上皮、味觉上皮、口腔和鼻腔，以及肛门的上皮、牙釉质、腺垂体等（表 18-1）。

2. 中胚层的分化　第 3 周末，中胚层细胞增殖，在中轴线两侧由内向外依次分化成轴旁中胚层、间介中胚层和侧中胚层（图 18-12、图 18-13）。

（1）**轴旁中胚层**（paraxial mesoderm）　指邻近脊索两侧的中胚层细胞增生形成的一对纵行细胞索，随即形成左右对称的细胞团，称**体节**（somite）（图 18-12、图 18-13）。体节数目依胚龄的增长而增多，并在胚的表面形成隆起，故早期胚龄可依体节数推测。体节由颈部向尾部先后出现，至第 5 周，42～44 对体节全部形成。体节将分化为中轴骨骼、骨骼肌、真皮等（表 18-1）。

表 18-1　三胚层分化的各种组织和器官一览表

外胚层	表皮、毛发、指甲、皮脂腺、汗腺上皮、口腔黏膜、鼻腔和鼻旁窦黏膜上皮、牙釉质、味蕾、唾液腺、肛门上皮外耳道、鼓膜、外层上皮、内耳膜迷路上皮、结合膜上皮、角膜、视网膜、晶体、瞳孔括约肌与开大肌、肌上皮细胞腺垂体、神经垂体、肾上腺髓质、男性尿道末端上皮、神经系统
中胚层	结缔组织、真皮、软骨、骨、骨膜、关节囊、肌腱、骨骼肌、心肌、平滑肌、血液、心脏、血管、骨髓、脾、淋巴结、胸膜、腹膜、心包膜、眼球纤维膜、胚血管膜、脑脊髓膜、肾单位、集合小管、输尿管与膀胱三角区上皮睾丸、附睾、输精管、精囊腺的上皮卵巢、输卵管、子宫肾上腺皮质
内胚层	咽至直肠消化管各段的上皮，肝、胰、胆囊的上皮，喉至肺各段的上皮，中耳、鼓室与咽鼓管的上皮，鼓膜内层上皮、甲状腺、甲状旁腺、胸腺、扁桃体上皮，女性尿道、男性尿道近端与膀胱的上皮，前列腺与尿道球腺上皮，阴道前庭及阴道上皮

（2）**间介中胚层**（intermediate mesoderm）　位于轴旁中胚层外侧，为一个较窄的细胞带，将分化为泌尿生殖系统的主要器官（图 18-12、图 18-13）。

（3）**侧中胚层**（lateral mesoderm）　位于间介中胚层外侧。其组织内逐渐出现小的腔隙，后融合为一个大腔，称胚内体腔，此腔与胚外体腔相通。胚内体腔将侧中胚层分隔成背侧的**体壁中胚层**（parietal mesoderm）和腹侧的**脏壁中胚层**（visceral mesoderm）（图 18-12、图 18-13），前者与外胚层相贴，参与体壁骨骼与骨骼肌的形成，后者与内胚层相贴，参与内脏、消化系统、呼吸系统的平滑肌及结缔组织的形成。胚内体腔由头端至尾端依次分化为心包腔、胸膜腔和腹膜腔。

间充质（mesenchyme）是来自中胚层的胚胎性结缔组织，其细胞呈星形，可分化为结缔组织、肌组织、血管等。

3. 内胚层的分化　随着胚盘由扁平状渐卷折成圆柱状，内胚层被卷入胚体内，形成长管状的原始消化管，简称原肠（图 18-12）。其头、尾两端分别由口咽膜、泄殖腔膜封闭，中部与卵黄囊相连（图 18-13）。将分化为消化管、消化腺及呼吸道和肺的上皮组织，以及中耳、膀胱、甲状腺、胸腺等器官的上皮组织（表 18-1）。

（二）胚体外形的建立

三胚层的分化使胚盘各部分生长速度有所不同。外胚层最快，内胚层最慢。胚盘中轴部位的神经管和体节生长迅速，向背侧隆起，边缘部位生长较慢，使胚盘中轴渐突向背侧的羊膜腔，而边缘向腹侧包卷，形成了头褶、尾褶和左右侧褶。由于三胚层胚盘的卷折，使内胚层卷到胚体内部，外胚层包在胚体最外层，胚盘渐变为圆柱体（图 18-12、图 18-13）。与此同时，胚盘头尾方向的生长较左右侧快，且头端脑和颜面的形成速度又快于尾端，故形成头大尾小的"C"形圆柱体（图 18-13）。

头褶使胚盘头端的生心区、口咽膜移到腹侧，生心区渐移向口咽膜尾侧。尾褶使胚盘尾端的泄殖腔膜和体蒂移向腹侧。随着圆柱形胚体的形成，胚体已凸入羊膜腔内，胚体腹侧的各褶缘渐靠拢，最终汇聚于胚体腹侧中心，外包羊膜，形成原始脐带。至第 8 周末，胚体颜面发生，眼、耳、鼻的原基形成，四肢明显，外生殖器出现（性别难辨），胚体初具人形（图 18-14）。

图 18-14　胚体外形的演变（侧面观）

第三节　胎膜和胎盘

胎膜和胎盘是胚胎发育过程中形成的附属结构，不参与胚体的形成，但对胚胎的生长发育起到保护、营养、呼吸、排泄等作用。胎儿娩出后，胎膜、胎盘与母体子宫分离，并排出体外，称**衣胞**（afterbirth），又称胞衣。

一、胎膜

胎膜（fetal membrane）包括绒毛膜、羊膜、卵黄囊、尿囊和脐带（图 18-15）。

（一）绒毛膜

1. 绒毛膜的形成　绒毛膜（chorion）由滋养层和其内面的胚外中胚层发育而成，包在胚胎及其附属结构的最外面，直接与子宫蜕膜接触，为早期胚胎发育提供营养和氧气。第 3 周初，滋养层已分化为细胞滋养层和合体滋养层，两层滋养层细胞向胚泡表面突出，形成许多绒毛状突起。绒毛状突起的表面为合体滋养层，中央为细胞滋养层，称**初级绒毛干**。继之，胚外中胚层渐伸入初级绒毛干中形成中轴，改称**次级绒毛干**（图 18-16）。第 3 周末，中轴内的胚外中胚层继续分

图 18-15 胎膜变化示意图

1 至 6 示动态过程

图 18-16 绒毛发育过程

化为结缔组织和血管网，且与胚体内的血管相通，改称三级绒毛干。其主干插入子宫蜕膜，称**固定绒毛**，主干上形成的分支绒毛，称游离绒毛。固定绒毛末端的细胞滋养层增生，穿越合体滋养层，连接于底蜕膜表面，同时沿蜕膜表面延伸，形成一完整的**细胞滋养层壳**（图18-16、图18-20），使绒毛膜与子宫蜕膜牢固连接。

绒毛之间的间隙，称**绒毛间隙**。绒毛直接浸泡在含母体血液的绒毛间隙中，由此汲取母血中的营养物质，排出代谢产物，完成胚胎与母体间的物质交换。

2. 绒毛膜的发育　早期绒毛膜表面的绒毛生长发育均衡。随着胚体的增大，与包蜕膜接触的绒毛渐退化消失，形成无绒毛的**平滑绒毛膜**（smooth chorion）；底蜕膜中的绒毛因血液供应充足，生长茂盛，密集成丛，称**丛密绒毛膜**（villous chorion），其血管经脐带与胚体血管相通。随胚体的发育，丛密绒毛膜与底蜕膜一起构成胎盘；平滑绒毛膜和包蜕膜渐与壁蜕膜融合，子宫腔消失（图18-17）。

图18-17　胎膜、蜕膜与胎盘

3. 绒毛膜的异常　若滋养层细胞过度增生，绒毛中轴的结缔组织变性水肿，血管消失，绒毛呈大小不等的水泡状，整个胚胎发育不良，外形似葡萄，称葡萄胎。若滋养层细胞发生癌变，称**绒毛膜上皮癌**。若绒毛膜的血管发育不佳或与胚体血管连接受阻，可因营养缺乏导致胚胎发育不良或死亡。

（二）羊膜

羊膜囊（amniotic sac）是由羊膜包绕羊膜腔形成的囊状结构。它由羊膜、羊膜腔、羊水共同构成（图18-15、图18-17）。

羊膜（amnion）由一层羊膜上皮和薄层胚外中胚层构成。羊膜薄而透明，其围成的腔，称羊膜腔。胚胎即在羊膜腔内的羊水中发育。随着胚体的形成与发育，羊膜在胚胎的腹侧包绕体蒂，形成原始脐带；第20周，羊膜与绒毛膜逐渐相贴，胚外体腔消失，羊膜包在脐带表面。

羊水（amniotic fluid）呈淡黄色，弱碱性。主要由羊膜上皮分泌，不断产生，又不断被胎儿吞饮，也被羊膜吸收。妊娠中晚期，因含有胎儿的分泌物、排泄物及脱落上皮，羊水变混浊。穿刺抽取羊水，可早期预测诊断胎儿性别及某些先天性异常。羊水为胚胎提供了自由活动的环境，可保持恒温，防止粘连，缓冲外来压力与振荡，有利于胚胎的发育。分娩时，羊水可扩张宫颈，冲洗产道。

足月分娩时，羊水含量可达1000～1500mL。若少于500mL，称羊水过少，可见于胎儿无肾或尿道闭锁；若多于 2000mL，称羊水过多，常见于消化道闭锁或神经管发育异常。

（三）卵黄囊

卵黄囊（yolk sac）由卵黄囊内胚层和胚外中胚层构成，位于胚盘腹侧。因内胚层向腹侧卷折形成原始消化管，卵黄囊被包入脐带（图 18-13、图 18-15）。约在第 5～6 周，与原始消化管相连的卵黄蒂闭锁，卵黄囊也随之退化。若卵黄蒂未闭锁，可致脐粪瘘（图 19-15B），导致肠道与外界相通。

人卵黄囊内无卵黄，其出现是生物进化过程的重演。但卵黄囊壁的胚外中胚层可形成血岛，为造血干细胞的发源地；由卵黄囊顶部内胚层迁移出的部分细胞分化发育成原始生殖细胞。

（四）尿囊

尿囊（allantois）发生于第 3 周，是由卵黄囊顶部尾侧的内胚层向体蒂内突出形成的一个盲管（图 18-13、图 18-15）。人类尿囊是生物进化过程的重演，其壁上的一对尿囊动脉和一对尿囊静脉逐渐演变成一对脐动脉和一条脐静脉（右侧退化）。以后，尿囊根部演化为膀胱的顶部，其余部分退化为脐尿管（膀胱顶部到脐内的一条细管），以后闭锁后形成脐中韧带。出生时，若脐尿管未闭，称脐尿管瘘（图 19-25A）。

（五）脐带

脐带（umbilical cord）是连于胚胎脐部与胎盘胎儿面的圆索状结构，是胎儿与胎盘间物质运输的唯一通路。

脐带表面包有羊膜，内有血管、黏液性结缔组织和退化的卵黄囊、尿囊等（图 18-15、图 18-18）。足月胎儿的脐带长 40～60cm，直径 1.5～2.0cm。若脐带过短（30cm 以下），易造成胎盘早剥和出血；若脐带过长（120cm 以上），易缠绕胎儿肢体、颈部或脐带打结，影响胎儿发育，严重时可致胎儿死亡。

图 18-18　胎盘外形

二、胎盘

胚胎早期，由滋养层从子宫蜕膜中吸收营养；继之，经绒毛膜从绒毛间隙中吸取营养；最后，通过脐带从胎盘中吸取营养。胎盘是胎儿与母体进行物质交换的重要结构，并具有重要的屏障作用和内分泌功能。

（一）胎盘的形态结构

胎盘（placenta）由胎儿面的丛密绒毛膜与母体面的底蜕膜共同构成。足月胎儿的胎盘呈圆盘状，中央厚，边缘薄，平均厚度 2～3cm，直径 15～20cm，重约 500g。胎盘的胎儿面被覆有羊膜，表面光滑，中央或近中央处有脐带附着，透过羊膜可见以脐带附着处为中心呈放射状走行的脐血管分支。母体面粗糙，为剥离后的底蜕膜，由纵横交错的浅沟将母体面分隔为 15～30 个稍突起的胎盘小叶（图 18-18、图 18-19）。

图 18-19　胚胎与胎盘

1.第7周　　　　　2.第4个月

在胎盘的垂直切面上，可见羊膜深部为滋养层和胚胎性结缔组织构成的绒毛膜板，内有脐血管的分支。绒毛膜板发出 40～60 根绒毛，其末端借细胞滋养层壳固定于底蜕膜上，每个绒毛干呈树状分支，又形成若干细小的游离绒毛，脐血管的分支经绒毛到达游离绒毛内形成毛细血管。底蜕膜中的螺旋动脉及静脉开口于绒毛间隙，使绒毛直接浸浴在充满母体血液的绒毛间隙中，汲取母体血液中的营养物质并排出代谢产物。胎盘小叶由 1～4 根绒毛干及其分支构成，小叶之间有从底蜕膜发出的楔形小隔，**称胎盘隔**（placental septum），其远端呈游离状态，使胎盘小叶间相互连通（图 18-20）。

图 18-20　胎盘结构及血液循环

（二）胎盘的血液循环

胎盘内有母体和胎儿两套独立的血液循环通路（表 18-20）。母体动脉血经底蜕膜的子宫螺旋动脉进入绒毛间隙，与绒毛内毛细血管的胎儿血进行物质交换后，由静脉回流入母体子宫静脉。胎儿脐动脉及分支所含的静脉血经绒毛毛细血管与绒毛间隙内的母体血进行物质交换后，形成动脉血经脐静脉返回到胎儿体内。胎儿血与母体血并不直接相通，其间隔有合体滋养层、细胞滋养层及基膜、绒毛内薄层结缔组织、绒毛内毛细血管的基膜及内皮，合称**胎盘屏障**（placental barrier）或**胎盘膜**（placental membrane）（图 18-20、图 18-21）。

图 18-21　胎盘屏障超微结构
1. 合体滋养层　2. 细胞滋养层　3. 滋养层细胞的基膜　4. 胎儿结缔组织　5. 胎儿毛细血管的基膜
6. 胎儿毛细血管的内皮　7. 母体血液中的红细胞

　　胎盘屏障是胎儿血与母体血之间进行物质交换所经过的天然屏障，可进行选择性通透，完成物质交换。到妊娠晚期，胎盘屏障变薄，仅由绒毛毛细血管内皮和薄层合体滋养层及两者的基膜构成，更有利于物质交换（表 18-21）。

表 18-21　胎盘血液循环及物质交换

（三）胎盘的功能

　　1. 物质交换及屏障功能　胎儿与母体的物质交换是通过胎盘屏障完成的（表 18-2）。胎儿经胎盘从母体血中获取营养物质及 O_2，排出代谢物及 CO_2，可阻止母体血液内的大分子物质及多数细菌和其他致病微生物等有害物质侵入胎儿体内，是一道重要的天然保护屏障。但某些药物、病毒和激素等可透过胎盘屏障进入胎儿体内，影响胎儿发育，应注意预防。因此，胎盘既是胎儿的营养器官，又是胎儿的呼吸和排泄器官。

　　2. 内分泌功能　胎盘的合体滋养层可分泌多种激素，对胚胎的发育起重要作用。主要有：①**人绒毛膜促性腺激素**（human chorionic gonadotropin，HCG），妊娠第 2 周即可从孕妇尿液检出，第 8～10 周达高峰，以后下降。检测尿液中 HCG，常用作早孕诊断的指标之一。HCG 能促进卵巢内黄体生长发育，维持妊娠。②**人胎盘催乳素**（human placental lactogen，HPL），即绒毛膜催乳素（HCS），妊娠 2 个月开始出现，第 8 个月达高峰，直至分娩。HPL 可促进母体乳腺及胎儿的生长发育。③**人胎盘孕激素**（HPP）和**人胎盘雌激素**（HPE），妊娠第 4 个月开始分泌，以后随着分泌量的增多，逐渐替代了母体卵巢孕激素和雌激素的功能，维持妊娠。

第四节　胚胎各期外形特征及胚胎龄的推算

一、胚胎各期外形特征

胚胎在不同的发育期具有不同的外形特征、长度、重量等（表18-3、表18-4），可通过这些特征推测胚胎龄。胚胎长度的测量径线有3种：①最长值（greatest length，GL），适用于测量1周的胚；②顶臀长（crown-rump length，CRL），又称坐高，适用于测量4～8周的胚；③顶跟长（crown-heal length，CHL），又称立高，适于测8周以后的胎儿（图18-22）。

表 18-3　胚的主要形态特征及长度变化表

胚胎年龄（周）	形态特征	长度（mm）
第1周（卵裂期）	受精、卵裂、胚泡形成，植入开始	
第2周（二胚层期）	植入完成，圆形二胚层胚盘形成，滋养层发育，绒毛膜形成	0.1～0.4（GL）
第3周（三胚层期）	原条出现，三胚层形成，脊索形成，神经板和神经嵴出现，体节出现	0.5～1.5（GL）
第4周（体节期）	神经管形成，体节3～29对，胚体为圆柱形，胚内原始循环系统建立，脐带与胎盘形成	1.5～5.0（CRL）
第5周	胚体可分头（大）、尾，腹部、心、肝、中肾显出，肢芽明显，体节30～44对	4.0～8.0（CRL）
第6周	头部比例很大，前胸向左右扩大，眼泡发育成眼杯，上肢较下肢发达	7.0～2.0（CRL）
第7周	颜面形成，下肢开始分化出大腿、小腿和足等，上肢开始出现手指，体节消失	10.0～21.0（CRL）
第8周	头抬起，眼已形成，耳郭出现、颜面具人形，外生殖器出现，尚难辨性别	19.0～35.0（CRL）

表 18-4　胎儿期主要形态特征及长度、体重变化表

胎龄（月）	形态特征	坐高（CRL）	立高（CHL）	重量（g）
第三月	胎儿头部较大，约占全身1/3，眼睑闭合，外阴可辨性别，骨化中心出现，颈明显	87.0mm	101.0mm	45.0
第四月	肌肉神经发达，有胎动，耳竖起	140.0mm	167.0mm	200.0
第五月	头部占全身1/4，有毛发生长，胎毛出现，可听到胎儿心音	190.0mm	229.0mm	46.0
第六月	胎体瘦小，皮肤有皱纹，眉毛，睑缘睫毛发生，指甲出现	230.0mm	280.0mm	82.0
第七月	胎儿皮下积累脂肪，皮肤红微皱，眼睑分开，呼吸、吞咽及体温等调节中枢已建立，有瞳孔对光反射，此时出生能存活	270.0mm	329.0mm	1300.0
第八月	皮下脂肪增厚、胎儿睾丸由腹腔下降至阴囊，乳腺分化完成	300.0mm	368.0mm	2100.0
第九月	皮肤皱纹消失，指（趾）甲平齐指（趾）尖，味、嗅觉发育	340.0mm	419.0mm	2900.0
第十月	胎体丰满，表面有胎脂，胸部发育好，胎毛基本脱落，颅骨未完全闭合，有囟门	360.0mm	443.0mm	3400.0

A 最长值（GL）   B 顶臀长（CR）   C 顶臀长（CR）   D 顶跟长（CH）

图 18-22 胚胎长度测量方法

二、胚胎龄的推算

胚胎龄的推算方法有两种。

1. 月经龄 临床上常用于推算孕妇预产期，即从孕妇末次月经的第 1 天算起，到胎儿娩出日为止，共 280 天左右，约 40 周。月经龄不是胚胎的真实年龄。因月经周期有个体差异，且易受环境因素的影响月经龄常有误差。

2. 受精龄 胚胎学上常采用，即从受精之日算起，到胎儿娩出为止，266 天左右，约 38 周。受精龄常用于科学研究。

针对大量胚胎标本进行观察、测量及统计学处理，得出了许多与胚胎发育相关的参数。对照这些参数可推算胚胎龄（表 18-3、表 18-4）。

三、预产期的推算

参照胚胎月经龄，临床上计算预产期的方法是：孕妇末次月经的年份加 1，月份减 3，日加 7。简化为：年加 1，月减 3（不够减则加 9），日加 7。例：某孕妇末次月经第一天为 2015 年 7 月 22 日，其预产期是 2016 年 4 月 29 日。若某孕妇末次月经第一天为 2015 年 1 月 12 日，其预产期是 2015 年 10 月（月份加 9）19 日。

四、影响胎儿生长的因素及围生期

胎儿生长与母体、胎儿及胎盘的状况密切相关。胚胎发育早期，其受母体影响较大；妊娠后期主要受胎儿、胎盘的影响。影响胎儿生长的因素有：①宫内营养状况：胎儿生长依赖母体提供营养物和氧气，若母亲营养不良、偏食或母体有疾病（糖尿病、贫血、心脏病、感染等）均可影响生长。②胎盘功能：如母体、胎盘血循环量不足，胎盘本身功能不良或组织缺陷，胎盘早剥等。③不良嗜好：孕妇吸烟、酗酒或孕妇被动吸烟。④多胎妊娠：其后期胎儿的总需要量超过胎盘的供给能力。⑤其他：如母体或胎盘激素分泌异常、遗传因素、药物、射线、子宫内环境等。

围生期指胚胎发育的第 26 周起至出生后 4 周。此阶段对胎儿、新生儿及母体的保健医学称**围生医学**，目的是加强胎儿及母体的保健与护理，降低胎儿、新生儿死亡率，降低畸形儿出生率、孕妇死亡率，避免或减少孕妇并发症。

第五节　双胎、多胎和连体双胎

一、双胎

双胎（twins）又称孪生，指一次娩出两个新生儿。双胎的发生率约占新生儿的1%，可分为单卵双胎和双卵双胎。

单卵双胎指来自同一个受精卵的双胎。发生率只有3‰～4‰。由于孪生儿的遗传基因相同，因此性别相同，相貌酷似，体态、血型、组织相容性抗原等生理特性相同，双方器官移植时不会发生排斥反应。单卵双胎的形成机制：①一个受精卵发育为两个胚泡，各自植入，孪生儿有各自独立的羊膜腔和胎盘（图18-23B）；②一个胚泡形成两个内细胞群，两个胚胎在各自的羊膜囊内发育，但共享一个绒毛膜和胎盘（图18-23C）；③一个胚盘上形成两个原条，诱导、发育为两个胚胎，两者同位于一个羊膜腔内，共享一个胎盘（图18-23D）。

双卵双胎指来自两个受精卵的双胎。发生率为7‰～11‰，占双胎的大多数，有家族性，且发生率随母亲年龄的增长而增加（图18-23A）。他们有各自的胎膜、胎盘，性别、相貌及生理特性等也有差异，如同一般的亲兄弟姐妹，仅年龄相同。

图18-23　双胎形成示意图

二、多胎

多胎（multiplets）指一次娩出两个以上新生儿。发生率极低，三胎约万分之一，四胎约百万分之一。多胎的形成可以是单卵性、多卵性、混合性。混合性多胎较常见。多胎数目越多，发生率越低，但畸形率、流产率、死亡率随之增高。使用促排卵药物治疗排卵障碍的妇女，易致多胎发生。

图 18-24　胎儿畸形
1~6.为对称型联体双胎　7~9.为不对称型联体双胎　10.为并肢畸形　11.为无肢畸形

三、连体双胎

连体双胎（conjoined twins）指两个未完全分离的单卵双胎。表现为两个胎儿未完全分开（图 18-24）。多因一个胚盘出现的两个原条靠得太近，使各自发育的胚体局部相连。若两个胚胎大小相仿，称对称型连体双胎，依连体部位的不同，分为头连体、胸腹连体、臀连体等。若两胚胎大小悬殊，称不对称型联体双胎。寄生胎为小胎发育不全并寄生在大胎体上（图 18-25），胎中胎为大胎体内包裹小而发育不全的胚胎。

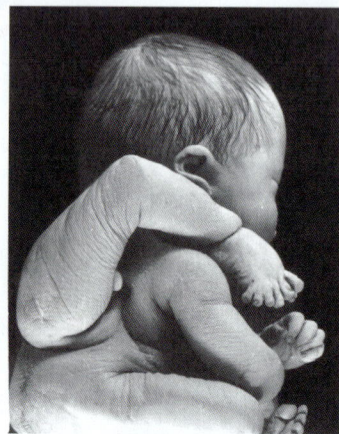

图 18-25　寄生胎

视　窗

"试管婴儿"的诞生与发展

世界第一例"试管婴儿"路易斯·布朗（Lourise Brown）于 1978 年 7 月 25 日诞生于英国。10 年后我国第一例"试管婴儿"诞生于北京。1993 年在布达佩斯诞生了四胞胎"试管婴儿"。1989 年北京诞生了第一例 3 胞胎"试管婴儿"。1998 年 3 月我国的"试管婴儿"在北京欢聚一堂，庆祝我国第一例"试管婴儿"10 周岁生日。多年来，经各国专家、学者的不懈努力和潜心研究，人类辅助生殖技术不断创新、完善，临床工作已由第一代"试管婴儿"进入到第三代"试管婴儿"。

第一代"试管婴儿"：指**体外受精 – 胚胎移植**（in vitro fertilization–embryotransfer，IVF–ET）。体外受精（IVF）指用人工方法诱发超排卵，取卵后，在试管或者培养皿中使其与精子结合成受精卵的过程。胚胎移植（ET）指将体外受精获取的受精卵培养至 2～8 细胞期（最好是 2～4 细胞期）时，移植入子宫。该技术主要针对女性不孕，但女方子宫功能需正常。若女方因各种原因不宜妊娠，可选择代孕，即将母体的卵细胞经体外受精后移植入另一名妇女的子宫内孕育，称异体"试管婴儿"。

第二代"试管婴儿"：指卵质内单精注射和胚胎移植。即在显微镜下将精子直接注入卵子的细胞质内，受精后进行胚胎移植。主要针对男性不育。该技术可精选精子，提高受精率。若将精子微注射法与冷冻卵子相结合，经胚胎移植，则发育形成"冷冻卵子试管婴儿"。

第三代"试管婴儿"：指早胚精选和胚胎移植。即在早胚时期，对其细胞进行遗传学检测，精选出无遗传缺陷的早期胚进行移植，以提高"试管婴儿"的质量标准，做到优生优育，提高人类素质及生存质量。

目前，世界各地的"试管婴儿"均健康成长，为不孕不育家庭带来了福音和欢乐。现今我国"试管婴儿"技术已达世界水准。由于实验胚胎学技术的推广、应用及发展，生殖工程学已成为胚胎学研究领域的又一枝奇葩。

第十九章

胚胎学各论

第一节　颜面、口腔和颈的发生

人胚第 3 周末，随着胚盘头、尾及两侧缘向腹侧的卷折，盘状胚变为圆柱状胚。第 4 周，神经管头端膨大成脑泡（为脑的原基），脑泡腹侧的间充质局部增生形成一隆起，称**额鼻突**（frontonasal process）。与此同时，口咽膜尾侧的原始心脏发育并隆起，称**心突**（heart process）（图 19-1）。

图 19-1　第 4 周人胚头部模式图

一、鳃器的发生

在第 4 周，人胚头端两侧的间充质局部性间断性增生，形成左右对称、背腹走向的 6 对弓形柱状隆起，称**鳃弓**（bronchial arch）。相邻鳃弓之间的凹陷称**鳃沟**（bronchial groove），共 5 对。在腮弓发生的同时，原始咽两侧的内胚层向外膨出，形成与 5 对鳃沟相对应的 5 对囊状结构，称**咽囊**（pharyngeal pouch），两者之间隔以薄层的**鳃膜**（bronchial membrane）（图 19-2），鳃膜由咽囊顶壁的内胚层与鳃沟底壁的外胚层及二者之间的少量间充质构成。鳃弓、鳃沟、鳃膜和咽囊统称**鳃器**（bronchial apparatus）。鱼类和两栖类幼体的腮器演化为具有呼吸功

图 19-2　咽囊和鳃弓

能的鳃等器官。人胚的鳃器属一过性结构，是人胚种系发生的重演现象，其中鳃弓参与颜面与颈的形成，其间充质分化为肌组织、血管、软骨组织和骨；咽囊内胚层则是多种重要器官的发生原基（后述）。

二、颜面的形成

第一鳃弓发生后，其腹侧部分迅速分为上下两支，分别称**上颌突**（maxillary process）与**下颌突**（mandibular process）。左、右下颌突很快在胚腹侧中线融合，将口咽膜与心突隔开。此时胚的颜面由额鼻突、左右上颌突、已融合的下颌突及由上述突起围成的宽大**口凹**（stomodeum）组成（图 19-1）。口凹即原始口腔，其底为口咽膜。口咽膜约于胚 24 天左右破裂，原始口腔随之与原始咽相通。

胚第 4 周末，额鼻突下部两侧的局部表面外胚层增生，形成一对左右对称的**椭圆形鼻板**（nasal placode）。胚第 6 周时，鼻板中央向深部凹陷形成**鼻窝**（nasal pit），鼻窝两侧的间充质增生隆起，分别形成**内侧鼻突**（median nasal process）和**外侧鼻突**（lateral nasal process）。外侧鼻突与上颌突之间有一细沟，称**鼻泪沟**，是鼻泪管和泪囊的原基。

胚第 5 周，左、右下颌突向腹中线生长并融合，形成下颌和下唇。左、右内侧鼻突融合并隆起，形成鼻梁和鼻尖，其下缘形成包括人中在内的上唇的正中部分。两侧的上颌突向中线生长，并先后与同侧的外侧鼻突和内侧鼻突融合，形成上唇的外侧部、上颌及颊的上半部。外侧鼻突形成鼻翼和鼻外侧部。额鼻突形成前额，并参与鼻尖和鼻梁的形成。随着鼻尖和鼻梁等结构的形成，原来朝向前方的鼻窝逐渐转向下方，形成外鼻孔；鼻窝向深部扩展，形成原始鼻腔。起初，原始鼻腔与原始口腔之间隔以菲薄的**口鼻膜**，胚第 7 周该膜破裂，形成**原始鼻后孔**，原始鼻腔便与原始口腔相通。原始口腔的开口起初很宽大，在胚第 2 个月，随着上颌突与下颌突外侧部逐渐向中线融合并形成颊部和口角，口裂缩小。原本位于额鼻突外侧的眼原基逐步转向前方，并向中线靠拢。第 1 鳃沟演变为外耳道，鳃沟周围的间充质增生演化形成耳郭。起初耳的位置很低，随着下颌的发育和颈的形成，逐渐移向后上方。至胚第 8 周末，颜面初具人貌（图 19-3）。

图 19-3　颜面形成过程示意图

三、腭的发生及口腔与鼻腔的分隔

腭起源于正中腭突和外侧腭突两部分，其发生自胚第 5 周始，完成于胚第 12 周。随着左、右内侧鼻突的融合，其融合处内侧面的间充质增生，形成一个突向原始口腔的三角形小突起，称**正中腭突**（median palatine process），又称**原发腭**（primary palate），后演变为腭前部的一小部分。约于胚第 6 ～ 7 周，左、右上颌突内侧面的间充质增生，向原始口腔内长出一对扁平突起，即**外侧腭突**（lateral palatine process）。起初，外侧腭突位于舌的两侧，并斜向下方生长，以后随着口腔变大和舌位置的下降，左、右外侧腭突逐渐上升至舌的上方呈水平方向生长，并在中线融合，后演变成腭的大部。左、右外侧腭突的前缘与正中腭突融合，形成完整的腭，融合处仍残留一小孔，即**切齿孔**。以后，腭前部间充质骨化形成**硬腭**，后部为**软腭**。软腭后缘正中部组织增生形成一小突起，称**腭垂**。腭的形成分隔了原始鼻腔和原始口腔，并形成永久鼻腔和口腔（图 19-4）。

图 19-4 腭的发生及口腔与鼻腔的分隔示意图
A、C、E 头部矢状切面 B、D、F 口腔顶部观

四、颈部的形成

颈由第 2、3、4、6 对鳃弓和**心上嵴**（epicardial ridge）发育而成。胚第 5 周的，第 2 对鳃弓生长迅速，向尾侧延伸并越过第 3、4、6 对鳃弓，与心上嵴融合。心上嵴为心突上缘向胚体头端长出的嵴状隆起。如此，在第 2 鳃弓和心上嵴的深部形成一个封闭的腔隙，称**颈窦**（cervical sinus），后闭锁消失。随着鳃弓的分化、食管和气管的伸长及心脏位置的下降，颈逐渐形成。

五、颜面、口腔和颈的先天性畸形

1. 唇裂（cleft lip） 唇裂是最常见的一种颜面畸形（图 19-5）。多见于上唇，常因上颌突与同侧的内侧鼻突未融合所致，故表现为人中外侧的垂直裂隙。多为单侧，也可见双侧者。可伴有牙槽突裂和腭裂。

2. 面斜裂（oblique facial cleft） 面斜裂多位于下睑内眦与上唇口角之间，因上颌突与同侧外侧鼻突未融合所致。

3. 腭裂（cleft palate）　腭裂较常见，有多种类型（图 19-6）。正中腭突与外侧腭突未融合可致前腭裂（单侧或双侧，常伴发唇裂）；左、右外侧腭突未在中线融合可致正中腭裂；如前两者复合存在则为全腭裂。

4. 颈囊肿（cervical cyst）和颈鳃瘘（cervical fistula）　颈窦若未完全闭锁消失，就会在胸锁乳突肌前缘处留有封闭的囊肿，称颈囊肿；若颈囊肿开放于体表或与咽相通，则称颈鳃瘘。

单侧唇裂　　双侧唇裂　　面斜裂

图 19-5　唇裂与面斜裂仿真图

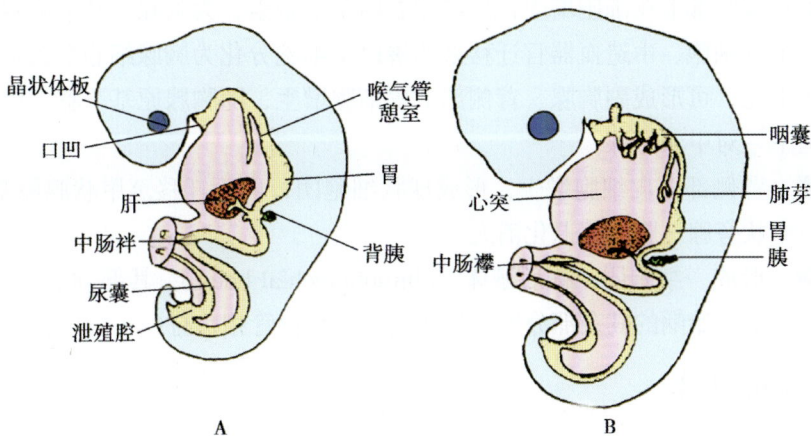

双侧前腭裂合并唇裂　　正中腭裂　　腭裂合并单侧唇裂

图 19-6　腭裂模式图

第二节　消化系统和呼吸系统的发生

消化系统和呼吸系统大多数器官来源于原始消化管。人胚第 3～4 周时，胚盘向腹侧卷折形成一圆柱形胚体，卵黄囊顶部的内胚层被包入胚体内，形成一头尾走向的纵行封闭管道，称**原始消化管或原肠（primitive gut）**，它是消化系统和呼吸系统的原基。从头端至尾端，原始消化管依次分为 3 段，其头段称**前肠（foregut）**，尾段称**后肠（hindgut）**，与卵黄囊相连的中段称**中肠（midgut）**（图 19-7）。前肠与后肠的末端，分别以口咽膜和泄殖腔膜封闭。以后，口咽膜和泄殖

图 19-7　原始消化管的早期演变

腔膜相继破裂，原始消化管的两端与外界相通。

原始消化管各段的分化、演变结果如下（图19-7）：前肠将分化为咽、食管、胃、十二指肠的上段、肝、胆囊、胰、喉及其以下的呼吸道、肺、胸腺、甲状腺和甲状旁腺等器官；中肠将分化为从十二指肠中段至横结肠右 2/3 之间的消化管；后肠将分化为从横结肠左 1/3 部至肛管上段的消化管，以及膀胱和尿道的大部分。

一、消化系统的发生

（一）咽的发生及咽囊的演变

咽是由前肠头端膨大的原始咽发育而成。原始咽呈左右较宽、背腹扁、头宽尾细的扁漏斗状结构，其头端有口咽膜封闭。胚胎发育至第 4 周时，口咽膜破裂，原始咽与原始口腔和原始鼻腔相通。在原始咽的侧壁有 5 对囊状突起称咽囊。随着胚胎的发育，原始咽和咽囊先后分化和演变出一些重要的器官，如咽鼓管、腭扁桃体、胸腺和甲状腺等（图19-8）。

图 19-8　咽囊的演化及甲状腺的发生
A、B、C 示演变过程

第 1 对咽囊：向第 1 鳃沟伸长形成咽鼓管，其末端膨大形成中耳鼓室，第 1 鳃膜分化为鼓膜，第 1 鳃沟形成外耳道。

第 2 对咽囊：外侧部退化，内侧部仅残留一浅窝，演化为腭扁桃体的表面上皮。

第 3 对咽囊：腹侧部上皮细胞增生，形成左右两条细胞索，为胸腺原基。胸腺原基的内胚层细胞分化为胸腺上皮细胞，由造血器官迁移来的淋巴干细胞分化为胸腺细胞。头端细胞索退化而与咽脱离，若不退化，可形成副胸腺。背侧部上皮细胞增生，随胸腺原基下移至甲状腺原基的背侧下方，分化为下一对甲状旁腺。

第 4 对咽囊：背侧部上皮细胞增生，形成球状细胞团，向下迁移至甲状腺原基背侧的上方，分化形成上一对甲状旁腺。腹侧部退化消失。

第 5 对咽囊：形成一细胞团，称**后鳃体**（ultimobranchial body），其部分细胞迁入甲状腺内，分化为滤泡旁细胞。原始咽的其余部分形成咽，其尾端与食管相移行。

（二）甲状腺的发生

人胚第 4 周初，在原始咽底壁正中线处（相当于第 1 对咽囊平面）的内胚层细胞增殖，向间充质内下陷形成的盲管，称**甲状舌管**（thyroglossal duct），为甲状腺的原基。它沿颈部正中向尾侧方向延伸，其末端向两侧增生扩大，形成甲状腺的侧叶（图 19-8）。第 7 周时，甲状舌管的上段退化消失，仅在起始处残留一浅凹，即**舌盲孔**（foramen cecum of tongue）。

（三）食管、胃、肠的发生

1. 食管的发生 人胚第 4 周时，食管为位于原始咽尾侧的一短管。随着胚体颈部的形成和心、肺的下降而迅速延长。其表面上皮由单层增生为复层，甚至过度增生，致使管腔一度闭锁。约在第 8 周，过度增生的上皮退化、吸收，管腔重新出现。上皮为复层扁平上皮，上皮周围的间充质分化为食管壁的肌组织和结缔组织。

2. 胃的发生 人胚第 4~5 周时，食管尾侧的前肠呈梭形膨大，为胃的原基。第 5 周时，其背侧缘生长迅速，向外膨出形成胃大弯，腹侧缘生长缓慢，形成胃小弯。第 7~8 周时，胃大弯头端向上膨出，形成胃底。由于胃背系膜生长迅速发育为突向左侧的网膜囊，结果迫使胃沿胚体纵轴向右旋转了 90°，即胃大弯从背侧转向左侧，胃小弯从腹侧转向右侧，胃即由原来的垂直方位变成了由左上至右下的斜行方位（图 19-9）。

图 19-9 胃的形成和旋转

3. 肠的发生 肠的大部分是由中肠发育而来，各段肠管的形成与中肠的演变、旋转和固定密切相关。肠起初为一条与胚体长轴平行的直管，以背系膜连于腹后壁。人胚第 5 周后，由于肠管的增长速度远比胚体快，形成向腹部弯曲的"U"形襻，称**中肠襻**（midgut loop），其顶端连于卵黄蒂，此相连处将中肠襻分为头支和尾支两部分。尾支近卵黄蒂处有一囊状的小突起，称**盲肠突**（caecal bud），它是小肠与大肠的分界线，也是盲肠和阑尾的原基。人胚第 6 周，由于中肠襻生长迅速，以及肝增大和中肾的发育，腹腔容积相对变小，迫使中肠襻突入脐带内的胚外体腔，即

脐腔（umbilical coelom），形成胚胎时期的**生理性脐疝**（physiogenic umbilical hernia）。

人胚发育第 6～8 周，中肠襻在脐腔中生长的同时，以肠系膜上动脉为轴作逆时针 90°旋转，即头支由位于上方转为位于胚胎右侧；尾支由位于下方转为位于胚胎的左侧。胚胎第 10～12 周，由于中肾萎缩，肝生长缓慢，腹腔容积增大，中肠襻从脐腔返回腹腔，同时以肠系膜上动脉为轴逆时针旋转 180°，使头支转向左侧，发育为空肠及大部分回肠，位居腹腔的中部；尾支转向右侧，分化成升结肠、横结肠、乙状结肠，位居腹腔的周边。盲肠突位于右上腹部，肝右叶的下方，以后下降到右髂窝，升结肠随之形成。盲肠突远端狭窄部分形成阑尾。（图 19-10）。

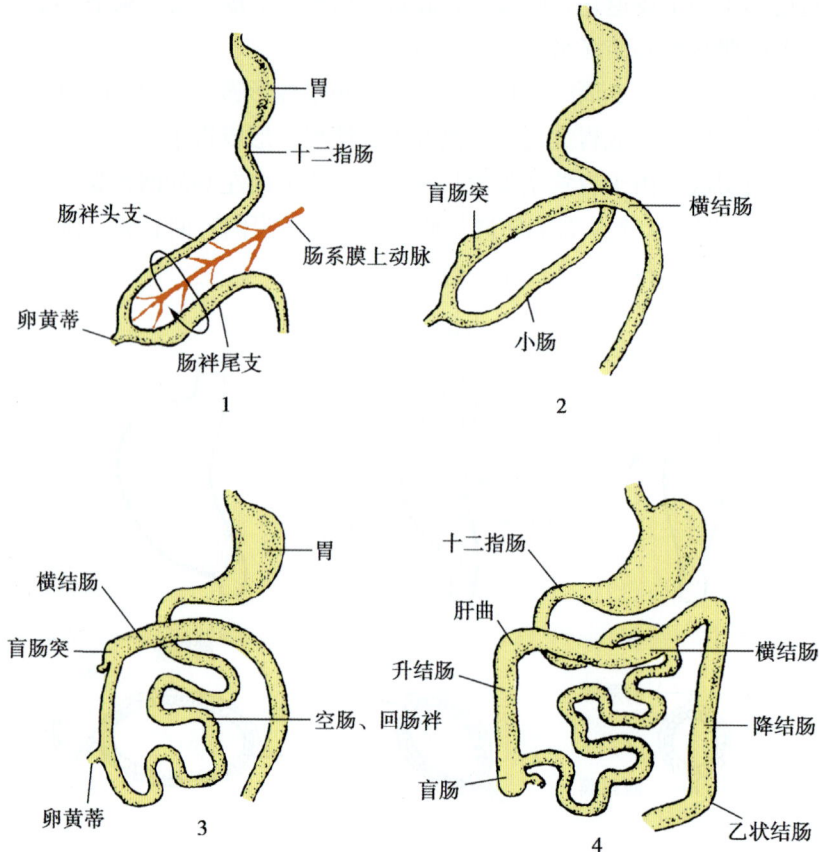

图 19-10　肠的发生与中肠的旋转

4. 直肠的发生与泄殖腔的分隔　后肠末端的膨大部分为**泄殖腔**（cloaca），其尾端以泄殖腔膜封闭，腹侧与尿囊相通。人胚第 6～7 周时，尿囊起始部与后肠之间的间充质增生，形成一镰状隔膜突入泄殖腔内，称**尿直肠隔**（urorectal septum）。此隔继续向尾端生长，最后与泄殖腔膜融合，将泄殖腔分隔为背腹两份，背侧份称原始直肠，腹侧份称**尿生殖窦**（urogenital sinus）。泄殖腔膜也被分为相对应的**肛膜**（anal membrane）及**尿生殖膜**（urogenital membrane）。原始直肠发育为直肠和肛管上段，而尿生殖窦发育为膀胱和尿道（图 19-11）。肛管下段由外胚层向内凹陷形成的**肛凹**（anal pit）演变形成。

（四）肝和胆囊的发生

人胚第 4 周初，前肠末端腹侧壁的内胚层上皮增生，形成一向外突出的囊状突起，称**肝憩室**（hepatic diverticulum）或**肝芽**（hepatic bud）（图 19-12），为肝和胆囊的原基。肝憩室生长迅速，并伸入心脏与卵黄蒂之间的间充质即**原始横膈**（septum transversum）内。肝憩室末端膨大，分为

图 19-11　泄殖腔的分隔

A、B、C示演变过程

图 19-12　肝、胆及胰腺的发生

头、尾两支。头支是形成肝的原基，尾支是形成胆囊及胆道的原基。头支较大且细胞增生迅速，形成树枝状分支，其近端分化为肝管及小叶间胆管；末端分支旺盛，形成许多细胞索，并分支吻合成肝细胞索，肝细胞索上下叠加形成肝板，肝板互相连接成网，网间隙形成肝血窦。肝板与肝血窦围绕中央静脉，共同形成肝小叶。胚胎肝还有造血功能。

肝憩室尾支发育较小，又称**胆囊憩室**（cystic diverticulum），其近端伸长形成胆囊管，远端扩大形成胆囊。肝憩室的根部则发育成胆总管，并与胰腺导管合并，开口于十二指肠（图 19-12）。

（五）胰腺的发生

胚胎第 4 周末，在前肠末端靠近肝憩室处，内胚层上皮增生，形成两个突起。先出现的一个位于背侧，位置略高于肝憩室，称**背胰芽**（dorsal pancreas bud），晚出现的一个位于腹侧，紧靠肝憩室的下方，称**腹胰芽**（ventral pancreas bud），它们是胰腺的原基（图 19-12）。背胰芽、腹胰芽的上皮细胞增生，形成细胞索，这些细胞索反复分支，末端形成腺泡，与腺泡相连的分支形成各级导管。由于胃和十二指肠方位的变化，以及肠壁的不均等生长，致使腹胰转向右侧，背胰转向左侧，腹胰移至背胰的下方并与之融合，形成单一的胰腺（图 19-12）。在发育过程中，部分上皮细胞游离进入间充质，分化为胰岛。

二、呼吸系统的发生

人胚第 4 周，原始咽的尾端底壁正中部位出现一纵行浅沟，称**喉气管沟**（laryngotracheal groove）。随着沟的加深，其与前肠相连处逐渐变窄，并从尾端向头端愈合，形成一长形盲囊，称**喉气管憩室**（laryngotracheal diverticulum）。喉气管憩室位于食管的腹侧，两者之间的间充质隔称**气管食管隔**（tracheoesophageal septum）。喉气管憩室的上端发育为喉，中段发育为气管，末端膨大的两个分支称**肺芽**（lung bud），是主支气管和肺的原基。肺芽生长迅速，呈树枝状反复分支，第 6 个月时，分支达 17 级左右，分别形成肺的导管部及呼吸部的各级分支（图 19-13）。至第 7 个月时，随着肺泡数量的增多，除 I 型肺泡上皮细胞外，还分化出有分泌功能的 II 型肺泡细胞，并开始分泌表面活性物质。此时，胎儿的肺血液循环已建立，早产的胎儿可进行正常呼吸，能够存活。

图 19-13　呼吸系统的发生
A～G 示发生过程

三、消化系统及呼吸系统的先天性畸形

1. 消化管狭窄或闭锁（gut stenosis or atresia） 主要见于食管和十二指肠部位。在消化管的发生过程中，管壁上皮细胞曾一度出现过度增生而使管腔狭窄或闭锁。后来，过度增生的细胞发生凋亡、退化，才使闭塞的管腔重新出现。若上述管腔重建过程受阻，则造成消化管局部的狭窄或闭锁（图 19-14）。

图 19-14　消化管先天畸形

2. 麦克尔憩室（Meckel's diverticulum） 又称回肠憩室，为消化系统最常见的一种畸形。发生的原因是卵黄蒂近端未退化，表现为回肠壁上距回盲部 40～50cm 处的囊状突起，其顶端可有纤维索与脐相连（图 19-15A）。

3. 脐粪瘘（umbilical fistula） 又称脐瘘，是由于卵黄蒂未退化而残留的一条瘘管，使肠管与脐相通。出生后，肠管内容物可由脐部溢出（图 19-15B）。

4. 先天性脐疝（congenital umbilical hernia） 是由于脐腔未闭锁导致，脐部残留一孔与腹腔相通。当腹压升高时，肠管可从脐部膨出（图 19-15C）。

5. 先天性巨结肠（congenital megacolon） 多见于乙状结肠。由于神经嵴细胞未能迁移至该段结肠壁中，致使肠壁内副交感神经节细胞缺如，肠壁收缩乏力，肠腔内容物淤积而致肠管扩张。

A 麦克尔憩室　　　　B 脐粪瘘　　　　C 先天性脐疝

图 19-15　肠管先天性畸形

6. 肛门闭锁（imperforate anus） 又称不通肛，多发生于男胎，是由于肛膜未破，或肛凹与直肠末端未相通所致，并常因尿直肠隔发育不全而伴有直肠尿道瘘。

7. 气管食管瘘（tracheoesophageal fistula） 喉气管沟发育形成喉气管憩室过程中，由于气管食管隔发育不良，气管与食管之间分隔不完全，两者之间有瘘管相通，此畸形常与食管闭锁并发（图 19-16）。

8. 透明膜病（hyaline membrane disease） 由于肺泡 Ⅱ 型细胞分化不良，不能产生足够的表面活性物质，致使肺泡表面张力增大。胎儿出生后，因肺泡不能随呼吸运动而扩张，使新生儿出现呼吸困难，故又称新生儿呼吸窘迫综合征。镜下可见肺泡萎缩，间质水肿，肺泡上皮表面覆盖一层从血管渗出的血浆蛋白膜。此病主要见于早产儿。

图 19-16　气管食管瘘

A.食管狭窄，气管食管间形成瘘管　　　B.食管闭锁，气管与远端食管间形成瘘管

C.食管闭锁，气管与近端食管间形成瘘管　D.气管与近端及远端食管间分别形成瘘管

第三节　泌尿系统和生殖系统的发生

泌尿系统与生殖系统的发生有着密切的关系，它们的主要器官均起源于胚胎早期的间介中胚层。人胚第4周初，体节外侧的间介中胚层头段呈节段性生长，称**生肾节**（nephrotome），尾段细胞增生形成左右两条纵行细胞索，称**生肾索**（nephrogenic cord）。第4周末，由于生肾索进一步增生，在腹后壁中轴两侧形成一对纵行隆起，称**尿生殖嵴**（urogenital ridge）。尿生殖嵴进一步发育，嵴的中部出现一纵沟，将嵴分为内侧细而短的**生殖腺嵴**（genital ridge），为生殖腺原基，外侧粗而长的**中肾嵴**（mesonephric ridge），是肾原基（图 19-17）。

图 19-17　泌尿与生殖系统发生的原基
（6 周人胚腹面观）

一、泌尿系统的发生

（一）肾和输尿管的发生

人胚肾的发生可分为三个阶段，即前肾、中肾和后肾。由前肾经中肾演化，最终仅有后肾保留，形成了人的永久肾脏。

1. 前肾（pronephros）　又称原肾。前肾发生最早，人胚第4周初，在第7～14对体节外侧的生肾节内，形成7～10对横行的细胞索或小管，称**前肾小管**（pronephric tubule）。前肾小管的内侧端开口于胚内体腔，其外侧端向尾侧延伸，与邻近的前肾小管相联通，形成一条纵行的管道，称**前肾管**（pronephric duct）。在人胚胎，前肾是暂时的、无功能意义的器官，前肾小管于第4周末退化消失，但前肾管则向尾侧延伸，转化为中肾管（图 19-18）。

2. 中肾（mesonephros）　发生于人胚第4周末，当前肾退化时，其尾侧的生肾索细胞相继发生许多横行的"S"形的**中肾小管**（mesonephric tubule），其内侧端膨大并凹陷形成肾小囊，包绕由背主动脉分支而来的毛细血管球构成肾小体。中肾小管的外侧端与向尾端走行的前肾管相吻合，此时前肾管改称**中肾管**（mesonephric duct），又称**沃尔夫管**（Wolffian duct）。中肾管向胚体的尾端继续延伸，直至通入泄殖腔。中肾管与其相连的中肾小管和肾小体共同形成腹腔后壁两侧的椭圆形中肾。中肾可能有短暂的功能活动。胚胎发育至第2个月末，当后肾发生后，除中肾管

和尾端的小部分中肾小管外，中肾大部分退化（图 19-18、图 19-19）。

图 19-18　前肾、中肾、后肾发生示意图

图 19-19　中肾的发生

3. 后肾（metanephros）　发育为成体的永久肾。人胚发育至第 5 周初，中肾管末端近泄殖腔处，其管壁向外突出形成一盲管，称**输尿管芽**（ureteric bud）。输尿管芽向胚体的背外侧和头侧方向伸长，长入中肾嵴的尾端，在其诱导下，中肾嵴中胚层形成许多密集的细胞团，呈帽状包围在输尿管芽末端的周围，形成**生后肾组织**（metanephrogenic tissue）（图 19-18、图 19-20）。输尿

图 19-20　后肾的发生

管芽在中肾嵴内继续向头端延伸，反复分支达 12 级以上。起始的两级分支扩大合并为肾盂，第 3 级、第 4 级分支扩大合并成为肾盏，第 5 级以上分支演变为集合小管。集合小管的末端呈 "T" 形分支（将演化为弓形集合小管），分支的弓形盲端被呈帽状的局部生后肾组织覆盖。在集合小管的诱导下，生后肾组织演化为 "S" 形小管，一端膨大凹陷形成双层肾小囊，包绕毛细血管球形成肾小体，另一端演化为肾小管，并与集合小管相通。肾小管进一步发育，延长分化出各段肾小管的结构，与肾小体组成肾单位（图 19-21）。在人胚第 3 个月，后肾已能分辨出皮质和髓质，并具有泌尿功能。后肾最初位于盆腔，后因腹腔器官的生长，输尿管的伸展，胚体直立，肾移至腰部。

图 19-21　肾单位的发生

（二）膀胱与尿道的发生

人胚发育第 4～7 周，由于尿直肠隔向尾侧延伸，将泄殖腔分隔为尿生殖窦和直肠两部分。膀胱和尿道均由尿生殖窦演变而来。尿生殖窦可分为三段。上段较膨大，发育为膀胱，其顶端与尿囊相连，连接膀胱与脐之间的尿囊，称**脐尿管**（urachus），出生前，后者闭锁称纤维索，演化为脐中韧带。中段较窄，保持管状，在男性形成尿道的前列腺部和膜部，在女性形成尿道的大部分。由于肾向头侧迁移等因素影响，原来通入膀胱的中肾管继续向尾侧生长，中肾管的开口在男性则下移至尿道前列腺部。下段在男性发育为尿道海绵体部，在女性小部分成为尿道下段，大部分则扩大成为阴道前庭。

二、生殖系统的发生

人胚的遗传性别，虽在受精时就已由精子的核型确定，但直至人胚第 7 周，生殖腺才能分辨出是睾丸或卵巢，而外生殖器的性别则到第 12 周时才能区分。因此，生殖系统的发生过程可分为**性未分化期**（sexual undifferentiation）和**性分化期**（sexual differentiation）两个阶段。

（一）生殖腺的发生

1. 未分化性腺的发生　人胚发育第 5 周时，生殖腺嵴表面的体腔上皮细胞增生，并向其下方的间充质内增生伸入，形成许多不规则的上皮细胞索，称**初级性索**（primary sex cord）。在初级性索内有源于卵黄囊顶近尿囊处内胚层的大而圆的细胞，称**原始生殖细胞**（primordial germ cell，PGC）。人胚第 6 周时，原始生殖细胞沿着后肠的背系膜向生殖嵴移动，迁入初级性索内（图 19-22、图 19-23A）。此时生殖腺尚无性别分化，故称未分化性腺。

2. 睾丸的发生　睾丸的发生取决于原始生殖细胞内的 Y 染色体。Y 染色体短臂上有**睾丸决定因子**（testicular determinative factor，TDF），在其作用下，使未分化性腺分化为睾丸。在男性，人胚第 7 周时，初级性索进一步向生殖腺嵴深部增殖，并与表面上皮脱离，分化为细长弯曲的襻状生精小管，其末端相互吻合形成睾丸网。人胚第 8 周，生殖腺表面上皮下方的间充质分化为一层较厚的致密结缔组织，即白膜。分散在生精小管之间的间充质细胞分化为睾丸间质细胞，并分泌雄激素。胚胎时期的生精小管为实心细胞素，尚无管腔，内含有两类细胞，即由初级性索分化形成的支持细胞和由原始生殖细胞分化形成的精原细胞。生精小管直至青春期开始时才出现管腔（图 19-23B、图 19-23D）。

图 19-22　原始生殖细胞的发生与迁移示意图

图 19-23　生殖腺的发生与分化模式图

A.未分化的性腺　B、D.分化为睾丸　C、E.分化为卵巢

3. 卵巢的发生 原始生殖细胞内无 Y 染色体存在，未分化性腺则向卵巢的方向分化。此过程晚于睾丸的分化。卵巢的形成比睾丸晚，人胚第 10 周时，初级性索退化，未分化性腺的表面上皮又一次向深层间充质伸入，形成**次级性索**（secondary sex cord）或**皮质索**（cortical cord）。约在人胚第 16 周时，次级性索开始断裂，形成许多孤立的细胞团，即为原始卵泡。其中央为原始生殖细胞分化成的卵原细胞，周围是一层由次级性索细胞分化形成的小而扁平的卵泡细胞（图19-23C、图 19-23E）。胎儿期的卵原细胞不断增生，在出生前已分化为初级卵母细胞，并停留于第一次成熟分裂前期。表皮下方的间充质形成卵巢的白膜，卵泡之间的间充质细胞分化为卵巢的间质。

4. 睾丸和卵巢的下降 生殖腺最初位于腹后壁的上方，随着体积的增大，逐渐突向腹膜，与后壁以系膜相连，称**尿生殖系膜**。继之，系膜头段退化消失，尾段连于生殖腺的尾端与阴囊或大阴唇之间，称**引带**（gubernaculum）。以后，随着胚体迅速增长，引带相对缩短，导致生殖腺随着逐渐下降。第 3 月末时，卵巢停留在骨盆缘下方，而睾丸则继续下移，通过腹股沟管，在胚胎第 8 月时抵达阴囊。当睾丸下降通过腹股沟管时，腹膜沿腹股沟管向阴囊方向突出形成一盲管，称**睾丸鞘突**（testicular vaginal process）。鞘突包于睾丸周围，随睾丸进入阴囊形成鞘膜腔，以后，腹膜腔与鞘膜腔之间的通道逐渐闭锁。

（二）生殖管道的发生和演化

1. 未分化期 人胚第 6 周时，男女两性胚胎都先后形成两对生殖管道，即中肾管和**中肾旁管**（paramesonephric duct），后者又称**米勒管**（Müllerian duct）。中肾旁管是由中肾嵴的体腔上皮内陷后闭合而成，上段位于中肾管的外侧；中段弯曲向内，越过中肾管的腹侧；下段的左、右中肾旁管在中线合并；尾端为一盲端，突入尿生殖窦的背侧壁，在窦腔内形成一隆起，称**窦结节**（sinus tubercle）。中肾管开口于窦结节的两侧。

2. 男性生殖管道的分化 睾丸形成后，生精小管内的支持细胞分泌抗中肾旁管激素抑制中肾旁管发育，并使其逐渐退化；同时睾丸间质细胞分泌的雄激素作用于中肾小管和中肾管，促使其发育为男性生殖管道。与睾丸相邻的 10 余条中肾小管分化为附睾的输出小管，与其相连的中肾管分化为附睾管、输精管、精囊和射精管。

3. 女性生殖管道的分化 卵巢形成后，由于雄激素和抗中肾旁管激素的缺乏，中肾管退化，而中肾旁管继续发育。中肾旁管头段发育成输卵管，尾段左右融合在一起演变成子宫和阴道的穹窿部。尿生殖窦背侧壁的窦结节增生形成**阴道板**（vaginal plate），阴道板最初是实心板，到人胚第 5 个月时，阴道板中央的细胞碎裂，演变成中空的阴道，但在管道外口有一薄层的处女膜与阴道前庭相隔。

三、泌尿系统和生殖系统的先天性畸形

1. 多囊肾（polycystic kidney） 是一种常见畸形。由于生后肾原基发生的远端小管曲部未与集合小管接通，尿液在肾小管内积聚，使肾内出现许多大小不等的囊泡（图 19-24A）。囊泡常挤压周围的正常肾组织，引起肾功能障碍。

2. 马蹄肾（horseshoe kidney） 由于后肾发生过程中，左右输尿管芽的内侧相互愈合，两肾下端互相融合成马蹄形的大肾；又由于肾上升时，受阻于肠系膜下动脉根部，故肾的位置较正常低（图 19-24B）。

3. 异位肾（ectopic kidney） 胚胎发育时，由于肾上升过程中受阻，未达正常位置所致。异

位肾多停留在骨盆腔内，也有位于腹腔的低位（图 19-24C）。

4. 肾缺如（renal agenesis）　一侧肾缺如是常见畸形，两侧肾缺如者少见。由于中肾管未长出输尿管芽，或是输尿管芽未能诱导生后肾原基使其分化为后肾所引起。

5. 双输尿管　由于在同一侧发生两个输尿管芽或一个输尿管芽过早分支所致。此时，一个肾形成两个肾盂，各连一条输尿管，两条输尿管分别开口于膀胱，或两条输尿管在其下方合为一条，开口于膀胱（图 19-24D）。

A　多囊肾　　　　B　马蹄肾　　　　C　骨盆肾　　　　D　双输尿管

主动脉
肾上腺

图 19-24　泌尿系统常见畸形

6. 脐尿管畸形

（1）脐尿管瘘（urachal fistula）　由于脐尿管未完全闭锁，胎儿出生后，膀胱内的尿液经脐尿管从脐部外溢（图 19-25A）。

（2）脐尿管囊肿（urachal fistula）　脐尿管中段未闭锁，囊内上皮分泌的液体在局部形成囊肿（图 19-25B）。

（3）脐尿管窦（urachal sinus）　脐尿管一端未闭锁，在近膀胱端膨大形成脐尿管窦，开口于膀胱（图 19-25C）。

脐尿管瘘
脐尿管囊肿
脐尿管窦
脐中韧带
膀胱
耻骨联合

A 脐尿管瘘　　　　B 脐尿管囊肿　　　　C 脐尿管窦

图 19-25　脐尿管发育异常

7. 隐睾（cryptorchidism）　睾丸未降入阴囊，多停留于腹膜腔或腹股沟处，称隐睾。隐睾可发生在一侧，也可发生在两侧。由于腹膜腔及腹股沟管内温度比阴囊的高，使生精小管受到不可逆转的破坏，从而影响精子的发生，可致男性不育。

8. 先天性腹股沟疝（congenital inguinal hernia）　男性常见。由于腹膜腔与鞘膜腔之间的通道没有闭合或闭合不全，当腹内压增高时，部分肠管可突入鞘膜腔内，形成先天性腹股沟疝。

9. 双子宫（double atresia）　中肾旁管下段未愈合，形成完全分开的两个子宫，常伴有双阴道。如仅子宫体的上部分未合并则为双角子宫。

10. 阴道闭锁（vaginal atresia）　尿生殖窦的窦结节未形成阴道板，或阴道板未能形成管道所导致。有的是阴道口处女膜未穿通，外观见不到阴道，称处女膜闭锁。

11. 两性畸形（hermaphroditism）　又称半阴阳，是因为性分化异常导致的性别畸形。表现为外生殖器的形态介于男、女两性之间。可分为三种：①**真两性畸形**（true hermaphroditism）：极为少见，患者体内同时具有卵巢和睾丸，染色体核型为46，XX/46，XY嵌合型。②**男性假两性畸形**（male pseudohermaphroditism）：生殖腺为睾丸，核型为46，XY，由于雄激素产生不足，导致外生殖器向女性方向不完全分化。③**女性假两性畸形**（female pseudohermaphroditism）：生殖腺为卵巢，核型为46，XX，由于肾上腺皮质分泌过多雄激素，导致外生殖器向男性方向不完全分化。

第四节　心血管系统的发生

心血管系统是胚胎发生中最早进行功能活动的系统。约在人胚第3周初，在卵黄囊壁上的胚外中胚层中出现了最早的血管和原始血细胞，绒毛膜内和胚体内的血管也相继发生，原始心脏出现。人胚第4周末，胚体内外的血管连通成血管网，心脏出现节律性跳动，血液在心血管网中定向流通，建立起功能性原始心血管系统。随着胚体的发育和各器官结构的演变，心血管系统也随之发生相应的变化，最终形成成熟的胎儿心血管系统。

一、原始心血管系统的建立

人胚第3周初，卵黄囊的胚外中胚层间充质细胞相继增殖分化，形成**血岛**（blood island）。血岛周边的细胞分化为扁平的内皮细胞，并围成内皮管，形成原始血管；中央的细胞分化成游离的造血干细胞。相邻血岛形成的内皮管相互连通，形成胚外内皮管网（图19-26）。随着胚体发育，形成胚内原始血管网，随后胚体内外的血管及原始心管相互连通，形成胚胎最早的心血管网，内有血液，但不能定向流动。人胚第4周末，心脏经过复杂的演变和心腔分隔，出现节律性收缩，心血管网络内的血液开始定向流动，真正意义上的血液循环开始运行，建立起功能性**原始心血管系统**（primitive cardiovascular system）。

图19-26　血岛和血管的形成示意图

原始心血管系统由 3 个循环通路组成，即胚体循环、卵黄囊循环和脐循环。心脏是这 3 个循环通路共同的动力中心，均由腹主动脉和背主动脉输出血液，均由前主静脉、后主静脉、总主静脉回流血液。胚体循环的终末功能血管均分布于胚体各器官结构，营养胚体；卵黄囊循环的终末功能血管均分布于卵黄囊上，主要吸收和运输卵黄囊中的营养物质；脐循环的终末功能血管分布在胎盘绒毛膜，行使与母体进行物质交换的功能（图 19-27）。

图 19-27　原始心血管系统示意图（第 4 周）

二、心脏的发生

（一）原始心脏的形成

人胚第 18 ～ 19 天，位于口咽膜头侧的生心区出现一腔隙，称**围心腔**（pericardiac coelom）。围心腔腹侧的中胚层细胞聚集成一对长条细胞索，称**生心板**（cardiogenic plate）。生心板中央出现腔隙，形成两条纵管，称**心管**（cardiac tube）。同时，随着头褶的发生，原来位于口咽膜头侧的围心腔及心管转位约 180° 至前肠腹侧，心管转至围心腔背侧。随着胚胎侧褶的发生，左右心管逐渐向中线靠拢，于第 22 天时融合成一条心管。由于围心腔不断扩大，心管逐渐陷入围心腔内，借心背系膜悬于围心腔的背侧（图 19-28）。随后，系膜中央部退化消失，心管除头端和尾端连于心背系膜外，其余部分均游离于围心腔内。于是，围心腔发育成心包腔。心管合并时，心管内皮形成心内膜的内皮层，心管周围的间充质形成心肌外套层，后分化为心肌膜和心外膜。心管内皮和心肌外套层之间的组织为较疏松的间充质，称心胶质，将形成内皮下层和心内膜下层的结缔组织。

（二）心脏外形的建立

心管头端与动脉相连，尾端与静脉相连，头、尾两端借心背系膜连于心包上。由于心管各段生长速度不同，逐渐出现三个膨大，由头端向尾端依次为**心球**（bulbus cordis）、心室和心房，之后在心房尾端又出现一个膨大，

图 19-28　围心腔和心管的发生示意图

称**静脉窦**（sinus venosus）。静脉窦分为左、右两角，左右总主静脉、脐静脉和卵黄静脉均通入两角。心球头侧为细长的动脉干，动脉干的头端与动脉囊相连，动脉囊为弓动脉的起始部。

由于心管两端固定，且心管发育较心包腔快，因而心球和心室之间形成一弯曲，称**球室襻**（bulboventricular loop），致使心脏呈"U"形。进而心房和静脉窦移至心球和动脉干的后方并向两侧扩大，膨出于心球和动脉干两侧。此时心房和心室之间的移行部位明显缩窄，形成了外观为环形的房室沟和内腔狭窄的**房室管**（atrioventricular canal）。至此，心脏的外形已接近成熟心脏（图19-29）。

图19-29 心脏外形的建立示意图

（三）心脏内部的分隔

心脏内部分隔始于人胚第4周，约在第8周基本完成。

1. 房室管的分隔 人胚第4周末，房室管背侧壁和腹侧壁正中的心内膜组织增生，各形成一个隆起，称**心内膜垫**（endocardiac cushion）。两个心内膜垫相互靠拢并融合，将房室管分为左、右房室管。房室管处的心内膜组织局部增厚，形成心瓣膜，左侧为二尖瓣，右侧为三尖瓣。

2. 心房的分隔 约在心内膜垫发生的同时，心房头端背侧壁的正中线处发生一个镰状薄膜，称第一房间隔，它向心内膜垫方向生长，游离缘与心内膜垫之间暂留有一孔，称第一房间孔，随着第一房间隔的增长，第一房间孔逐渐变小，在第一房间孔闭合之前，第一房间隔上部中央变薄而穿孔，形成了第二房间孔。与此同时，第一房间隔的下缘与心内膜垫融合，使第一房间孔封闭。

人胚第5周末，于第一房间隔右侧的腹面，形成一较厚的新月形隔膜，称第二房间隔。第二房间隔向心内膜垫生长，并遮盖第二房间孔，但在第二房间隔与心内膜垫之间仍留有一卵圆形孔，称**卵圆孔**（foramen ovale），恰与第二房间孔错位重叠。由于覆盖于卵圆孔左侧的第一房间隔薄而软，所以第一房间隔相当于卵圆孔的瓣膜。出生前，由于右心房的压力大于左心房，血液可冲开此瓣膜进入左心房；出生后，左心房压力增大，压迫此瓣膜封闭卵圆孔并与第二房间隔融合，形成了完整的房间隔（图 19-30）。至此，左右心房完全分隔。

3. 心室的分隔 人胚第 4 周末，心室底壁的心尖处发生一半月形隔膜，向心内膜垫方向生长，后发育为室间隔肌部；当此隔膜的两个侧角与心内膜垫融合时，其上缘凹陷处与心内膜垫之间留有一孔，称**室间孔**（interventricular foramen）。人胚第 7 周末，室间孔由来自心球嵴、心内膜垫和室间隔膜部的间充质封闭，形成了室间隔的膜部。至此，完整的室间隔形成，左右心室完全分隔（图 19-30）。

图 19-30 心房和心室的分隔示意图

4. 心球与动脉干的分隔 人胚第 5 周时，心球及动脉干的背、腹侧局部内膜组织增生，形成一对心球嵴和动脉干嵴。两嵴在中线相互融合形成一螺旋状走行的**主动脉肺动脉隔**（aortico-pulmonary septum），此隔将动脉干和心球分隔成升主动脉和肺动脉干。升主动脉与左心室相通，肺动脉干与右心室相通。主动脉与肺动脉干起始处的内膜组织增厚，各形成三个袋状的半月瓣。

三、胎儿的血液循环及出生后变化

出生前，胎体内的血液经脐动脉到达胎盘绒毛的毛细血管，与母体血进行物质交换，由静脉血变为动脉血，汇入脐静脉。大部分血液在肝内经**静脉导管**（ductus venosus）流入下腔静脉，少部分血液营养肝脏。下腔静脉还回收来自下肢及腹、盆腔的静脉血，由于后者的血量较前者少得多，因此下腔静脉中的混合血仍以动脉血为主。胎儿时期下腔静脉注入右心房的血液大部分经卵圆孔进入左心房，通过左心室进入升主动脉。升主动脉的血液大部分经主动脉弓上的三大分支分布到头、颈和上肢，优先供应胎儿头部和上肢发育所需的营养和氧；小部分血液流入降主动脉。由头、颈和上肢回流的静脉血经上腔静脉进入右心房，与下腔静脉来的小部分血液混合后，经右心室进入肺动脉，其中大部分血液经动脉导管注入降主动脉。降主动脉的血液除部分分布到盆腔、腹腔器官和下肢外，大部分经脐动脉运送至胎盘，与母体进行物质交换后，再经脐静脉返回到胎儿体内（图 19-31）。可见胎儿的血液循环有以下特点：①有胎盘血循环；②肝内有静脉导管；③房间隔上有卵圆孔；④肺动脉和主动脉之间有动脉导管；⑤肺循环不发达。

胎儿出生后，由于胎盘血循环中断，肺开始呼吸，肺循环启动，新生儿的血液循环遂发生一系列结构性改变（图 19-32）：①脐动脉大部分闭锁为脐外侧韧带，仅近侧端保留为膀胱上动脉；②脐静脉闭锁，成为肝圆韧带；③静脉导管闭锁成为静脉韧带；④动脉导管闭锁为动脉韧带；⑤卵圆孔闭锁为卵圆窝。

图 19-31 胎儿血液循环模式图

图 19-32 出生后血液循环变化模式图

四、心血管系统的先天性畸形

心血管系统发生过程的变化较大，因而先天性畸形的发生也较多见，最常见的有以下几种。

1. 房间隔缺损（atrial septal defect） 最常见，其产生原因包括：①第一房间隔形成第二房间孔时过度吸收，导致卵圆孔瓣太小，不能完全遮盖卵圆孔。②第二房间隔发育异常，形成过大的卵圆孔，不能完全被卵圆孔瓣遮盖。③心内膜垫发育不良，使第一房间隔未与心内膜垫融合而留有一孔（图 19-33）。

2. 室间隔缺损（ventricular septal defect） 分为室间隔膜部缺损和室间隔肌部缺损两种类型。膜部缺损较常见，常因心内膜垫组织、心球嵴或室间隔肌部发育不良所致；室间隔肌部缺损较少见。

3. 法洛四联症（tetralogy of Fallot） 较为常见，包括四种畸形：①肺动脉狭窄；②室间隔缺损；③主动脉骑跨；④右心室肥大（图 19-34）。该畸形形成的主要原因是动脉干与心球的分隔不均，致使肺动脉狭窄和室间隔缺损，粗大的主动脉向右侧骑跨在室间隔缺损处，由于肺动脉狭窄，造成右心室肥大。

4. 主动脉和肺动脉错位 主动脉位于肺动脉的前面，由右心室发出，肺动脉干则由左心室发出。此种畸形发生的原因是在动脉干和心动脉球分隔时，主肺动脉隔不呈螺旋方向，而形成直的间隔（图 19-35）。

5. 主动脉或肺动脉狭窄 由于动脉干分隔时不均等，以致形成一侧动脉粗大，另一侧动脉狭小，即肺动脉或主动脉狭窄。

6. 动脉导管未闭 较多见，女性多于男性。原因可能是出生后动脉导管壁上的平滑肌不能收缩，致使肺动脉和主动脉保持相通状态。

图 19-33　房间隔缺损模式图

A. 正常心房分隔　B. 第一房间隔过度吸收，同时第二房间隔又形成大的卵圆孔
C. 是B的侧面观　D. 第二房间隔未发生　E. 是D的侧面观　F. 第一、第二房间隔未发生

图 19-34　法洛四联症示意图

图 19-35　主动脉和肺动脉错位示意图

视　窗

健康从"心"做起

先天性心脏病（congenital heart disease），简称先心病，是由于心脏和大血管在胎儿期发育不正常所导致的一类先天性畸形。小范围的室间隔缺损在 5 岁前有自愈的机会，其余绝大多数先心病都需要手术治疗。先心病的预防：孕前应禁烟限酒，远离有毒有害物质，少用四环素、磺胺和激素类药物，适量补充叶酸。长期接触放射线者，要在脱离放射线半年后再妊娠。经常接触各种农药、化学药物的女性应加强防护措施。孕早期（3 个月之前）是心脏发育的关键时期，一定要尽可能避免感染，特别是病毒感染（风疹病毒、流感病毒等）。

另外，积极治疗糖尿病等原发疾病。尽量避免在电脑、微波炉等磁场强的地方长时间停留。注意膳食合理搭配。牢记：健康从"心"做起。

第五节 中枢神经系统的发生

神经系统起源于神经外胚层，由神经管和神经嵴分化而成。神经管分化为中枢神经系统的脑和脊髓；周围神经系统则来自神经嵴。

一、神经管的早期分化

人胚第 3 周末，在脊索的诱导下，外胚层中部增厚形成神经板，随后神经板凹陷成神经沟。在相当于枕部体节的平面上，神经沟愈合时由中央向头、尾两端推进逐渐形成神经管，并在头尾两端各有一开口，分别称**前神经孔**（anterior neuropore）和**后神经孔**（posterior neuropore）。胚胎第 25 天左右，前神经孔闭合，第 27 天左右，后神经孔闭合，完整的神经管形成。神经管的前段膨大，衍化为脑；后段较细，衍化为脊髓。

神经板由单层柱状上皮构成，称**神经上皮**（neuroepithelium）。当神经管形成后，管壁变为假复层柱状上皮。神经上皮外包一层较厚的基膜，称外界膜；管壁内面也有一层膜，称内界膜。神经上皮细胞不断分裂增殖，部分细胞迁至神经上皮的外周，分化为**成神经细胞**（neuroblast）和**成神经胶质细胞**（glioblast），随后进一步分化为神经细胞和神经胶质细胞，并在神经上皮外周构成一新的细胞层，称**套层**（mantle layer），神经上皮则停止分化，变成一层立方形或矮柱状细胞，称**室管膜层**（ependymal layer）。套层的成神经细胞长出突起，并伸出套层的外周，与随之迁出的星形胶质细胞和少突胶质细胞一起形成一层新的结构，称**边缘层**（marginal layer）（图 19-36）。神经细胞的存活及其突起的投向主要受到神经营养因子的调控，如神经生长因子、成纤维细胞生长因子、表皮生长因子等，也受到神经胶质细胞的干预。

图 19-36 神经管上皮的早期分化

二、脊髓的发生

神经管的尾段发育为脊髓。其管腔演化为脊髓的中央管，套层分化为脊髓的灰质，边缘层分化为白质。神经管的管壁并不平均发育，其两侧壁由于套层中的成神经细胞和成神经胶质细胞增生而迅速增厚，腹侧部增厚形成左、右两个**基板**（basal plate），背侧部增厚形成左、右两个**翼板**

（alar plate）；而神经管的顶部和底部都薄而窄，分别形成**顶板**（roof plate）和**底板**（floor plate）。由于基板和翼板的增厚，两者在神经管的内表面出现了左右相对的两条纵沟称**界沟**（sulcus limitans）。基板形成脊髓灰质的前角（柱），其中成神经细胞主要分化为躯体运动神经元。翼板形成脊髓灰质的后角（柱），其中的成神经细胞分化为中间神经元。另有一部分成神经细胞聚集于基板和翼板之间，形成脊髓侧角（柱），其内的成神经细胞分化为内脏传出神经元。神经管周围的间充质分化为脊膜（图 19-37）。

图 19-37　脊髓的发生

人胚第 3 个月之前，脊髓与脊柱等长。此后脊柱的生长比脊髓快，因而脊髓的位置相对上移，至出生前，脊髓下端与第 3 腰椎平齐，仅以终丝与尾骨相连。由于节段分布的脊神经均在胚胎早期形成，并从相应节段的椎间孔穿出，当脊髓位置相对上移后，脊髓颈段以下的脊神经根便越来越斜向尾侧，至腰、骶和尾段的脊神经根则在椎管内垂直下行，与终丝共同组成马尾。

三、脑的发生

神经管的头段分化为脑。人胚第 4 周末，神经管的头段形成三个膨大的**脑泡**（brain vesicle），分别称前脑泡、中脑泡和菱脑泡。到第 5 周，前脑泡的头端发育成左右两个端脑，端脑向两侧膨大，以后演变为大脑半球；而前脑泡的尾端则形成间脑。中脑泡演化为中脑。菱脑泡演变为后脑和末脑，以后，后脑演变为脑桥和小脑，末脑演变为延髓。在脑泡演变的同时，神经管的管腔也演变为各部位的脑室。前脑泡的腔演变为左右两个侧脑室和间脑中的第三脑室；中脑泡的腔很小，形成狭窄的中脑导水管；菱脑泡的腔演变为宽大的第四脑室。

在脑泡的形成和演变过程中，同时出现了几个不同方向的弯曲。首先出现的是凸向背侧的**颈曲**（cervical flexure）和**头曲**（cephalic flexure）。前者位于脑和脊髓之间，后者位于中脑部，故又称中脑曲。之后，在脑桥和端脑处又出现了两个凸向腹侧的弯曲，分别称脑桥曲和端脑曲（图 19-38）。

神经管头段分化为脑的过程中，其管壁的演变与尾段分化为脊髓的过程相似，但更加复杂。神经管两侧壁的套层亦增厚形成背部的翼板和腹部的基板。端脑和间脑的套层大部分形成翼板，基板甚小。端脑套层中的大部分细胞迁至外表面，形成大脑皮质；少部分细胞聚集成团，形成神经核。中脑、后脑和末脑中的套层细胞多聚集成细胞团或细胞柱，形成各种神经核。来自翼板的神经核多为感觉中继核，来自基板的神经核多为运动核。

图 19-38 脑泡的发生和演变

四、神经系统的先天性畸形

1. 无脑畸形（anencephaly） 由于前神经孔未闭，神经管头端的脑不发育所致。表现为颅骨发育不全，头颅顶部只盖有薄层脑膜组织，常伴有脊柱裂。

2. 脊柱裂（spina bifida） 由于脊髓和椎骨缺损，在背部出现裂沟，称脊柱裂。多发生于腰骶区。

3. 脊膜膨出及脑膜膨出 由于椎骨缺损，脊膜从缺损处突出，在体表形成有皮肤覆盖的囊，称脊膜膨出；如果由于颅骨发育不全，脑膜从缺损处突出，称脑膜膨出。

4. 脑积水（hydrocephalus） 比较多见，由于脑室系统发育障碍，脑脊液生成和吸收平衡失调所致。由于脑室积液，脑压加大，临床常见胎儿头部增大，脑壁变薄，颅缝变宽。

第六节　眼与耳的发生

一、眼的发生

眼的发生始于人胚第 4 周，前脑两侧壁向外膨出，形成左右一对囊泡，称视泡（optic

vesicle）。视泡远端膨大并凹陷形成一双层杯状结构，称**视杯**（optic cup）。视泡近端变细，称**视柄**（optic stalk），与前脑分化成的间脑相连。在视泡发生的同时，与视泡相对的表面外胚层在视泡的诱导下增生变厚，形成**晶状体板**（lens placode）。随后，晶状体板内陷形成一囊泡，并陷入视杯，且渐与表面外胚层脱离称**晶状体泡**（lens vesicle）。眼的主要结构均由视杯、视柄、晶状体泡及其周围的间充质分化而成（图19-39）。

图 19-39　视杯与晶状体的发生

1. 视网膜的发生　视网膜由双层视杯发育而成。视杯的外层分化为视网膜的色素上皮层，内层分化为视网膜的神经层，先后分化出视杆细胞、视锥细胞、无长突细胞、水平细胞、双极细胞和节细胞等。视杯的内外两层紧密相贴，形成了视网膜的视部。靠近边缘部位的视杯内层不增厚，也不分化为神经层，与外侧分化来的色素上皮层相贴，并向晶状体泡与角膜之间的间充质内延伸，形成视网膜的盲部，即视网膜的睫状体部和虹膜部。随着视网膜的发育，节细胞的轴突向视柄内层聚集，视柄内层逐渐增厚，并与外层融合，从而形成了视神经。

2. 晶状体的发生　晶状体由晶状体泡演变而成。晶状体泡前壁细胞为立方形，称晶状体上皮；后壁细胞呈高柱状，并逐渐向前壁方向伸长，形成初级晶状体纤维。随着晶状体纤维的不断伸长，晶状体泡的泡腔逐渐缩小，直至消失，晶状体变为实体结构。此后，晶状体赤道区的晶状体上皮细胞不断增生、变长，形成次级晶状体纤维。原有的初级晶状体纤维及其胞核逐渐退化形成晶状体核。次级晶状体纤维逐层添加到晶状体核的周围，致使晶状体及晶状体核逐渐增大，这一过程持续终生，但随年龄的增长速度减慢。

3. 角膜、巩膜和脉络膜的发生　角膜的发生是在晶状体泡诱导下，由其相对的表面外胚层分化而成。角膜上皮深层的间充质分化为角膜其余各层。视杯周围的间充质分为内外两层。外层较致密，形成巩膜；内层较疏松，并富含血管和色素细胞，形成脉络膜。

二、耳的发生

1. 内耳的发生　人胚第4周初，菱脑两侧的表面外胚层在菱脑的诱导下增厚，称**听板**（otic placode）。随后听板向其下方间充质凹陷，形成**听窝**（otic pit），听窝闭合，与表面外胚层分离，形成一上皮性囊泡，称**听泡**（otic vesicle），听泡周围由间充质包绕。听泡初为梨形，以后向背、腹方向延伸增大，形成背侧的前庭囊和腹侧的耳蜗囊。之后，前庭囊演化成三个半规管和椭圆囊的上皮，耳蜗囊形成球囊和膜蜗管的上皮。至此，听泡就发育成了膜迷路。膜迷路周围间充质形成骨迷路（图19-40）。

2. 中耳的发生　人胚第9周时，第一咽囊向背外侧伸长，末端膨大形成鼓室，近端细长形成咽鼓管，顶端的内胚层上皮与第一鳃沟底的外胚层上皮及两者之间的中胚层间充质共同构成鼓膜。鼓室上部的间充质分化为三块听小骨，听小骨逐渐突入鼓室内（图 19-40）。

3. 外耳的发生　人胚第 2 个月末，第一鳃沟向内深陷，形成一漏斗状管，后演变为外耳道外侧段。漏斗状管的底部外胚层细胞增生成一上皮细胞板，称**外耳道栓**。人胚第 7 个月时，外耳道栓内部细胞退化吸收，形成管腔，成为外耳道的内侧段。

人胚第 6 周时，第一鳃沟周围的间充质增生，在外耳道口周围形成 6 个结节状隆起，称**耳丘**（auricular hillock）。由 6 个耳丘经过复杂的演化形成了耳郭。

图 19-40　耳的发生

三、眼、耳的先天性畸形

1. 先天性无虹膜　属常染色体显性遗传性异常，可能是视杯边缘生长和分化障碍所致。由于无虹膜，瞳孔也特别大。

2. 瞳孔膜残留　瞳孔膜未全部退化所致。在瞳孔处有薄膜或蛛网状细丝遮盖在晶状体前面。轻度残留者通常不影响视力及瞳孔活动。若残存的瞳孔膜影响视力，可手术剔除。

3. 先天性白内障（congenital cataract）　晶状体浑浊不透明，呈灰白色，多为遗传性，属于常染色体显性遗传。也可由于感染风疹病毒、母体甲状腺机能低下、营养不良及维生素缺乏等引起。

4. 先天性青光眼（congenital glaucoma）　巩膜静脉窦发育异常或缺失，致使房水回流受阻，眼压增高，眼球膨大，最后导致视网膜损伤而失明，为先天性青光眼。基因突变或母亲妊娠早期感染风疹是产生此畸形的主要原因。

5. 眼的其他畸形　若两侧视泡在中线合并，则产生**独眼畸形**（cyclopia），仅在正中部有一个眼，眼的上方常有一管状鼻。倘若视泡未发生或视泡发育受阻，则产生无眼或小眼畸形。

6. 耳的常见畸形　最常见的是**先天性耳聋**（congenital deafness）和耳郭畸形。内、中、外耳的发育异常均可导致先天性耳聋。如外耳道闭锁（外耳道栓细胞未吸收）；中耳鼓室闭锁或听小骨发生异常，造成听骨链僵直；内耳骨迷路、膜迷路发育异常等。先天性耳聋大多是遗传因素引起，但有些是由于致畸因素的干扰，如妊娠早期感染风疹病毒，导致螺旋器损伤；妊娠后期强噪音对胎儿听力的损伤；使用大量链霉素，或新生儿溶血性黄疸等。

视 窗

TORCH 感染

TORCH 一词是一组由引起宫内感染的多种病原体的英文名第一个字母组成。T 是弓形虫（toxoplasma）的字头，O 是其他病原微生物（others，包括沙眼衣原体、乙肝病毒、柯萨奇病毒、梅毒螺旋体、艾滋病病毒等）的字头，R 是风疹病毒（rubella virus）的字头，C 是巨细胞病毒（cytomegalo virus）的字头，H 是单纯疱疹病毒（herpes virus）的字头。以上病原体通过胎盘或产道引起宫内感染，其共同的特点是被感染的孕妇多无明显的症状或症状轻微，无特异性，但对胎儿影响很大。一旦感染后果严重，可引起早产、流产、死胎、死产，以及可以引起新生儿智力低下、脑瘫、视听障碍或出现不同程度畸形。

第七节 四肢的发生

人胚第 4 周末，胚体左、右外侧体壁先后出现上、下两对小突起，即**上肢芽**（anterior limb bud）与**下肢芽**（posterior limb bud），它们的中轴由中胚层构成，表面覆盖以表面外胚层。肢芽远端的表面外胚层增厚，沿胚体头尾方向形成一嵴状结构，称**外胚层顶嵴**（apical ectodermal ridge，AER），是肢芽进一步生长的决定区。在外胚层顶嵴的诱导下，肢芽由近及远不断发育。随后，上、下肢芽先后出现近端和远端两个缩窄环，将每一肢芽分为三段。上肢芽的三段分别发育为上臂、前臂和手，下肢芽的三段则分别发育为大腿、小腿和足。肢体中轴的间充质先形成软骨，继而以软骨内成骨方式形成骨；周围的间充质迁移至肢芽，分化形成骨骼肌；脊神经向四肢内长入；支配四肢的感觉和骨骼肌的运动。手和足起初为扁平的桨板状，分别称手板与足板。而后其远端部分细胞凋亡，形成四条纵行凹沟，凹沟间则出现五条指（趾）线，手板与足板遂呈蹼状；至第 7～8 周，由于指（趾）线间细胞凋亡，蹼膜消失，手指和足趾形成（图 19-41、图 19-42）。在第 7 周，上肢向外侧旋转 90°，使伸肌位于背面和外侧面，而拇指位于外侧；下肢则向内侧旋转 90°，使伸肌位于前面，而蹭趾位于内侧。

图 19-41 肢体的发生模式图

图 19-42 手的形态演变示意图

　　四肢畸形的种类甚多，常见有三种类型：①**缺失性畸形**（reduction defect），即一个或若干个肢体完全或局部缺如，后者如无臂、无手、无指等，下肢亦然。纵向肢体缺如有上肢桡侧或尺侧缺如，下肢胫侧或腓侧缺如。还有海豹样手或足畸形，表现为手或足长在短小的肢体上，或直接长在躯干上。②**重复性畸形**（duplication defect），即肢体某一部分的重复发生，如**多指（趾）畸形**（polydactyly）。③**发育不全**（dysplasia），如**并肢畸形**（sirenomelus）和**并指（趾）畸形**（syndactyly）等（图 20-1）。此外，马蹄内翻足（即足底内翻）亦较常见。

先天性畸形（congenital malformation）是由于胚胎发育紊乱而导致的以形态结构异常为主要特征的一种出生缺陷。出生缺陷又称**发育缺陷**（developmental defect）或**先天性异常**（congenital anomaly），是指人体形态结构、功能、代谢、精神行为、遗传等方面的异常。

据统计，全球出生缺陷的发生率为 4%，其中先天性畸形占 60% ～ 70%，而我国先天性畸形的发生率为 1% ～ 2%。国际常规检测的先天性畸形有 12 种，即无脑儿、脊柱裂、脑积水、腭裂、唇裂、食管闭锁与狭窄、直肠及肛门闭锁、尿道下裂、短肢畸形（上肢）、短肢畸形（下肢）、先天性髋关节脱位、唐氏综合征；中国在此基础上增加了 8 种，即先天性心脏病、幽门肥大、畸形足、多指（趾）与并指（趾）、色素痣、膈疝、内脏外翻、血管瘤，增加尿道上裂并将其与尿道下裂合并为尿道上、下裂，将短肢畸形（上肢）与短肢畸形（下肢）合并为短肢畸形（上、下肢）等，因此我国开展的先天性畸形检测达 19 种以上（图 20-1）。

先天性畸形是常见病之一，也是死胎、流产、早产和新生儿死亡的主要原因。因此，先天性畸形的发生原因、机制及预防措施的研究已形成一门学科，称**畸形学**（teratology），属于胚胎学的一个重要分支学科。

第一节　先天性畸形的发生原因

先天性畸形的发生原因是多方面的，与遗传因素、环境因素及两者的相互作用密切相关。在人类的各种先天性畸形中，因遗传因素导致的畸形约占 25%，环境因素导致的畸形约占 10%，遗传因素和环境因素两者共同作用导致的畸形约占 65%。

一、遗传因素

遗传因素主要包括两方面，即染色体畸变和基因突变。

（一）染色体畸变

染色体畸变（chromosome aberration）包括染色体数目与结构的异常。可由亲代遗传，也可因生殖细胞发育异常所致。

1. 染色体数目畸变　多因减数分裂中同源染色体不分离所致。表现为染色体数目的增加（常见于三体型）或减少（常见于单体型），可发生在常染色体，也可发生在性染色体。①三体型：如**唐氏综合征**（Down syndrome），又称**先天愚型**或 21 三体综合征，多为第 21 号染色体三体{[47，XY（XX），+21]}；先天性睾丸发育不全综合征，即 Klinefelter 综合征，多为性染色体三

无脑儿　　　小头畸形　　　脑积水　　　尖头畸形

腹裂合并内脏外翻　　　　有尾畸形　　　　脊柱裂

四肢异常　　　并肢　　　多指　　　并指

图 20-1　各种先天性畸形

体型（47，XXY）。②**单体型**：常染色体单体型的胚胎几乎不能存活；性染色体单体型的胚胎成活率很低，约为 3%，如先天性卵巢发育不全综合征，即 Turner **综合征**（45，XO）。

2. 染色体结构畸变　多因某些物理、化学、生物等因素导致染色体断裂，其断片发生缺失、易位、倒位、重复等。如**猫叫综合征**（cat's cry syndrome）为第 5 号染色体短臂末端断裂缺失，婴儿哭声似猫叫（喉软骨发育不全）；慢性粒细胞白血病为第 22 号染色体长臂断裂，其断片易位至第 9 号染色体。

（二）基因突变

基因突变（gene mutation）指染色体上基因的碱基组成或排列顺序发生改变，染色体组型不变，染色体外形未见异常。基因突变所致的遗传病主要表现在微观结构或功能方面，如苯丙酮酸尿症、镰状细胞贫血、软骨发育不全、小头畸形、家族性多发性结肠息肉、多囊肾、肾上腺肥大等。雄激素不敏感综合征即 X 染色体上 Tfm 位点的基因突变，使患者机体合成雄激素受体的能力缺乏，产生的雄激素不能发挥作用。

此外，遗传因素导致的先天性畸形还有嵌合体型，即新个体的部分细胞或部分组织的染色体畸变或基因突变，以及线粒体 DNA，表观遗传学等方面的改变。

二、环境因素

胚胎发育受胚胎所处微环境及母体自身内、外环境的影响。能引起先天性畸形的环境因素统称**致畸因子**（teratogen）。常见的致畸因子有生物性致畸因子、化学性致畸因子、物理性致畸因子及其他致畸因子。

（一）生物性致畸因子

现已明确的生物性致畸因子主要有细菌、病毒和寄生虫等，其中以病毒最为常见，包括风疹病毒、巨细胞病毒和单纯疱疹病毒等。如风疹病毒可引起先天性心脏病（动脉导管未闭、房间隔缺损、室间隔缺损）、先天性白内障、先天性耳聋（破坏内耳螺旋器）。生物性致畸因子可穿过胎盘屏障直接影响胚胎发育，或通过影响母体正常代谢（发热、酸中毒、缺氧等），干扰胎盘的转运功能，损伤胎盘屏障，诱发胚胎发育异常，对人类胚胎有致畸作用。

（二）化学性致畸因子

化学性致畸因子包括致畸性化学物质和致畸性药物。

1. 致畸性化学物质　随着社会现代化程度的提高，化学污染日益加剧，工业"三废"、农药、某些食品添加剂、防腐剂中，均含有致畸因子。某些重金属汞、铅、镉、砷等均有致畸作用，如"水俣病"是发生于20世纪50～70年代日本九州水俣湾的孕妇食用被汞污染的鱼虾，影响胎儿神经系统发育异常而导致的畸形。某些含磷的农药如敌枯双，某些多环芳香碳氢化合物、亚硝基化合物、烷基和苯类化合物等，也有致畸作用。

2. 致畸性药物　多数抗肿瘤药物、某些抗惊厥药物及治疗精神病的药物（如安非他明、吩噻嗪、溴化锂等）、某些抗生素、抗凝血药物、激素等，均有致畸作用。如抗肿瘤药物氨基蝶呤，能导致神经系统及四肢畸形；抗惊厥药乙内酰脲、三甲双酮、噁唑烷可致胎儿心脏畸形、面裂等；反应停（又称酞胺派啶酮）在20世纪60年代为治疗妊娠呕吐的药物，结果导致大批短肢、无肢的畸形儿发生（图20-1）。大剂量链霉素、新生霉素可导致先天性耳聋、先天性白内障、短肢畸形等；抗凝血药物香豆素可引起鼻发育异常；肾上腺皮质激素可引起心脏畸形和腭裂，雌激素可引起男胎尿道下裂。

（三）物理性致畸因子

各种射线、机械性压迫（脐带缠绕、羊水过多或过少等）和损伤等均可影响胚胎发育，导致畸形，如妊娠第2～25周接受大量X射线可导致小头畸形。微波、视频辐射、噪声、高温、严寒等对人类胚胎是否有致畸作用，尚需进一步证实。

（四）其他致畸因子

孕妇缺氧、严重营养不良、大量吸烟、酗酒等均可影响胎儿发育而致畸。香烟中的尼古丁及酒精不仅能经孕妇体内直接影响胚胎的正常发育，而且能因父亲精子异常而影响胚胎神经系统的发育。吸烟者的吸烟量与胚胎畸形发生率成正比，与新生儿体重成反比。亲代酗酒可致子代发生多种畸形，称**胎儿酒精综合征**（fetal alcohol syndrome），可致胎儿发育迟缓，小头、小眼、眼裂短。

三、遗传因素与环境因素共同作用

在遗传因素与环境因素相互作用中，衡量遗传因素所起作用（大小）的指标称**遗传度**。如先天性心脏畸形的遗传度约为 35%，无脑儿和脊柱裂的遗传度均约为 60%，先天性髋关节脱位的遗传度约为 70%，先天性幽门狭窄的遗传度约为 75%，腭裂的遗传度约为 76%，先天性巨结肠的遗传度约为 80%。环境致畸因子可引起基因突变或染色体畸变，导致胚胎发育异常；而胚胎的基因型（遗传因素）可决定并影响胚胎对环境致畸因子的易感程度，它在物种间及个体间均有差异。如可的松对小白鼠有较明显的致畸作用，可引起腭裂，但对猪、猴等几乎无影响；而反应停的使用，可导致人类和其他灵长类动物发生残肢畸形，即易感程度高，但对灵长类动物以外的其他哺乳动物几乎无任何致畸作用。流行病学调查发现，在相同环境条件下，同期怀孕的妇女，同时感染了同型风疹病毒，结果有的新生儿完全正常，有的则出现先天性畸形，有的畸形轻微，有的畸形严重，显示每个胚胎的遗传基因对风疹病毒的敏感性不同。

第二节　致畸敏感期

致畸敏感期（susceptible period）指胚胎在致畸因子的作用下容易发生畸形的发育时期。在胚胎的整个发育过程中，各发育阶段对致畸因子的敏感性有所不同。这不仅与致畸因子的作用强度及胚胎的遗传特性有关，还与该发育阶段胚胎细胞的分裂速度、分化程度密切相关，故各器官的致畸敏感期与其**发生期**（organogenetic period）大致相同（图 20-2）。

图 20-2　人胚胎主要器官的致畸敏感期

胚前期，胚胎细胞分化程度极低，且胚泡尚未完全植入母体子宫内膜，若致畸作用弱，则少量受损或死亡的细胞由周围正常细胞代偿，一般不发生畸形；若致畸作用强，可导致胚胎死亡，引起流产。胚期，胚胎细胞增殖、分裂、分化活跃，代谢旺盛，极易受到致畸因子的干扰，影响胚胎正常发育，而发生器官水平的畸形，是胚胎全部发育过程中的致畸敏感期；由于各器官原基的发生和分化时间不同步，致畸敏感期也有一定的差别（图 20-2）。胎期，对致畸因子的敏感性降低，致畸因子多影响组织结构和功能，一般无器官水平的畸形；但外生殖器、耳、腭等器官发育较晚或持续时间长，仍可有畸形发生。

不同致畸因子作用于胚胎有各自不同的致畸敏感期，如反应停的致畸敏感期为胚胎发育的第21 ～ 40 天；风疹病毒的致畸敏感期为受精后第 1 个月，致畸率为 50%，第 2 个月降至 22%，第3 个月仅为 6% ～ 8%。

第三节　先天性畸形的预防

优生优育，提高人口素质，已成为当今生殖医学的一项重要研究课题。先天性畸形重在预防，一级预防包括遗传咨询和孕期保健，可防止先天性畸形的发生；二级预防包括产前检查和宫内治疗，为一级预防的重要补充，可防止畸形儿的出生，因此成为**胎儿外科学**（fetal surgery）的主要内容。

一、遗传咨询

遗传咨询（包括婚前、孕前和孕后）是防止遗传病和由遗传因素所致先天性畸形发生的重要措施。医务人员应对患有遗传病或先天性畸形的患者、家属等相关人员提出的有关遗传病的各种问题进行解答，提出防治方法和应采取的措施，供患者在婚姻、生育等问题上做出正确选择。对不适宜结婚或生育者，应明确告知。

二、孕期保健

大力加强孕期保健是防止环境因素致畸的重要措施。针对前述各种致畸因子，孕期应注意以下几方面：①预防感染，尤其在妊娠前 8 周，避免感染生物性致畸因子，可进行免疫注射，远离感染源等。②谨慎用药，孕期用药需严格选择，尤其在孕早期；若必须用致畸药物治疗，应中止妊娠。③减免辐射，因对母体无害的辐射剂量却有可能影响胚胎发育。④孕期要戒除烟、酒，并重视被动吸烟的危害。⑤注意饮食搭配，合理营养。

三、产前检查

产前检查可防止严重畸形儿的出生，对有遗传病家族史的夫妇，生过畸形儿或有多次自然流产、死胎的孕妇，以及孕期接触各种环境致畸因子的孕妇，是十分必要的。常用的产前检查方法有以下三方面。

（一）羊水检查

羊水检查适宜于高龄、异常家族史、异常生育史的孕妇，可在妊娠 4 个月左右进行。在超声波引导下行**羊膜囊穿刺**（amniocentesis）抽取羊水 10 ～ 15mL，离心沉淀后取上清液及沉淀胎儿细胞，进行羊水细胞染色体核型分析和羊水生化分析。羊水细胞的染色体核型检查和 DNA 分析可反映胚胎的遗传状况，检测出由染色体异常而引起的先天性畸形，如唐氏综合征、Turner 综合征伴性遗传性疾病（血友病、肌萎缩）等。进行羊水的化学成分分析，若检测出乙酰胆碱同工酶，甲胎蛋白（又称胎儿蛋白，为胎儿分泌的一种特殊蛋白）含量明显增高（高于正常数十倍），则很可能是开放性神经管畸形；测定 17- 羟孕酮在羊水中的含量，可作为肾上腺性征综合征的诊断标准。

（二）绒毛膜活检

绒毛膜活检（chorionic villi biopsy，CVB）可诊断胚胎染色体异常引起的先天性畸形，因胚胎与绒毛膜染色体组型相同。在妊娠第 8 周可进行该检查。

（三）仪器检查

1. B 型超声波　B 型超声波为一种安全、简便的常规产前检查方法，不仅可发现胎儿外部畸形，而且可诊断胎儿某些内脏的畸形。

2. 胎儿镜　胎儿镜是一种较直观的检查方法，它是用光导纤维制成的内窥镜，可集观察胎儿外形、采取胎儿血样或皮肤、给胎儿注射药物或输血等为一体。

四、宫内治疗

宫内治疗包括手术治疗和非手术治疗两种，两种疗法目前开展得均比较有限。

（一）手术治疗

1963 年 Liley 实施首例宫内胎儿输血治疗胎儿水肿获得成功；20 世纪 80 年代开展了胎儿颅脑穿刺手术治疗胎儿脑积水，后来据此技术推出脑室 – 羊膜腔沟通术用以治疗阻塞性脑积水和肾积水；近年来，开展了宫内胎儿胸腔穿刺治疗胎儿乳糜胸。

（二）非手术治疗

已报道的有小剂量可的松治疗胎儿肾上腺性征综合征；小剂量甲状腺素治疗胎儿甲状腺功能低下所致的胎儿发育紊乱。

中英名词对照索引

教材目录（第一批）

注：凡标☆号者为"核心示范教材"。

（一）中医学类专业

序号	书 名	主 编		主编所在单位	
1	中国医学史	郭宏伟	徐江雁	黑龙江中医药大学	河南中医药大学
2	医古文	王育林	李亚军	北京中医药大学	陕西中医药大学
3	大学语文	黄作阵		北京中医药大学	
4	中医基础理论☆	郑洪新	杨 柱	辽宁中医药大学	贵州中医药大学
5	中医诊断学☆	李灿东	方朝义	福建中医药大学	河北中医学院
6	中药学☆	钟赣生	杨柏灿	北京中医药大学	上海中医药大学
7	方剂学☆	李 冀	左铮云	黑龙江中医药大学	江西中医药大学
8	内经选读☆	翟双庆	黎敬波	北京中医药大学	广州中医药大学
9	伤寒论选读☆	王庆国	周春祥	北京中医药大学	南京中医药大学
10	金匮要略☆	范永升	姜德友	浙江中医药大学	黑龙江中医药大学
11	温病学☆	谷晓红	马 健	北京中医药大学	南京中医药大学
12	中医内科学☆	吴勉华	石 岩	南京中医药大学	辽宁中医药大学
13	中医外科学☆	陈红风		上海中医药大学	
14	中医妇科学☆	冯晓玲	张婷婷	黑龙江中医药大学	上海中医药大学
15	中医儿科学☆	赵 霞	李新民	南京中医药大学	天津中医药大学
16	中医骨伤科学☆	黄桂成	王拥军	南京中医药大学	上海中医药大学
17	中医眼科学	彭清华		湖南中医药大学	
18	中医耳鼻咽喉科学	刘 蓬		广州中医药大学	
19	中医急诊学☆	刘清泉	方邦江	首都医科大学	上海中医药大学
20	中医各家学说☆	尚 力	戴 铭	上海中医药大学	广西中医药大学
21	针灸学☆	梁繁荣	王 华	成都中医药大学	湖北中医药大学
22	推拿学☆	房 敏	王金贵	上海中医药大学	天津中医药大学
23	中医养生学	马烈光	章德林	成都中医药大学	江西中医药大学
24	中医药膳学	谢梦洲	朱天民	湖南中医药大学	成都中医药大学
25	中医食疗学	施洪飞	方 泓	南京中医药大学	上海中医药大学
26	中医气功学	章文春	魏玉龙	江西中医药大学	北京中医药大学
27	细胞生物学	赵宗江	高碧珍	北京中医药大学	福建中医药大学

序号	书 名	主 编		主编所在单位	
28	人体解剖学	邵水金		上海中医药大学	
29	组织学与胚胎学	周忠光	汪 涛	黑龙江中医药大学	天津中医药大学
30	生物化学	唐炳华		北京中医药大学	
31	生理学	赵铁建	朱大诚	广西中医药大学	江西中医药大学
32	病理学	刘春英	高维娟	辽宁中医药大学	河北中医学院
33	免疫学基础与病原生物学	袁嘉丽	刘永琦	云南中医药大学	甘肃中医药大学
34	预防医学	史周华		山东中医药大学	
35	药理学	张硕峰	方晓艳	北京中医药大学	河南中医药大学
36	诊断学	詹华奎		成都中医药大学	
37	医学影像学	侯 键	许茂盛	成都中医药大学	浙江中医药大学
38	内科学	潘 涛	戴爱国	南京中医药大学	湖南中医药大学
39	外科学	谢建兴		广州中医药大学	
40	中西医文献检索	林丹红	孙 玲	福建中医药大学	湖北中医药大学
41	中医疫病学	张伯礼	吕文亮	天津中医药大学	湖北中医药大学
42	中医文化学	张其成	臧守虎	北京中医药大学	山东中医药大学

（二）针灸推拿学专业

序号	书 名	主 编		主编所在单位	
43	局部解剖学	姜国华	李义凯	黑龙江中医药大学	南方医科大学
44	经络腧穴学☆	沈雪勇	刘存志	上海中医药大学	北京中医药大学
45	刺法灸法学☆	王富春	岳增辉	长春中医药大学	湖南中医药大学
46	针灸治疗学☆	高树中	冀来喜	山东中医药大学	山西中医药大学
47	各家针灸学说	高希言	王 威	河南中医药大学	辽宁中医药大学
48	针灸医籍选读	常小荣	张建斌	湖南中医药大学	南京中医药大学
49	实验针灸学	郭 义		天津中医药大学	
50	推拿手法学☆	周运峰		河南中医药大学	
51	推拿功法学☆	吕立江		浙江中医药大学	
52	推拿治疗学☆	井夫杰	杨永刚	山东中医药大学	长春中医药大学
53	小儿推拿学	刘明军	邰先桃	长春中医药大学	云南中医药大学

（三）中西医临床医学专业

序号	书 名	主 编		主编所在单位	
54	中外医学史	王振国	徐建云	山东中医药大学	南京中医药大学
55	中西医结合内科学	陈志强	杨文明	河北中医学院	安徽中医药大学
56	中西医结合外科学	何清湖		湖南中医药大学	
57	中西医结合妇产科学	杜惠兰		河北中医学院	
58	中西医结合儿科学	王雪峰	郑 健	辽宁中医药大学	福建中医药大学
59	中西医结合骨伤科学	詹红生	刘 军	上海中医药大学	广州中医药大学
60	中西医结合眼科学	段俊国	毕宏生	成都中医药大学	山东中医药大学
61	中西医结合耳鼻咽喉科学	张勤修	陈文勇	成都中医药大学	广州中医药大学
62	中西医结合口腔科学	谭 劲		湖南中医药大学	

（四）中药学类专业

序号	书 名	主 编	主编所在单位	
63	中医学基础	陈 晶 程海波	黑龙江中医药大学	南京中医药大学
64	高等数学	李秀昌 邵建华	长春中医药大学	上海中医药大学
65	中医药统计学	何 雁	江西中医药大学	
66	物理学	章新友 侯俊玲	江西中医药大学	北京中医药大学
67	无机化学	杨怀霞 吴培云	河南中医药大学	安徽中医药大学
68	有机化学	林 辉	广州中医药大学	
69	分析化学（上）（化学分析）	张 凌	江西中医药大学	
70	分析化学（下）（仪器分析）	王淑美	广东药科大学	
71	物理化学	刘 雄 王颖莉	甘肃中医药大学	山西中医药大学
72	临床中药学☆	周祯祥 唐德才	湖北中医药大学	南京中医药大学
73	方剂学	贾 波 许二平	成都中医药大学	河南中医药大学
74	中药药剂学☆	杨 明	江西中医药大学	
75	中药鉴定学☆	康廷国 闫永红	辽宁中医药大学	北京中医药大学
76	中药药理学☆	彭 成	成都中医药大学	
77	中药拉丁语	李 峰 马 琳	山东中医药大学	天津中医药大学
78	药用植物学☆	刘春生 谷 巍	北京中医药大学	南京中医药大学
79	中药炮制学☆	钟凌云	江西中医药大学	
80	中药分析学☆	梁生旺 张 彤	广东药科大学	上海中医药大学
81	中药化学☆	匡海学 冯卫生	黑龙江中医药大学	河南中医药大学
82	中药制药工程原理与设备	周长征	山东中医药大学	
83	药事管理学☆	刘红宁	江西中医药大学	
84	本草典籍选读	彭代银 陈仁寿	安徽中医药大学	南京中医药大学
85	中药制药分离工程	朱卫丰	江西中医药大学	
86	中药制药设备与车间设计	李 正	天津中医药大学	
87	药用植物栽培学	张永清	山东中医药大学	
88	中药资源学	马云桐	成都中医药大学	
89	中药产品与开发	孟宪生	辽宁中医药大学	
90	中药加工与炮制学	王秋红	广东药科大学	
91	人体形态学	武煜明 游言文	云南中医药大学	河南中医药大学
92	生理学基础	于远望	陕西中医药大学	
93	病理学基础	王 谦	北京中医药大学	

（五）护理学专业

序号	书 名	主 编	主编所在单位	
94	中医护理学基础	徐桂华 胡 慧	南京中医药大学	湖北中医药大学
95	护理学导论	穆 欣 马小琴	黑龙江中医药大学	浙江中医药大学
96	护理学基础	杨巧菊	河南中医药大学	
97	护理专业英语	刘红霞 刘 娅	北京中医药大学	湖北中医药大学
98	护理美学	余雨枫	成都中医药大学	
99	健康评估	阚丽君 张玉芳	黑龙江中医药大学	山东中医药大学

序号	书 名	主 编		主编所在单位	
100	护理心理学	郝玉芳		北京中医药大学	
101	护理伦理学	崔瑞兰		山东中医药大学	
102	内科护理学	陈 燕	孙志岭	湖南中医药大学	南京中医药大学
103	外科护理学	陆静波	蔡恩丽	上海中医药大学	云南中医药大学
104	妇产科护理学	冯 进	王丽芹	湖南中医药大学	黑龙江中医药大学
105	儿科护理学	肖洪玲	陈偶英	安徽中医药大学	湖南中医药大学
106	五官科护理学	喻京生		湖南中医药大学	
107	老年护理学	王 燕	高 静	天津中医药大学	成都中医药大学
108	急救护理学	吕 静	卢根娣	长春中医药大学	上海中医药大学
109	康复护理学	陈锦秀	汤继芹	福建中医药大学	山东中医药大学
110	社区护理学	沈翠珍	王诗源	浙江中医药大学	山东中医药大学
111	中医临床护理学	裘秀月	刘建军	浙江中医药大学	江西中医药大学
112	护理管理学	全小明	柏亚妹	广州中医药大学	南京中医药大学
113	医学营养学	聂 宏	李艳玲	黑龙江中医药大学	天津中医药大学

（六）公共课

序号	书 名	主 编		主编所在单位	
114	中医学概论	储全根	胡志希	安徽中医药大学	湖南中医药大学
115	传统体育	吴志坤	邵玉萍	上海中医药大学	湖北中医药大学
116	科研思路与方法	刘 涛	商洪才	南京中医药大学	北京中医药大学

（七）中医骨伤科学专业

序号	书 名	主 编		主编所在单位	
117	中医骨伤科学基础	李 楠	李 刚	福建中医药大学	山东中医药大学
118	骨伤解剖学	侯德才	姜国华	辽宁中医药大学	黑龙江中医药大学
119	骨伤影像学	栾金红	郭会利	黑龙江中医药大学	河南中医药大学洛阳平乐正骨学院
120	中医正骨学	冷向阳	马 勇	长春中医药大学	南京中医药大学
121	中医筋伤学	周红海	于 栋	广西中医药大学	北京中医药大学
122	中医骨病学	徐展望	郑福增	山东中医药大学	河南中医药大学
123	创伤急救学	毕荣修	李无阴	山东中医药大学	河南中医药大学洛阳平乐正骨学院
124	骨伤手术学	童培建	曾意荣	浙江中医药大学	广州中医药大学

（八）中医养生学专业

序号	书 名	主 编		主编所在单位	
125	中医养生文献学	蒋力生	王 平	江西中医药大学	湖北中医药大学
126	中医治未病学概论	陈涤平		南京中医药大学	